U0144235

你的心，就讓植物來療癒

The Well Gardened Mind / The Restorative Power of Nature.

著／蘇・史都華－史密斯（*Sue Stuart-Smith*）
譯／朱崇旻

推薦序

種植，有很神祕的快樂

哈克

《你的心，就讓植物來療癒》這本精彩的好書，來得真是時候！

就在牛年春節即將到來之前，郵差送來了和我合作編輯多年的好朋友小良寄來的一疊書稿。我迫不及待地坐在我的小菜園旁的小凳子上，一頁一頁興味盎然地讀起這本書。

我的小菜園裡，結球萵苣正快樂地伸展著她豐厚的綠葉，一旁有秋末時自己長出來的野生小番茄這兩天才剛剛開始開花，可以想像兩個星期之後那紅通通的小番茄就會被我女兒一顆一顆摘下瞬間吃光！

連著幾天讀著書稿，我的小番茄和結球萵苣聽到了我好多好多次的驚呼！「ㄟ～對ㄟ，眞的是這樣！哇哇！這樣說明眞的很有道理呢……」

東海岸的風吹來，小番茄聽到我的驚呼連連，擡頭看著我一副好像很好奇似的！我溫柔地看著小番茄還有樹上掛著垂下的黃澄澄百香果，輕輕呢喃地說：「嘿～妳們知道嗎？這本書，在寫妳們呢……」

這本書的作者提出豐盛又紮實的許多精彩見解，其中有兩個論點我特別有共振共鳴。下頭請容許我使用自己的話語和作者的字句一起說說看：

種植，有很神祕的快樂，原因有二。

一是「我有功勞」。

二是「沒有很難」。

書中有一段描述是這樣的：

……花園裡有一塊新整理的花圃，主要是艾迪負責照顧，那塊地的土原本很密、很硬，他花了不少勞力才讓土地變成可以栽種植物的狀態，而這種勞動很適合排出人們心中的憤怒與懊惱。艾迪正在解釋自己多麼喜歡那種感覺時，突然停下腳步，往某個方向一指。「就是它，」他激動地說，「那邊的小花圃，那是我做的！」艾迪的話語道盡了他對自己作品的認同感，彷彿在改變那塊土地的同時，他也把自己從荒地撿了回來……

這眞是太有意思了！當我們投入心力去照顧一個菜園或種植一個作物，因爲我們用了心、投入了時間，所以，這個小小的菜園和這個作物，一天一天成爲我們自我認同的一部分！於是，當作物長得很好，我們竟然也跟著清脆芬芳。

跟大自然合作愉快

關於種植是一件「沒有很難」的事，有一個很有趣的原因是：植物的種子有一份自然的趨勢想要生長、想要發芽、想要開花結果。於是，照顧植物的我們，只要投入一半的力氣，就可以一起享受植物生長發芽生根、修復，甚至重生的快樂。

相對於同樣可以帶來心理昇華療癒的創意活動，像是繪畫或音樂，種植的難度似乎比較低。我自己四十六歲開始學習吉他，充分感受到學習一種樂器到熟練，而能夠享受音樂創作，難度眞的挺高。

而種植的時候，我們負責一半，太陽空氣和水還有種子本身負責了另外一半。因爲只要負責一半，於是沒有那麼難；因爲沒有那麼難，於是更有可能讓處在憂鬱創傷或被悲傷籠罩的生命，得以眞的行動，眞的感覺到大自然的照顧和美麗的牽引。

二〇二一年的春天，年過半百的我讀著這本好書，不知道爲什麼忽然像個小男孩似地，有了一個新的夢想……說不定有一天在工作坊結束的時候，一個一個成員帶著微笑手裡捧著一個小盆栽，那是自己的手挖過的培養土均勻混合了田土，帶著手感溫度守護擁抱的植株，可能是綠綠的糯米椒幼苗，可能是看起來很健壯的百香果小樹，也可能是生命力非常旺盛的野生小番茄……

能做夢，好像已經是幸福。

眞心祝福那種植的神奇的快樂偷偷地遇見了你。

（本文作者爲每天務農三小時的諮商輔導博士）

推薦序

在自然的擁抱裡，練習接納最初的自己

海苔熊

我自己最近一次和自然相遇，是在某次 UC Berkeley 某個地鐵站旁邊的野莓園，說是野莓園，但不過也就是一整排、長著各種不同莓果的小樹叢而已。我和那時的夥伴，從我們住的那個 Airbnb 民宿的倉庫裡面找到小竹籃，用雜草編成很像辮子的形狀，然後把它綁在竹籃上面，兩個人像極了小紅帽要去看奶奶一樣，帶著興奮雀躍的心情去採莓果。加州的陽光十分燦爛，灑在這些暗紅色、黑色、還有正在成熟當中的青綠色莓果上面，每一顆看起來都相當美味動人。

我們拙劣地伸出手去採摘這些果子，結果不小心被滿是尖刺的花莖給刺傷了手指，霎時間手上鮮紅的液體不曉得是血液還是莓果的汁液，有趣的是我們一行人並沒有因此而感到疼痛，反而是坐在灌木叢旁邊的草地上，沐浴著陽光大聲哈哈笑了起來。在整趟旅程當中，我們還去了好多地方，包含西岸的海灘、廢棄已經長出很多苔蘚的海水浴場、在深山裡面有著濃厚芬多精的天文臺、當然還有去造訪岩石與光影的魔法師——大峽谷和羚羊峽谷，那是我最近幾年記憶裡面最色彩繽紛的時光。回想起來，那個時候的我幾乎忘記去美國之前有一段很長的時間，自己被繁重的工作，和胸口無法呼吸的那種壓力給悶得喘不過氣來。一趟加州自然環境之行，卻意外地讓我走到邊緣瀕臨崩潰的人生，有一種重新充電的感覺。

半年以後我們回臺灣去參加了心理治療年會，才發現原來靠近大地母親，有如此強大的療癒效果。我記得當時有個主題是關於森林療癒和園藝治療，園藝治療師邀請我們嗅聞花朵、用手觸碰松果上的紋路、帶我們實際到森林裡面走一趟，聆聽腳掌踩踏落葉碎裂的聲音，感受溪水從心靈之間的空隙流過，甚至彎下腰來讓泥土穿過手指之間，讓土地的氣味在你的掌心擴散開來，張開雙臂擁抱幾乎和你身體一樣粗壯的樹幹。我想起當初在UC Berkeley待的那段經歷，原來大自然離我們很近，只是我們選擇用現代的生活方式把自然和自己區隔得很遠。

大自然的療癒因子

爲什麼會有這種神奇的效果呢？書裡面提到憂鬱的心理機制，其實一部分是來自於，大腦會爲了尋求「事情的原因」不斷地循環思考、甚至強迫自己在某一些想法裡面繞圈圈，深陷其中，就像掉入了情緒的黑洞，以爲越努力去想就會找到解答，可是卻沒想到這樣的過程把自己困在漩渦當中。心理學給這過程一個名稱：「反芻行爲」（rumination），透過反覆思索事情發生的原因，來讓不開心的自己心情更爲低落。如果你有這種經驗，就會發現有些時候跟朋友講好像也沒什麼用、有些時候靠自己努力去思索，也只會越陷越深，當你嘗試過書上所說的傾訴、書寫、甚至是各種轉移注意力的方法都沒有太大效果的時候，走進大自然可能是另外一種選擇。

就像書裡喪親的當事人、藥物酒精上癮的監獄囚犯、甚至是對人生失去動力和目標的個案，都可能因爲動手開始種植植物、操作務農、或只是讓自己浸泡在自然的環境當中，症狀就可以減緩許多。綜觀整本書，自然界的植物之所以能夠帶來療癒的效果，大概有幾個療效的因子：

・**拼湊生命碎片：**對於失去至親的人、歷經重大創傷的患者，生命就像是摔到地上破碎一樣，需要一種「擁抱」，把這些破碎的部分拼湊起來。而大自然剛好可以提供一種無條件的擁抱。

・**提供安全依附的關係：**在依附理論（書裡面有提到）當中，一個安全、可以依靠、並且接納你、無條件愛你的母親，經常是療癒的開始，而大自然就是一個「夠好的母親」。就像我們常用「大地母親」來隱喻土地給我們的滋養和溫暖。

・**活化大腦前額葉皮質：**根據「注意恢復理論」（Attention Restoration），當我們過度進行認知處理，大腦會感覺到「注意力疲勞」，可能就會開始分心。接觸自然的時候，就可以調節大腦的疲勞，後續工作和學習的效率也會增加。

・**調節自己「可被看見」和「不可被看見」的部分：**根據「棲息地理論」（habitat

theory），人類是很特別的動物，希望被看見、被理解，但有些時候又需要自己的空間。當你幫自己打造一個花園，有些地方有小小的土牆、有的位置蓋了一間花園裡的僻靜小屋，還有一些地方種植了參天的大樹、及腰的水草，當你進入這座花園，可以選擇一部分的你被看見，也有一部分的你可以隱藏在這些「蔽體」之後。這就像人生有些時候需要「明顯」地展現，但有些時候你又希望能夠「安穩」地躲藏。

・**投入產生的忘我感覺：**作者指出，當我們進入忘我的心流狀態時，大腦前額葉皮質的活動會放慢，這種現象被稱為「暫時性次額葉」（transient hypofrontality），此時我們比較不會批判自己，尤其是對憂鬱與焦慮症的患者來說，這是一個很重要的療癒機轉，因為只要他們連接額葉與杏仁核的自我監督迴路運作減少一些，自我責備也會少一點。

擁抱綠意，告別情緒的黑洞

整體來說，這是一本可以讓你整個大腦都浸泡在裡面的書。

有豐富的故事、歷史知識、心理學、腦神經科學，還有作者自己童年成長的經驗，隨著這本書的節奏，你可以穿越實驗室、戰場、監獄、廢棄的街道與茂盛的叢林，但所有的場景都在告訴你同樣的一件事：**大自然對你有療效，你所居住的環境，你身邊的人事物，你所碰觸的一草一木甚至是土地裡面的細菌，都可能對你的身體和大腦產生影響，讓你從憂鬱、憤**

怒、焦慮、創傷還有無法逃脫的情緒黑洞當中，慢慢地找到一種自在，與內心和諧地手牽手活下來。

如果你也跟我一樣在繁忙的生活當中感覺到各種焦躁，可是也沒有辦法天天去爬山、常常接觸自然，那該怎麼辦呢？作者提供一種方式，就是建立自己的花園。作者在書裡面指出：「受保護的花園空間就如凍結的時間，它允許我們遠離日常生活的壓力，讓內心世界與外在世界共存。」這意思是說，如果你有一座花園，而且這花園有圍牆、裡面有各種植物，那麼這個空間其實就是一個「魔法空間」，在這個空間裡你可以扮演照顧者，播種、看番茄、南瓜或者是向日葵隨著時間慢慢長大；你也可以扮演被照顧者，在兔腳蕨、朝鮮薊旁邊躺下，或是在松樹的樹蔭底下乘涼。

當你願意讓自己沉浸在大自然裡面，表面上看起來你所擔心的事情還是沒有解決、你心中的困擾還是一樣多，但很特別的是，這個空間提供一種魔法，讓你可以在自然的母親懷抱當中被接納，然後心中一些放不下的部分，或許就可以慢慢被放下來。然後慢慢練習，在自然的懷抱裡，更可以幫助你接納最初的自己。

（本文作者為心理學作家）

推薦序

乘著作者的文字羽翼，了解大自然的正向能量與智慧

廖曼利

這是一本融合人生哲學、園藝體驗、神經科學、心理分析、現代社會的生命反思，以及實證的個案故事所共同「交織」而成的作品——人與大自然互動的心流體驗，不僅值得從事園藝或園藝治療相關的人士閱讀，更推薦給所有想讓自己生命更美好的人，因為書中論及的人生哲學與自我價值，值得細細品嘗！

作者蘇．史都華．史密斯在英國劍橋大學獲得英國文學學位，這讓她在文學與哲學領域有著深厚的涵養；爾後，獲得心理學相關博士學位並在英國國家健康服務相關部門工作多年，是英國赫特福德郡心理治療的首席臨床醫師，因此她的神經科學知識與臨床心理治療經驗極為豐富。更重要的是，她是位園藝實踐者——跟著熱愛園藝、同時也是英國庭園設計領域專家的先生湯姆，一起在自己的穀倉花園裡耕種植物超過三十年。

如同土壤豐厚多元肥沃的元素能造就豐盛的花果饗宴，蘇也以她極其廣博的知識與經驗，成就了這本饒具智慧與哲理的著作。

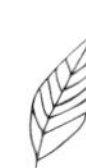

走向自然母親的懷抱，救渡現代人的心靈

科技時代的來臨，人類獲得了龐大硬體設施的便利。然而，在科技帶來的便利之下，人類的心靈與過去相較，有過之無不及地存在著空虛、擔憂、壓力、焦慮、害怕與恐慌等痛苦，時時希望、也等著被救贖。「大自然」——這位地球上所有生命的母親，在人們忙於追求外界物質的現代，以最眞誠無僞的態度訴說著簡單的智慧哲理，是人類心靈最重要的救渡者。

本書內容從作者敘述自己的外公和母親藉由園藝農活撫平生命創傷的故事開始，說明大自然如何協助人們修復自我。作者也從縱貫的歷史人物，以及橫貫的廣大個案經驗，逐一敘說不論是主教、作曲家、神學家、有創傷壓力症候群的退伍軍人、禁錮身體自由的囚犯、箝制心靈自由的憂鬱症患者、青少年、醫院的病患，或是瀕臨生命末期的人們，都能因爲與大自然互動或相關的園藝種植行爲，逐漸體會或轉換培育出關懷的態度、學習照顧與整理自己內心的方法、轉化自我負面僵固的信念，或是藉由破壞性的行爲重新幫助植物與自己的成長、轉變過往暴力或威嚇下的自我認知、發展出人與人之間平等而眞實的社會互動與連結、體驗如何與環境共生共存的道理……

在敘說這些動人的故事過程中，作者也同時將心理學、人類認知行爲學、神經科學的種種理論與知識交織其中，讓科學知識不再只是少數人閱讀、艱澀難懂的期刊論文或生硬的教科書內容，而是可以貼近我們日常生活行爲與了解自己認知反應的知識。本書也述及療癒景觀與一些醫療院所的療癒庭園，從園藝操作之外，論述了自然環境對於人類身心的療癒力量。

閱讀這本書，就像是進入一座豐富的自然花園——花園裡有五顏六色美麗的花朵綻放著，有垂掛樹梢令人垂涎欲滴的新鮮果實，還有蟲鳴鳥叫，陽光灑落……沉浸其中，讓人身心療癒、流連忘返，卻也收穫滿滿！

在此推薦讀者們，不妨放下現代世界的煩勞雜務，乘著作者的文字羽翼，尋覓大自然的正向能量與智慧哲理。相信在您翻動扉頁之際，將能深刻感受到大自然這位母親撫育人類心靈的偉大力量，以及不分時、地、種族、階層與貧富貴賤，皆平等無私對待的慈愛與感動。平凡的我們，將能從其中獲得偉大的生命哲理與智慧——這就是「園藝心療」最終展現且能親嘗的甜美果實!!!

（本文作者爲AHTA美國園藝治療協會註冊園藝治療師）

各界推薦

強烈推薦！這是多年來我讀過的最明智的書……講述患病的心靈如何找到與自己重建聯繫與信心的方法。

——史蒂芬．佛萊，英國著名演員暨作家

探討土地與心理健康的密切關係，論證園藝增強我們內在活力的各種場合與方式。更揭示關於思想、身體及人類內外相互聯繫的深刻眞相，完美結合熱情與慷慨。

——安德魯．索羅門，《背離親緣》《正午惡魔》作者

令人信服且深刻。說明接觸園藝和自然世界，會對我們的健康產生多大的影響。這本書來得正是時候！

——艾德蒙．德瓦爾，《琥珀眼睛的兔子》作者

借鑒作者身爲精神科臨床醫師和園丁的經歷，成爲這樣一本重要且及時的書。我呼籲大家都來讀讀這本書！

——蒙蒂．唐，BBC著名電視園藝節目《園藝世界》主持人

以豐富的內容，抒情、動人且優美的寫作風格，探索並慶祝人類與植物的眞實聯繫。

——瑞秋・德・泰姆，BBC著名電視園藝節目《園藝世界》主持人

引人入勝、鼓舞人心，而且非常動人！作者從事園藝療法的旅程，揭示我們與自然的聯繫有多深、把自然隔絕在外有多危險，以及自然給予的復原力又有多大。讓我們都重新回到土壤的懷抱吧！這本書是種充滿活力、富有同情心的勸告。

——伊莎貝拉・崔里，英國作家、旅行記者

有史以來最有原創精神的園藝書！

——《星期日泰晤士報》

結合觀察、園藝、文學和歷史……這本書裡有很多東西可以養活我們的靈魂。

——《泰晤士報》

引人入勝！作者透過本書，提供讀者非常不同的體驗。希望這本書不僅能改變你我的觀點，更能幫助最需要的人。

——《觀察家報》

這是一項溫馨勵志的研究，涉及照料花園和種植的特殊樂趣。作者藉由她眞誠的論點講述自然對我們的好處、透過神經科學的研究與病人的眞實感受，闡述透過園藝治療改善的人生。

——《衛報》

一本非常明智又令人感到舒適的書。作者的文字有股簡約的優雅風格，知道如何完美且輕鬆地詮釋專業的內容。加上她對人類心理的深刻理解，更使這本書的內容如此令人著迷。

——《Gardens Illustrated》雜誌

身爲精神科醫師和園藝愛好者，作者帶我們探索透過與自然大地的連結，對我們心理健康的益處。這是你我可以立即應用的。

——《時人雜誌》

走進花園對你有好處，這事實雖然不言而喻，但這本書能告訴你更多、更廣的證據。

——《紐約客》

充滿驚喜和驚奇。作者根據自己對園藝歷史的深入了解、實地走訪許多治療性花園，以及許多專業人士與患者的訪談，提供經過深入研究的內容。

——科克斯書評（星級評論）

明智、有見地又深具說服力。作者針對園藝治療特性既深切又敏感的論點，非常適合當前的焦慮時代，更爲如何應對困境提供了個人相關的觀點。

——《書單》雜誌

精神病學與古老的園藝藝術之間，有著令人著迷的共同之處！

——《金融時報》

本書提供科學實證的洞察力，幫助你我了解大自然的療癒效果……這是一本歡樂又和平的讀物。

——最受歡迎的報攤女性雜誌《女人世界》

一本令人振奮的書。講述園藝的力量及其如何改變人們的生活。

——英國時尚雜誌《Stylist Magazine》

目錄

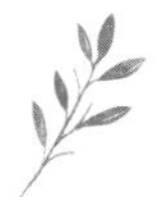

推薦序　種植，有很神祕的快樂　哈克　002
在自然的擁抱裡，練習接納最初的自己　海苔熊　005
乘著作者的文字羽翼，了解大自然的正向能量與智慧　廖曼利　010
各界推薦　013

第一章　起始　025
在自然間重建人生
成長、破壞、淨化
在與植物互動中彼此成長
走入花園的保護
園藝濃縮療癒效果
自由交融的花園空間
獨一無二的地點
運用自然的新創力

CONTENS

第二章

綠性與人性

園藝修復人心
綠色生命力的能量
破壞與修復的循環
修復急不得
神經細胞樹
以植物化解焦慮
避世所的綠色照護
整理外在，也整頓內在
被扭曲的自然生長力

051

第三章

種子與自我信念

成長的創意幻覺
強化面對現實的能力
溫室計畫
天然、理智、舒壓的空間

075

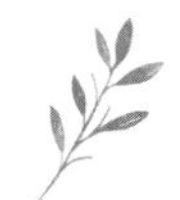

目錄

學習關懷與溫柔

從「我」變成「我們」

可移轉技能

第四章 **安全的綠色空間** 099

與世隔絕的安全感

擺脫創傷

與現實連結的庇護所

綠色運動

待在一旁就安心

尤加利樹是他和世界的連結

第五章 **將自然帶入城市** 123

綠色空間療癒城市居民

缺乏自然的神經衰弱

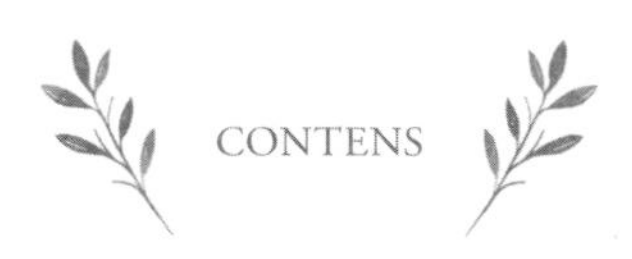

越多樹，越開心
大自然的注意力恢復理論
植物治好人的心病
綠色空間的「利社會」效果

第六章 根 147

人類播下的第一顆種子
史前採集狩獵耕作營
園丁帽貝
廢物堆花園
花園巫師
與植物的協和關係
殖民改變的生態
對大地的尊重
背棄尊敬自然的理念
被連根拔起的人類

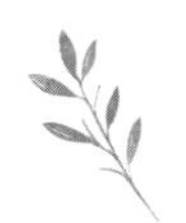

目錄

第七章 花之力量 177

花之美，觸動人心

花朵的心機

花香打開潛意識大門

人類祖先的那朵花

佛洛伊德的花

綻放一夜卻依舊美麗

動植物的生死本能

仙人掌花中看見求生本能

第八章 激進解法 201

勞工的花園

可食用的城鎮

讓社區復活的園藝

綠色反叛者

綠色游擊隊

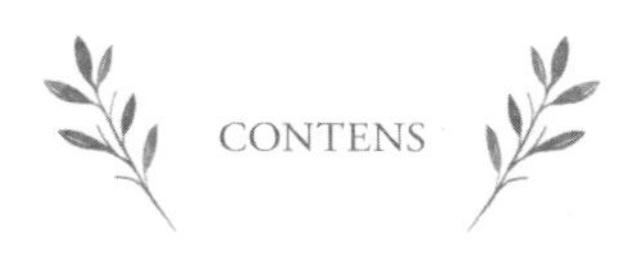

CONTENS

改造都市荒野
青年農場計畫
知識信任
植物導師

第九章
戰爭與園藝
231

前線花園
西方戰線步道
我們必須栽培花園
潛艇兵的冒險
穿越達達尼爾海峽
展開脫逃計畫
退伍軍人的園藝訓練

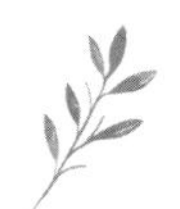

目錄

第十章 生命最後的季節 259

你欠大自然一死
在花園找回心靈寧靜
享受花園帶來的喜悅
傳承創新
藉園藝找回立足之地
改變死亡盡頭前的風景
佛洛伊德的極樂花園
花園帶來的小確幸
門檻空間
順著自然前行

第十一章 園藝時間 291

找回生命的節奏
讓自然治療你的過勞
心流狀態

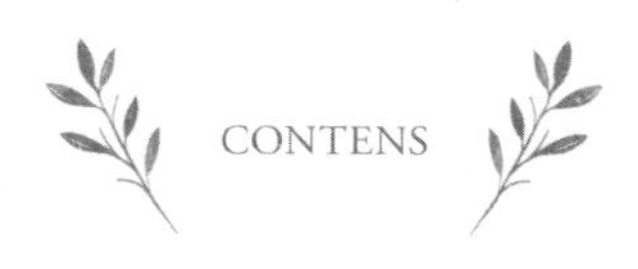

CONTENS

沉浸自然
藉由耕作土地找回自尊
習慣性堅持

第十二章 醫院窗外 315
讓病人接觸自然
放鬆你的大腦
服用樹木這帖靈丹
獨處但不孤單
透過植物找回自我
療癒花園

第十三章 綠色導火線 339
讓自然永續存在
走入自然，過更真確的生活

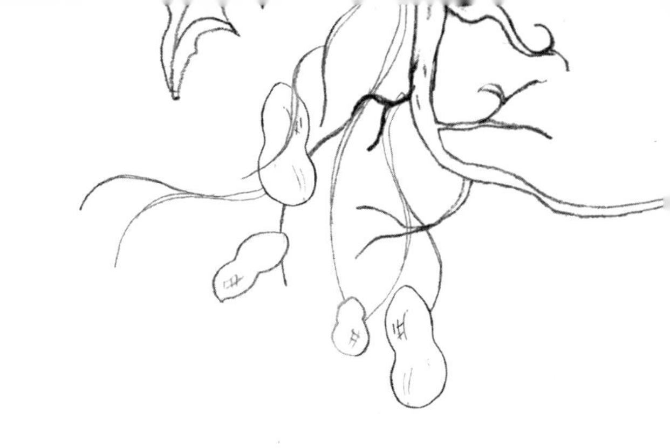

第一章

起始

進入光明之境，
以大自然為師。

——威廉・華茲渥斯

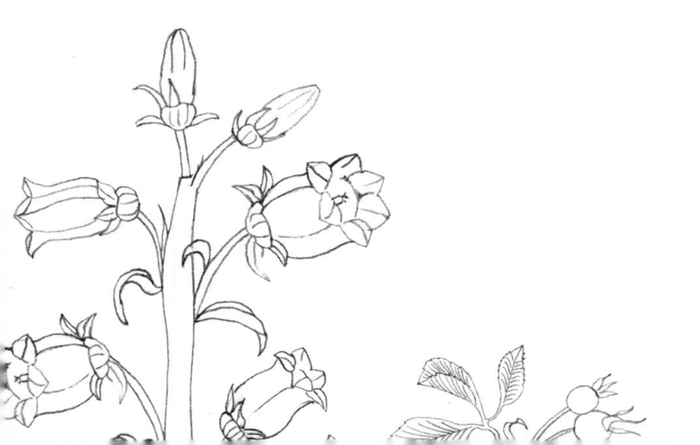

記得早在我萌生當精神科醫師的念頭前、早在我知道園藝可能在生命中扮演重大角色之前，就聽過外公如何在第一次世界大戰後恢復身心健康的故事。

外公的名字是艾福德．愛德華．梅伊（Alfred Edward May），不過大家都叫他泰德（Ted）。加入英國皇家海軍時，他幾乎還只是個孩子，接受了馬可尼無線電操作員的訓練，成爲潛艇水兵。一九一五年春季的加里波利之戰期間，他所在的潛艇於達達尼爾海峽觸礁，大部分的船員都活了下來，卻被敵軍俘虜。在土耳其的最初幾個月，泰德在小日記本中記載自己戰俘生活的點點滴滴，後來他被送到一個個環境惡劣的勞動營，就沒有把那裡發生的事記錄下來了。他待過的最後一個勞動營，是馬摩拉海岸旁的一間水泥工廠，並於最終在一九一八年渡海逃走。

泰德被一艘英國醫療船救起，恢復部分體力後，他努力走陸路完成歸鄉的漫長旅程。他急著回去和未婚妻凡妮相見，來到家門前，當初健康強壯的青年，如今身穿破舊的雨衣、頭上戴著土耳其氈帽，體重不到四十公斤，頭髮也全掉光了，凡妮差點沒認出他。他告訴凡妮，這六千多公里的旅途「糟糕透頂」。海軍幫他做健康檢查，發現他嚴重營養不良，或許只能再活幾個月。

儘管如此，凡妮還是不離不棄地照顧泰德，每小時餵他喝少量的湯、吃些其他東西，泰德又漸漸能夠消化食物了。他恢復健康過後不久，終於和凡妮結了婚。第一年，泰德經常花好幾個鐘頭用兩把軟刷梳自己的禿頭，滿心希望頭髮長回來。後來雖然生了滿頭茂密的髮絲，髮色卻是全白。

關愛、耐心與堅持幫助泰德擊敗病魔。他沒有像醫師所說的那樣在數月後死去，但是勞動營的恐怖經歷仍歷歷在目，令他夜不能寐。他特別害怕蜘蛛與螃蟹，因爲他和其他俘虜在獄中試著入睡時，這些生物總是爬滿他全身。那之後多年，他在黑暗中還是需要人陪。

下一階段的治療在一九二〇年開始，泰德報名了爲期一年的園藝課。這是戰後數年設立的計畫之一，目標是幫助戰時受到創傷的退伍軍人康復。此後，他留凡妮在家，自己去往加拿大，希望能找到新的工作機會，以務農的方式提升自己的身心力量。這段時期，加拿大政府辦了一些計畫，鼓勵退伍軍人移居。戰後歸來的退伍軍人當中，有數千人和泰德一樣橫渡了大西洋。

泰德在溫尼伯收成小麥，而後在亞伯達一座養牛的牧場上找到較穩定的園丁工作。他在牧場工作的那兩年，凡妮偶爾也和他同住，但不知爲何，他們在加拿大開始新生活的夢想沒能實現。無論如何，回到英國時，泰德比之前健壯許多。

數年後，他和凡妮在英國漢普郡買下一小塊農田，泰德在那裡養豬、蜜蜂與母雞，還栽種花卉、水果與蔬菜。第二次世界大戰那五年，他在倫敦海軍部無線電臺工作。在我母親的回憶中，他總是提著豬皮手提箱上火車，裡頭裝滿自家屠宰的肉品與自己栽種的蔬菜。回家時，行李箱裡裝的則是糖、奶油與茶葉。母親驕傲地說，在戰爭時期，他們一家人從來不必吃人造奶油，泰德甚至會自己種植菸草。

至於我呢，我記得泰德和善的脾性、溫暖的心靈。在小時候的我眼中，他是個健全、自在的男人，一點也不可怕，也不會成天將過去的創傷掛在嘴邊。他總是花好幾個鐘頭照料花園與溫室，也幾乎總是叼著菸斗，菸草包向來不離手。我們全家都相信，泰德之所以能健康長壽，活到將近八十歲，並在經歷可怕的虐待後放下過去，都歸功於園藝與農活的心療效果。

我十二歲時，泰德帶他深愛的喜樂蒂牧羊犬出門散步，突然因動脈瘤破裂而離開人間。當地報紙刊登的訃聞標題是〈一度最年輕的潛艇兵離世〉，文中寫道，泰德在一戰期間兩度被誤報陣亡，和一群戰俘逃離水泥工廠後，只靠喝水強撐了二十三天。訃聞最末寫到他對園藝的熱愛：「他將大部分閒暇時間傾注在栽培大花園上，以培育多種稀有品種的蘭花聞名當地。」

我父親將近五十歲時去世，我母親相對年輕就成了寡婦，那時她想必也在內心某處找到了類似外公對園藝的愛。父親離世後的第二個春季，母親找到了新家，開始重新整頓荒蕪多年的小屋花園。就算從當時還年輕、目光還停留在自己身上的我看來，母親在挖土與除草的同時，也逐漸接受了失去丈夫的傷痛。

在當時那個人生階段，我從沒想過自己會花多少時間種花，我對文學的世界更有興趣，也將精神投注於心靈生活。在我眼中，園藝不過是一種戶外的家事，拔雜草就和烘焙司康、洗窗簾差不多，是我不會想做的工作。

我讀大學那幾年，父親頻繁進出醫院。後來，我的最後一學年才剛開學沒多久，父親就去世了。消息在某天清晨透過電話傳來，那天太陽一露面，我就走上寧靜的劍橋市街道、穿過公園、走向河流。那是個陽光明媚的十月天，世界蓊鬱而寂靜，在祥寧的環境中，樹木、草地與流水不知爲何就安慰了我，我得以對自己承認可怕的事實：這一天再怎麼美好，父親也沒辦法活著看見這一切了。

也許是這片翠綠的土地與河流，讓我回想起過往的幸福時光，以及小時候令我印象深刻的景色。我和弟弟還小時，父親有艘船，平時停泊在泰晤士河上，我們常常在放假或週末搭船遊河，有次還一路去到泰晤士河的源頭——至少，我們盡量去到最接近源頭的地方。我還記得懸在平靜清晨空氣中的霧氣、和弟弟在夏季原野上玩耍與釣魚的自由，那是我們當時最愛的休閒活動。

在劍橋大學讀書的最後幾個學期，詩文在我心中有了新的情緒意義。我的世界發生了無可挽回的改變，於是我向敘說自然安慰、生命循環的詩篇尋求慰藉，狄蘭·湯瑪斯（Dylan Thomas）與T·S·艾略特的作品給了我能量，不過我的心靈支柱是華茲渥斯，這位詩人自己也學到：

看待自然，不是以
年輕輕率的眼光；而是時時傾聽
人性寧靜、哀傷的樂聲……

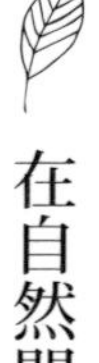

在自然間重建人生

悲傷使人孤立，就算是和別人共享的傷痛，也能讓人感到孤獨。一家人體驗到痛徹心腑的傷痛時，會需要互相依靠。但是所有人都在哀悼，所有人都處於崩潰的狀態時，我們會想保護家人，不讓他們看見過於眞實的情緒。在沒有人的地方，我比較能顯露出情緒。樹木、流水、岩石與天空不受人類的情緒影響，但也不會拒絕我們；大自然能泰然自若地面對我們的情感，在沒有不良影響的情況下提供安慰，爲我們緩和傷痛與孤寂。

父親剛去世那幾年，我同樣受大自然吸引，但吸引我的不是花園，而是大海。父親的骨灰撒在有大大小小船隻航行的索倫特海峽，就在他南岸老家附近。不過最能帶給我寬慰的並非南岸海邊，而是諾福克郡北部人跡罕至的一片片長灘。放眼望去，那邊幾乎一艘船也沒有，天際也最廣，感覺像是已知世界的邊緣。在那裡，我感覺自己來到離父親最近的地方。

我之前爲了準備考試，讀過佛洛伊德的研究，對人心的運作方式起了興趣，因此後來放棄攻讀文學博士的計畫，決定受訓當名醫師。然後，就在我接受醫學訓練的第三年，我和崇尚園藝生活的湯姆結婚。我想，既然他那麼愛園藝，我自己也能愛上這門藝術……但老實說，當時的我仍對園藝存疑。覺得園藝不過是一項待辦的差事、不過只是在戶外工作比關在室內舒服一些（前提是外頭有陽光）。

幾年後，我們的小蘿絲出生了，一家人搬到湯姆在哈特福郡的老家附近，住進一間改建的農舍。接下來幾年，蘿絲有了班恩和哈利兩個弟弟，我和湯姆則全心投入園藝，從零開始打造花園。我們幫新家取名叫「穀倉」（The Barn）。它位在風吹雨淋的面北山丘上，附近是一片開闊的原野。我們在穀倉四周貧瘠的土地耕了幾塊地，種下樹木與樹籬，用枝條編成圍籬，並盡量改善土質。若不是湯姆的父母和一些樂於助人的朋友來幫忙與鼓勵，我們根本不可能完成這項任務。我們辦了撿石頭派對，蘿絲和祖父母、姑姑、叔叔等親戚們一起撿了一桶又一桶需要被搬送他處的石頭與碎石。

無論是在生理還是心理層面，我都被連根拔起了，所以需要重建自己的家與歸屬感，但我沒特別意識到園藝可能幫助我落地生根，反而更注意到花園在孩子們生命中逐漸增長的重要性。孩子們開始在樹叢中築窩，花好幾個鐘頭住在自己建造的幻想世界裡。在他們眼中，花園不僅是眞正存在的地方，更是只屬於他們的異世界。

我們建造花園的創造動力與理想都來自湯姆，一直到小兒子哈利會走路之後，我才開始爲自己栽種花草。那時候，我對香草起了興趣，讀了大量的相關書籍。新的學習領域讓我開始進廚房做各種實驗，花園裡的小香草區也算變成「我的」領域。這段期間發生過幾次花園災難，包括琉璃苣失控地蔓生、石鹼草負隅頑抗等，不過吃到用自己栽培的香草調味的料理時，還是有種生活變得充實的感覺。栽培香草的下一步自然是栽種蔬菜，到了這個階段，我心中充滿了對農產品的熱情與興奮！

這時的我三十多歲了，在英國國民健保署當資淺精神科醫師。相對於醫學工作探索無可捉摸的內心世界，園藝能將我的努力轉換成肉眼可見的成果。我平時在病房與診所等室內環境工作，但園藝能將我帶往戶外。

成長、破壞、淨化

我找到了在花園遊蕩、讓心思神遊的樂趣，欣賞植物的改變、成長、衰弱與結實。我對除草、鋤地與灌溉等凡俗事務的看法漸漸變了，我發現這些小工作的重點並不只是「完成就好」那麼簡單，而是允許自己完全投入這些動作。澆水灌溉能令人心靜——前提是你做得不疾不徐——而且說來奇怪，完成工作時，你會覺得自己和那些花花草草一樣受到了滋潤，整個人清爽了起來。

無論是當時或現在，弄花種草帶給我最大的快樂，就是讓植物從種子開始生長。你也許看不出種子內藏有什麼未來，它們的大小也不一定和隱藏在內的生命有直接關係。豆子往往戲劇化地萌芽，稱不上美麗，但你從一開始就能感覺到它們蓬勃的生命力；菸草屬植物的種子小得像塵粒，連自己把它們種到哪裡都看不出來，也感覺它們永遠不會長出任何東西，更不用說是生出雲朵般飄著馥郁氣味的菸草花了——話雖如此，它們還是會在你眼前萌芽、開花。我總是一而再、再而三，幾乎是不由自主地回園子裡查看自己種下的種子與小苗，感覺到自己和新生命形成了連結。走進溫室時，我會屏住一口氣，以免打擾了剛成形的新生命與那寧靜的氛圍。

園藝的基本原則是順應時節——不過稍微延緩植物的生老病死還是做得到的——你沒辦法和季節討價還價，等到下週末再播種或植苗，因爲到某個時間點，你會發現自己再拖下去就會錯失良機、和某個可能性失之交臂。不過，種植物也像是縱身跳入不停流動的河流，一旦植苗栽種到土裡，就只能隨大地的時程與能量一路前進了。

我特別喜歡在孟夏打理花園，這時植物的生長力最強，等著被我種到土裡的植物多到讓我忙得不亦樂乎。一旦開始栽種，我就不想停下來了，我甚至會一直做到傍晚時分，直到天色暗得什麼都看不見爲止。結束工作時，屋子裡的燈光與溫暖吸引我回家，然後隔天一早我又會悄悄溜出門——你瞧，我昨晚種下的花草，已在一夜間安頓了下來。

當然，在園藝的世界裡，必然會經歷計畫被全然打亂的時候。你可能滿心期待地走出門，卻看見小萵苣可憐的殘骸，或是被毫不留情地啃得一乾二淨的羽衣甘藍。我必須承認，蛞蝓與兔子進食時絲毫不會考慮到你的心情。看到植物被啃壞，你心中會產生無助的憤怒，而生命力旺盛的頑強雜草，也能令你沮喪氣餒。

照顧植物能給人成就感，但這不一定是創造的成就感；你在花園裡不僅**可以**進行破壞，還**必須**完成這些破壞，否則花園會被過度茂盛的植物淹沒。照料花草的許多動作都充滿戰鬥意味：你也許正拿著修枝夾到處修剪、用雙層鬆土法（譯注：double-digging。指翻出表土，加入堆肥翻土，掘新植床。可改善排水，並增加提供給根部的氧氣量）改善菜園土質，或忙著消滅蛞蝓、殺蚊蚋、拔牛筋草，或把蕁麻連根掘起。你可以全心全意、直截了當地投入這些工作，因爲它們都是有助植物生長的破壞行爲。在花園裡完成長時間的破壞工作後，你可能會覺得身體痠痛疲勞，心裡卻異常有精神——排去了汙濁的同時，你重獲了能量，彷彿在過程中你也在整頓自己的內心。這，就是園藝的淨化作用。

在與植物互動中彼此成長

每年冬去春來，外頭的世界被三月寒風吹得瑟瑟發抖，我總是會被吸引到暖和的溫室裡。走進溫室的感覺，爲何這麼特別呢？是因爲空氣中的氧氣含量不同嗎？還是那裡頭的光線與溫度和外界不一樣？還是說，光是接近綠色植物、聞到它們的氣味，就能令人心情大暢？在這受到庇護的私密空間裡，我們感覺自己所有感官都變得敏銳了。

去年，一個烏雲密布的春天，我沉浸在溫室內的種種工作——澆水、播種、施肥與其他雜務——忽然間，天上撥雲見日，陽光灑了下來，我瞬間被帶到不同的世界。這是一個充滿繽紛翠綠、陽光穿過剔透葉片照下來的美麗世界。剛灌溉完的植物上掛著滴滴水珠，反射陽光的模樣非常明亮而豐潤。在那一刻，我內心盈滿了大地的善意，這份善意宛如大地贈予我的禮物，至今仍留在我心中。

那天，我在溫室裡種下向日葵的種子。大約在一個月過後，我將向日葵植苗移植到戶外，當時只想著有些可能無法經受外頭的環境，唯有最大那一株還有希望。後來，我滿意地看著它們逐漸長高、茁壯，但還是覺得它們需要我的照護。一段時間後，它們的成長速度卻開始飆升，我開始能把心思放在其他更脆弱的植苗身上。

在我看來，園藝是一種重複動作：我做一些，大自然再做一些。我對自然做出回應，卻又不是竊竊私語、大吼大叫或任何實際對話，而是一種稍微延遲卻又不斷持續下去的往來。我必須承認，有時反應較慢的是我，我可能會「沉默」一小段時間，所以種些可以自力更生的植物也不錯。如果你真的得離開花園一段時間，回來時就更能感受到那份好奇與期待，像是對一陣子未見面的親友問起近況。

有一天，我發現那一整排的向日葵在不知不覺間都長得健壯結實，不僅傲然獨立，還含苞待放了。你們是什麼時候長這麼高的呢？你們是怎麼做到的？一開始那株最有希望的小苗，現在依然長得最快。不久後，它高高在上地俯視我，鮮亮的大黃花在上方怒放。站在它身旁，我感覺自己相當渺小，但一想到是自己在其生命初期推了它一把，我又感到一種難以言喻的成就感，似是受到了肯定。

一個月過後，它們又發生了大變化。蜜蜂將它們內藏的花蜜吸取一空，花瓣褪色，那株最高的向日葵幾乎撐不住自己的重量，低垂著頭。之前明明還意氣風發，現在竟然垂頭喪氣！我有股衝動，想把整排向日葵清掉，但我也明白，只要撐過這段萎靡、憂鬱的時期，它們就會在陽光下乾枯，以不同的姿態帶領我們邁向秋季。

走入花園的保護

照料花園時，你總是在學習與**增長知識**。你會磨練並精進自己對園藝的理解，找到可行與不可行的辦法，也必須和花園整體——氣候、土壤與生長其中的植物——建立默契。你必須認清現實中一些無可避免的層面，而在路途上，你也不得不放棄某些夢想。

我們放棄的其中一個夢想是玫瑰園。

剛開始在滿是石塊的土地上清出幾塊花圃時，我們開始種植玫瑰，花圃種滿了美麗的古典玫瑰品種，包括法國玫瑰（Belle de Crécy）、黎希留樞機玫瑰（Cardinal de Richelieu）與哈迪夫人玫瑰（Madame Hardy），以及我最愛的方丹．拉圖爾玫瑰（Fantin-Latour）——這種嬌貴的玫瑰帶有馥郁甜香，扁平花瓣如淺粉色薄紙般皺褶，軟得像天鵝絨布，完全能用臉磨蹭花朵、迷失在它們的香味之中。

沒想到它們陪伴我們的時間很短暫。沒過多久，它們就承受不住花園裡的生長環境。我們的土壤不太適合種植玫瑰，枝條編成的圍籬又阻礙通風，使問題惡化。每一季，都得費盡心力與體力對抗越來越猖狂的黑斑病與黴菌。如果沒爲花叢噴藥，它們就顯得孱弱不堪，而我們也不想把它們連根拔起。但繼續頑抗大自然還有意義嗎？當然沒有，所以我們非拔不可。我很想念它們，到現在還會思念那些玫瑰叢。即使現在那幾塊花圃沒種任何一株玫瑰，而是栽種著多年生的草本植物，那塊區域還是被我們稱爲玫瑰園，曾經的回憶還沒離我們而去。

我和湯姆都不喜歡化學藥劑，我更是因爲父親的疾病，對化學藥品懷有深深的恐懼。我還小的時候，父親不知道接觸了什麼環境毒物，引發骨髓病變。我們一直沒找出確切致病的因子，不過嫌犯名單上有個是花園工具棚裡一瓶早已禁用的殺蟲劑，還有一項是他前一年夏季在義大利旅遊卻生病時，醫師開給他的抗生素。當時，父親差點一命嗚呼，幸好他接受的治療扭轉了部分傷害，儘管沒能根治疾病，他還是多活了十四年。父親身材高大、身體強壯，所以我們有時會忘記他骨頭裡的骨髓只有部分功能。話雖如此，疾病一直是我們生活的背景，每當危及性命的疾病復發，我們就只能努力祈禱他平安撐過去。

那段時期，比起家中的花園，有另一座花園更能激發我的想像力。母親有時會帶我、弟弟和時而同行的朋友，一起去里奇蒙公園裡的伊莎貝拉植物園（Isabella Plantation）。一抵達，我們就會興沖沖地消失在巨大的杜鵑花叢中，享受躲在花叢裡探險的刺激。那裡的樹叢非常茂密，我們甚至可能會迷失在其中一段時間，體驗和玩伴分開時的驚慌。

那座花園裡，還有更令人不安的東西：森林深處一片小空地上的一間紅黃相間木製移動小屋，門上方是塊刻字的告示：「來者啊，摒棄一切希望吧」。我們以前會互相慫恿，要對方無視警告走進小屋，但我實在無法輕易放棄希望，也無法拿這件事開玩笑。倘若開啓那扇門，我不敢正視的恐懼可能就會被釋放出來。結果呢，小屋證實了世間常理：幻想往往比現實強大得多。有一天，我們終於嘗試開門，結果裡頭是漆成黃色、再尋常不過的簡單小屋，屋內擺著一張簡陋的木床……我們當然也沒遇到任何壞事。

經驗並不會讓你感覺到它的塑造力量，因爲無論當下發生了什麼事，那就是你的生活，也是你唯一的生活，而你生活中的一切，都是你的一部分。

多年後，我開始受訓成爲精神分析學派的精神治療醫師，著手分析自己內心時，我才發現父親的疾病，深深撼動了我童年世界的架構。我這才明白，小木屋門上的警語激發我幼時無限想像的原因，以及我十六歲那年，義大利塞維索鎮化工廠汙染物外洩的新聞，爲何令我如此在意。當時由於化工廠爆炸，有毒氣體外洩造成生態浩劫，而災難發生後多年，我們才逐漸看清所有的後果：工廠附近的土壤受到汙染、當地人產生了嚴重的長期健康問題。那場災難讓我心生動力，首次關心起環保問題與相關政治議題。人的意識眞是神奇，聽到那次事件時，我並沒有聯想到害父親罹患重病的未知化學物質，只知道我經歷了人生中的一大轉折，心中的環保意識悄悄甦醒了。

而在自我分析的過程中回顧過往、重新檢視記憶，又是全然不同的一種甦醒，讓我也找回對人心的理解。我漸漸明白，傷痛可能會潛藏在人心中，我們也可能會用某些情緒埋藏其他的情緒。新的見解像是漣漪，擴散到我內心各個角落，撼動了我原本的認知，雖然其中包含令人耳目一新、我能欣然接受的新知，也有一些較難以接受、難以習慣的眞相。而在自我發現的同時，我從事著園藝工作。

花園是一塊受保護的空間，能幫助你加強對自己心理空間的意識，並給你一處安靜的所在，傾聽自己的思緒；你越是投入肢體勞動，就越能在心中整理情緒，並一一檢視它們。時至今日，我還是將照顧花園當成讓自己靜下心來、消減壓力的方法。不知爲何，隨著桶子裡的雜草逐漸堆高，我腦中亂七八糟的想法也漸漸散去了，只留下滿心的平靜；原本在某個角落休眠的思想會浮出水面；原本雜亂無章的念頭，也會出乎意料地組織成條理分明的想法。在這種時候，我會感覺自己除了身體上的勞動之外，還整理了自己心中的那一片花圃。

園藝濃縮療癒效果

我漸漸領悟到，創造與照顧花園的過程中，我們有機會進行深深的反思，思索種種存在的意義。我會問自己：園藝是怎麼對我們造成影響的？在我們迷失方向時，園藝能如何幫助我們找到自己在世界上的定位，或是讓我們重新找到這個定位？在二十一世紀的此時此刻，人們似乎越來越常罹患憂鬱症、焦慮症與其他精神疾病，而且一般人的生活模式也越來越都市化、越來越仰賴科技，也許我們應該試圖理解人心與花園的種種互動方式。

自古以來，人們便知道花園有某種療癒效果。今天，世界各國最受歡迎的休閒活動排行榜上，園藝仍穩居前十名。照料花園是標準的養育活動，對許多人而言，在土地上栽種植物和養育家庭、小孩，同樣是人生中最重要的任務之一。當然，還是有些人將園藝視爲煩人的家事。比起種花種草，更想從事別的活動。但在不少人眼中，園藝結合了戶外運動與身心投入，是令人心神安定又振奮人心的活動。其他形式的綠色運動（green exercise）與創意活動也能達到類似效果，不過只有在進行園藝活動時，我們才能體驗到和植物與大地獨特的感情。和大自然接觸時，有時我們能清楚、完整地意識到它的效果，有時它會緩緩影響我們的潛意識，對因爲創傷、疾病與傷痛而受苦的人特別有助益。

最深刻探索自然對人心影響的，想必是詩人威廉·華茲渥斯了。這位詩人對心理有獨到的見解，還能準確聆聽潛意識的聲音，甚至有人將他尊爲精神分析學的始祖，現代神經科學更證實了他直覺上的認知。華茲渥斯知道我們五感並不是被動記錄在腦中，而是會在體驗事物的當下建構經驗。照他的說法，我們除了感知到周遭世界之外，還會「半創造」它——自然能活化人心，而人心也會活化自然。華茲渥斯相信，人們和大自然建立這種動態的關係，就是在建立自己的力量泉源，有助於健康的心理成長。此外，他還明瞭人們從事園藝的意義。

對華茲渥斯與妹妹桃樂絲而言，一起整理花園是種補償行爲。兄妹倆幼年時失去雙親，也長年分隔兩地，度過了沒有彼此的痛苦時光，後來他們在湖區鴿子屋（Dove Cottage）定居，兩人共同創造的花園成了生活重心，幫助他們在心中重新找到「家」的歸屬感。他們栽種了蔬菜、藥草與其他有用的植物，不過花園大部分空間都保持自然狀態，任各種植物生長在陡坡上；華茲渥斯稱之爲「山地一隅」，長滿了野花、蕨類與青苔等「禮物」，像是給大地的供品，他和桃樂絲散步時會將這些禮物帶回家。

華茲渥斯經常在花園裡寫詩，他將作詩的精髓描述爲「寧靜之中回憶起的情緒」，而無論我們是不是詩人，在處理強烈或紊亂的情感之前，都必須進入正確而平靜的心態。鴿子屋花園給了他被包圍其中的安全感，他還可以欣賞花園外的美景，完全能在此獲得心靈的平靜。華茲渥斯的許多經典詩作，都是居住在鴿子屋時的作品。他也養成了一輩子的習慣：走在花園小徑時，隨著詩句節奏踏步，並將詩句念出來。花園不僅是房子的物理歸宿，還是內心的歸宿，而且華茲渥斯與桃樂絲親手塑造的花園，對他們更是深具重要性。

很少人知道華茲渥斯深愛園藝，但他一直到老都投注大量心血整理花園，還創造了數座不同的花園，包括爲緩解贊助人波蒙特夫人（Lady Beaumont）的憂鬱症而設計、栽種的冬季花園。華茲渥斯也寫道，這麼一座花園是爲了「協助大自然以情緒撼動我們」。

花園爲我們濃縮了大自然的療癒效果，透過我們自己的情緒發出影響力，但無論我們多麼努力將花園視爲世外桃源，我們仍如華茲渥斯所說，生活在「諸事的現實之中」。現實包含自然界的所有美好，以及生命的循環、四季的遷移；換言之，即使花園爲我們扮演避風港的角色，還是能讓我們看清生命的根本。

自由交融的花園空間

受保護的花園空間就如凍結的時間，允許我們遠離日常生活的壓力，讓內心世界與外在世界共存。在這方面，花園成了一種「中介」空間，在此，我們內心最深處那個充滿夢想的自我，能接觸外面現實的物質世界。這種模糊界線的效果，精神分析師唐諾·溫尼考特（Donald Winnicott）稱為「過渡」（transitional）經驗；他的「過渡過程」概念多少受華茲渥斯影響，同樣認為我們體驗世界時，是透過感官與想像的結合。

除了研究精神分析學，溫尼考特還是兒科醫師，他提出的心理模型是孩童與家庭、嬰兒與母親的關係。他強調，嬰兒能存在，完全是因為嬰兒和照顧者的人際關係。當我們從外界觀察母親與嬰兒，能輕鬆把他們區分成兩個個體，可是雙方的主觀經驗就沒有這麼分明的界限了。母嬰關係存在重要的重疊區，也就是「中介」區，母親能以嬰兒表現自身感受的方式，體驗嬰兒的感受，而嬰兒也還不曉得自己和母親的差別與界線在哪裡。

少了照顧者，就沒有嬰兒；少了園藝家，就沒有花園。花園必然是某人內心的表現，也是某人照料的成果，而在照顧花園的過程中，也無法清楚區隔「我」與「非我」。後退一步去檢視我們努力的成果，究竟哪些是大自然提供的？哪些是我們自己貢獻的呢？就算是在工作的過程中，界線也不一定明確：有時我全心投注在園藝工作中，心中會產生「我是花園的一部分、花園也是我的一部分」的感覺，大自然在我身心中流竄，也透過我的手表現出來。

此外，花園也是介於家與外界的過渡空間。在花園裡，野外的自然生態與人為栽培的自然生態相重疊，園藝家在泥土中努力挖掘、栽種，和樂土幻夢或文明世界對於精緻與美的理想並不矛盾。在花園裡，兩個極端能合而為一，這可能是它們能如此自由交融的唯一一片空間。

溫尼考特相信，人可以透過玩樂補充心理能量，但他也強調，爲了步入幻想世界，我們必須先得到安全感，並遠離他人的注目。他以自己特殊的矛盾敘述描述這種經驗，表示孩童應該培養「在母親身邊獨處」的能力，且這份能力十分重要。我在整理花園時，常能找回小時候全神貫注地玩耍的感覺——彷彿在安全的花園裡，身旁陪伴我的存在能允許我獨處、允許我進入自己的小世界。近年來，越來越多研究者認可做白日夢與玩樂對於心理健康的重要性。即使童年結束了，這兩者還是對我們有所助益。

獨一無二的地點

努力照顧一個地方時，我們會投資情緒與勞力，所以隨著時間過去，那裡會逐漸成爲我們身分認同的一部分。如此說來，它也能成爲我們自我當中一個具保護功能的部分，在我們遭遇困難時達到緩衝效果。然而，人們與某個地方扎根的人地關係已經不存在了，我們也忘了和某個地方形成連結，可能對心理造成穩定效果。

「依附理論」在一九六〇年代問世，由精神科醫師暨精神分析學家約翰·鮑比提出，把依附視爲人類心理的「根柢」。鮑比也十分熱衷於自然主義，他所提出的很多心理學觀念都奠基於自然主義。他表示，鳥兒會年復一年地回到同一個位置築巢，這個地點通常離牠們的出生地不遠；他也認爲動物不會如人們想的那樣隨機遊蕩，而是會在圍繞窩或巢穴的地盤活動。鮑比寫道，人類也和鳥獸一樣，「每個人的環境對自己來說都獨一無二」。

人們對地點和對他人的依附，在演化上源自同一條途徑。但無論是地點或他人，卻能對那個人而言是獨一無二的，而這份獨特性正是兩者最關鍵的共同點。光是完成餵養嬰兒的動作，沒辦法讓人和嬰兒產生連結，因爲我們必須透過特定的氣味、質地、聲音與愉悅的感覺產生依附關係；地點也會讓人產生不同的感受，而自然環境更是充滿形形色色的感官快樂。

現代人往往處在如超市與購物中心等具備功能性的場所。這些地方缺乏個性與特性，雖能提供食物和其他有用的東西，我們還是不會和它們形成深情的連結——很多時候，這些地方絲毫沒有療癒效果。結果，在現代生活中，地方的概念逐漸變爲背景，就算我們和地點互動，也往往是短暫的互動，而不是能支持我們、幫助我們，「活生生」的人地關係。

鮑比的核心思想是：母親是嬰兒生命中的第一個「地點」，孩童會在害怕、疲倦或難過時投入她的懷抱，讓母親的手臂保護他們。經過一次次小小的別離與失去，以及後續的重聚與尋回，母親這個「避風港」成了鮑比所謂的「安全堡壘」。建立安全感之後，孩童有了探索周遭的勇氣，但還是會在探索的同時分一些心力注意母親，因爲母親是他們能回歸的安全地點。

可悲的是，現代孩子很少在戶外玩耍。過去，公園與花園是孩子發揮創意、以探索方式玩樂的重要地點。孩子們在樹叢中築巢、建立「無大人」領域，就是在爲未來離家獨立預演。這種玩樂也扮演了情緒上的角色。研究顯示，孩童難過時，往往會本能地將他們「特殊」的地點當做避風港，躲在能帶給他們安全感的地方，等動盪不安的情緒平復下來。

如鮑比所說，依附與失去是同進同出的兩件事，我們不會本能地解開依附，而會本能地想辦法重聚。失去重要的東西後會如此痛苦、久久無法恢復，也是因爲我們內建了強大的依附系統。我們天生容易和人事物形成連結，卻沒有與生俱來的系統來幫助我們面對連結斷裂這件事，所以不得不透過經驗學會爲失去的事物哀悼。

爲了面對失去的傷痛，我們必須尋找或重新找回避風港，感受他人的安慰與同情。對童年經歷了喪親之痛的華茲渥斯來說，自然界溫和的面向，就是生命中安慰他、同情他的存在。精神分析學家梅蘭妮·克萊恩（Melanie Klein）在一篇探討哀悼的論文中談到這件事：「那位詩人告訴我們，大自然會隨哀悼者哀悼。」她接著表示，爲了走出哀悼狀態，我們必須在世界上、在自己身上尋回完好的感覺。

親近的人過世時，感覺彷彿我們自己的一部分也死了，我們恨不得緊緊抓著那份親近，完全杜絕痛苦的情緒。然而，過一段時間，我們又會提問：有辦法讓自己再活過來嗎？在整理花園、培養與照顧植物的過程中，我們時時面對事物的消失與回歸。生長與腐朽的自然循環，能幫助我們理解與接受生命的循環，以及哀悼在這之中扮演的角色。我們也會漸漸明白，在無法哀悼的情況下，我們就彷彿生活在永恆的冬季。

除此之外，儀式與其他形式的象徵行為，也可能幫助我們理解那份經歷。問題是，現在很多人都生活在世俗與消費主義的世界中，不再遵循傳統的儀式與生命禮儀，無法透過這些儀式找回生命的方向。不過，園藝工作本身也可以是種儀式，它能改變外在現實，讓我們周遭環境變得美麗，同時也透過象徵意義改變我們內心。花園能讓我們觸及數千年來深深塑造人類心理的種種象徵，這些象徵埋得很深，幾乎完全埋藏在我們的思想中。

園藝是人類創意與自然創意的結合，是「我」與「非我」重疊的地方，讓我們的想像力和自然環境給我們的條件可以互動、結果；在腦中幻想與腳下土地之間架設橋梁，我們因而知道，自己雖無法阻止死亡與破壞的力量，至少還能挑戰它們、反抗它們。

運用自然的新創力

我腦中某個角落藏了一個回憶，那應該是我小時候聽過的故事。現在，寫這本書之時，回憶又湧上心頭。

那是則典型的童話，故事中的國王有個貌美如花的女兒，一個個追求者前來向公主求親。為了讓追求者打消念頭，國王決定為他們設下不可能的任務：想迎娶公主的人，必須帶來某項獨一無二的特殊物品，必須是世界上從沒有人見過的東西，而且第一個看到那項物品的人只能有國王一個人。

追求者們紛紛前往遙遠的異國，希望找到絕無僅有的物品、成功迎娶公主，也確實帶回連自己都沒見過的特殊物品送給國王。禮物都經過細心包裝，也都是些奇特的東西，但總是有人比國王先看過——它們都是別人製作的美麗物品。像其中最罕見、最珍貴的禮物——出自最深的鑽石礦場的最深處寶石，都是被別人先發現的東西。

王宮的園丁有個兒子，他也暗戀公主，卻從完全不同的角度詮釋國王設下的任務。他之所以能從與眾不同的角度看事情，是因為他和自然界有非常緊密的關係。宮中庭園裡的樹木都結了無數顆堅果，園丁的兒子把一顆堅果和一把胡桃鉗交給國王。收到一顆再尋常不過的堅果，國王感到十分困惑。園丁的兒子解釋，只要國王用胡桃鉗將果殼夾碎，就能看見世上沒有任何人見過的東西。

國王當然不能食言，所以這則故事和其他流傳已久的童話故事一樣，有個美好的結局，相愛的公主與園丁之子得以無視富貴貧賤的壁壘，結為連理。這則故事還告訴我們，如果仔細觀察，我們也能看見自然界的奇觀。更重要的是，這則故事說的正是所有人都能接觸與使用大自然，所有人都擁有這份能力。

假如世界上不存在失去之痛，我們就不會有創造新事物的動力了。就如精神分析學家漢娜．西格爾（Hanna Segal）所寫的：「當我們心中的世界毀滅了、死去了、失去愛了，當我們所愛的人事物支離破碎、我們自己也陷入無助的絕望——此時，我們必須重新創造新世界、重新拼湊碎片、將生命注入死去的碎片，重新創造生命。」園藝的重點就是推進生命的動態，而種子和死去的碎片一樣，能幫助我們重新創造世界。

花園裡的這份新奇，以及無盡地重新成形、重新塑形的生命，就是這麼吸引人。在花園裡，我們能參與生命的起始與創新，即使是平凡無奇的馬鈴薯菜圃也爲我們提供這個機會。在翻起成堆的土壤之時，我們就是把從未有人見過的一串新馬鈴薯，帶到了陽光底下。

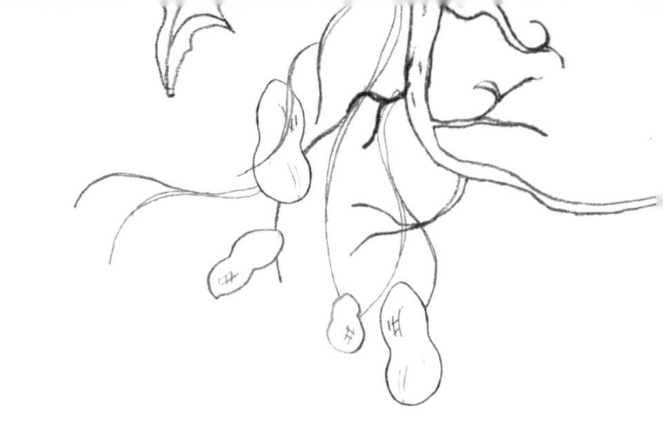

第二章

綠性與人性

誰能想到我凋萎的心
能重獲綠意？
它本已消失在地下深處。

——喬治・赫伯特

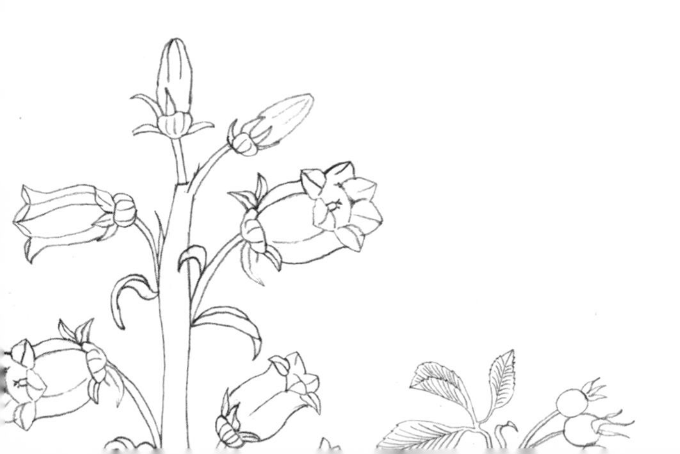

冬季嚴寒逐漸消退時，花園裡最先出現的生命跡象，是雪花蓮的綠芽。它們從深色土壤摸索而出，透過簡潔白花展現出新開始的純潔意念。

每年二月，在雪花蓮凋零之前，我們會分植其中幾株在其他地方。一年當中，它們大部分時間都埋藏在地底下默默成長與繁殖；園子裡的老鼠會啃食其他植物的鱗莖，就是不碰雪花蓮，所以它們每年都會大肆繁殖。它們吸引人之處不僅是龐大的數量，還有那種傳承與歷史的意義——現在花園裡恣意生長的雪花蓮，最初都是三十幾年前從湯姆母親的花園移植過來的幾桶鱗莖。

在植物所屬的世界，復活與再生不過是自然循環的一部分，但人類的心靈卻不會自然修復。人心會自然受成長與發展的動力驅使，因此也會對創傷與傷痛產生自動反應，其中包括逃避、麻木、自我孤立與反覆思考負面想法等，這些其實都會阻礙我們復原。

一個人憂鬱時，會重複產生焦慮與強迫的想法，形成惡性循環。我們之所以執著，是因為大腦想理解身邊發生的事情。問題是，在試圖解開高深莫測的問題時，我們的心思會困在坑洞裡，無法前行。此外，憂鬱症還有另一種內建的循環：我們會用遠比平常負面的方式，去感知與詮釋世界和自己，讓本就不開心的自己心情更低落，也強化了我們孤立自己的欲望。如果留給大腦自行思考，它往往會帶我們一頭跳進無盡深淵。

還記得很多年前，我還沒開始探索園藝的心療效果時，有位病人在我心中埋下了種子。

凱伊和兩個兒子同住在附有小花園的一層樓房裡。她患有憂鬱症，並且一而再、再而三地復發，有時甚至變得非常嚴重。小時候，凱伊的生活中充滿了暴力與忽視；長大後，她無法輕鬆地和他人建立關係。兩個兒子基本上都是她獨力帶大的，在青少年時期發生過多次衝突，兩人先後離家而去，這時凱伊又開始憂鬱了——二十年來，這是她首次獨居。

在心理治療的過程中，我發現她把很多對自己的負面感受內化了。她從童年就產生這些負面想法，並打從心底相信自己不値得過好生活，這也導致她很難接受生命中的美好。如果眞的有什麼好事發生，過一段時間，她就會擔心失去它，結果就是常常破壞自己和他人的關係，或搞砸其他改變人生的機會，先發制人地帶來她認爲絕對會成眞的失望——某種程度上來說，這也是人生給她的教訓：就算發生了好事，最後的結果也必然是失望。如此一來，憂鬱症只會越來越嚴重。她覺得還是別讓任何關係萌芽比較安全、還是別讓希望活過來比較安全，免得到時候又被失望推往更深的黑淵。

凱伊家後面有座小花園，多年來被她兒子破壞得亂七八糟。現在既然兒子都搬走了，她決定收復這塊空間，在接下來幾個月養成種植花草的習慣。有一天，她對我說：「只有在種花的時候，我才覺得自己很好。」這句話令我印象深刻，一部分是因爲她說得無比堅定，還有一部分是因爲她一直無法感覺到自己的好。

那麼，凱伊說的這種「很好」的感覺，到底是什麼意思？在花園裡忙碌時，她可以專注在自己以外的地方，給自己一塊安全的空間，兩者都對她很有幫助。不過，最重要的是，凱伊發現自己能讓植物生長。園藝給了她現實世界的認證，讓她知道世界沒有她想得那麼壞，她也沒有自己想得那麼糟。園藝並不能根治長年困擾她的憂鬱症，但還是能讓她的情緒穩定一些，帶給她亟需的自我價值。

園藝修復人心

園藝雖是創意活動，卻不是每個人都重視這門藝術，有些人把它視爲「不錯」的興趣或不必要的奢侈，也有人把它視爲低賤的體力活。這種兩極化的想法從數千年前就存在了，《聖經》裡也找得到例子：伊甸園不僅美麗，還物產豐饒，在被驅逐出樂土、被迫努力耕作貧瘠的土地之前，亞當與夏娃生活在完美的樂園之中。若說花園介於樂土與苦力之間，那兩者的中間點是什麼？究竟有沒有人將園藝視爲有意義的工作呢？

五世紀初，昂熱主教（Bishop of Angers）聖瑪立利（Saint Maurilius）的故事，多少能回答這個問題。

有一日，主持彌撒時，一個女人走進教堂求瑪立利隨她走，好爲她將死的兒子主持聖禮。瑪立利沒意識到情況有多緊急而繼續主持，結果彌撒還沒結束，男孩就死了。這位主教心中充滿了罪惡感與卑劣感，於是他偷偷離開昂熱，搭船前往英格蘭。在海上，昂熱主教座堂的鑰匙掉進了海裡，他更相信這是上帝的旨意，要他別回去了。到了英格蘭，他在某個位高權重的貴族家擔任園丁，而與此同時，昂熱居民派出搜救隊，找尋他們愛戴的主教。最後，找了七年的昂熱搜救隊尋到了英格蘭貴族的宅邸，看見瑪立利帶著給主人的蔬果走出花園。他們熱情地向他打招呼，並將旅途中尋回的鑰匙交還給他，令瑪立利大為震驚。

瑪立利意識到自己被原諒了，於是回去過主教的生活，後來更獲得封聖。在昂熱的壁畫與保存至今的殘餘繡帷上，他在果樹與花朵的簇擁下，忙著在英格蘭貴族的花園裡挖土，並把自己用勞力生產的果實呈交給主人。

我對瑪立利這則故事的詮釋是：男孩死後，懊悔與自責摧毀了瑪立利的自我認同，刺激他陷入憂鬱與崩潰。過了好一段時間，他努力面對自己心中的失敗、接受自己沒能負擔照顧責任的事實，並在照顧花園的過程中彌補了罪惡感與卑劣感。最後，他尋回了自我價值（故事中歸還給他的鑰匙象徵自我價值），得以回歸原本的角色，重新和自己的社群建立連結。

然而，在他死後，瑪立利那七年的園丁生活，被傳道人士詮釋成藉由「心懷悔意地工作贖罪」的例子。其實在我看來，瑪立利的故事寓意並非懺悔或自我懲罰，他沒有像基督教早期人物那樣遷往沙漠、試圖耕作貧瘠的土地，也沒有學園丁的主保聖人——聖佛卡斯（Saint Phocas）與聖菲亞克雷（Saint Fiacre）——獨居，而是選擇在塵世栽種花果。也許，在貴族家的花園工作時，他找到了自己和上帝的新關係。他的上帝並沒有要求他過度自我懲罰，而是較溫和地給了他第二次機會——「彌補過錯」與最終重返原位的機會。我想把他的故事當成早期紀錄中的園藝心療，我自己也把它當成園藝修復人心的寓言故事。

綠色生命力的能量

到了第六世紀，撰寫《聖本篤院規》（*Rule*）、制定了修道院生活規範的聖本篤（Saint Benedict），正式讓園藝脫離贖罪與苦力的定義，重新界定勞動的神聖性。當時，園藝不僅被教會視爲苦力，社會大衆也把農耕和農奴身分與困頓的平民階級聯想在一起，是本篤最先提出了極具開創性的新想法。在本篤會成員眼中，園藝能使人平等，修道院內再怎麼崇高、再怎麼有學識的人，都應該花一部分的時間照料花園。本篤會建立了關照與敬愛的文化，以看待聖壇器皿的方式看待園藝工具，而在他們的生活方式中，身、心、靈能達到平衡，有道德的生活體現出人類和自然世界密不可分的聯繫。

羅馬帝國殞落後，歐洲進入黑暗時代，土地亟須新生。羅馬帝國時期被稱爲「大領地」（latifundium）的莊園一座座興起。羅馬人藉由奴隸系統過度耕作土地，直到土地再也吃不消。後來隨著本篤會的規模與影響力成長壯大，教會接管了一些荒廢的莊園，著手把它們改建成修道院，並賦予土地新生命。本篤會從事的不僅是靈性修復工作，還有物質世界的修復——其實這兩者存在密不可分的關聯，因爲聖本篤相信心靈生命必須和大地形成連結。

修道院通常附有葡萄園、果園，還有種植蔬菜、花卉與藥草的菜圃。除此之外，它們還有院內封閉的花園，供人冥想和養病。十一世紀的聖伯爾納鐸（Saint Bernard）記錄了法國明谷修院（Clairvaux Abbey）安寧花園的樣貌，是描述療癒用花園最早期的作品之一。他寫道，「病人坐在綠色草坪上。爲了舒緩痛苦，各種草的芳香被他吸入鼻孔……香草與樹木美麗的綠色滋養他的眼睛……繽紛鳥兒的合唱輕撫他的耳朵……大地呼吸著豐碩，殘疾之人用眼睛、耳朵與鼻孔，納入色彩、歌聲與芬芳的美好。」這篇著作描寫病人從自然之美汲取力量，寫得非常動人，令人印象深刻。

十二世紀，成就出衆的女修道院院長聖赫德嘉．馮．賓根（Saint Hildegard of Bingen）更是認眞看待本篤會的教義。赫德嘉是受人尊崇的作曲家與神學家，同時也是藥草學家，她以人類心靈與大地生長力量的連結——她所謂的「綠色生命力」（viriditas）——爲基礎，發展出自己的一套哲學理論。綠色生命力這個詞源自拉丁文，結合了「綠色」與「眞實」兩個字，被定義爲美好與健康的源頭。就和河流的源頭一樣，是能量的來源，其他生命都仰賴它提供的能量。而赫德嘉認爲，它的相反詞是與生命相抗的「乾旱」（ariditas）。

綠色生命力是字面意義上的能量，也是一種象徵性的力量，它指的是大自然繁盛的樣子，以及人心的生命力。赫德嘉將「綠意」當做思想核心。她知道，只有在自然世界旺盛生長的時候，人們才有辦法成長茁壯。她明白，地球的健康和人類身體、心靈上的健康，存在著不可切割的連結。近年來，越來越多人因此把赫德嘉尊為現代環保運動的先驅。

在充滿陽光與新生命能量的花園裡，我們能強烈感受到蓬勃生機，彷彿不停鼓動的綠色脈搏。無論我們將這股自然成長的力量歸功於上帝、大地、生物學或以上三者的混合物，這之間就是存在著生命力。園藝工作是一種交換，我們提出修復的願望，大自然則賦予我們的願望生命力，讓垃圾變成有營養的堆肥、幫助授粉動物繁榮生長，或美化大地。

破壞與修復的循環

生活在現代世界，我們經常忽視修復工作對於情緒的重要性，但這其實對我們的心理健康非常重要。

在修復這方面，宗教上存在黑白分明的贖罪，但精神分析學就沒說得這麼死了。我們就像時時照料花園的園丁，必須一再重複各種不同的情緒修復與復原，直到生命結束為止。梅蘭妮·克萊恩當初是在觀察幼童玩耍時，注意到修復的重要性——她發現，幼童的圖畫與幻想遊戲中，經常會表現或測試一下想破壞的衝動，接著孩童會做出修復的行為，表露愛與關懷等情感，而這完整的循環都充滿深意。

克萊恩以討論拉威爾的歌劇《小孩與魔法》（*L'Enfant et les Sortilèges*）的方式，說明自己的看法。

這齣歌劇改編自科萊特筆下的一篇故事。一名男孩拒絕寫作業，母親罰他回房間待著不准出來。被放逐到房間後，男孩開始大發脾氣，把房間弄得一團亂，還攻擊自己的玩具與寵物，完全沉浸在破壞行爲之中。忽然間，房間活了起來，男孩感覺自己備受威脅，非常焦慮。

這時兩隻貓咪出現了，帶男孩到屋外的花園。園中一棵樹的樹幹前一天遭男孩弄傷，痛得直呻吟。男孩開始憐憫那棵樹，用臉頰貼著樹幹。這時，一隻蜻蜓飛了過來。男孩不久前抓到並殺了蜻蜓的伴侶，蜻蜓前來問罪了。男孩這才發現，花園裡的昆蟲與動物都愛著彼此。他之前傷害的一些動物開始報復他、咬他，他於是和動物們打了起來，過程中有隻松鼠受了傷，男孩不假思索地用自己的圍巾包紮牠受傷的腳爪。男孩做出關懷舉動的同時，周遭的世界改變了，花園不再是充滿敵意的地方，動物們也唱歌讚揚他的善良，並幫助他回到屋裡、和母親重聚。如克萊恩所說，「他恢復了、回到了人類互助的世界」。

孩子需要看見周遭世界對他們的正面肯定，也需要相信自己關愛其他人事物的能力，成人也是一樣。然而，當我們陷入憤怒與怨恨的螺旋，就會跟對母親發脾氣的小男孩一樣，難以放下心中的怨念——當事情牽扯到自尊，我們更是無法放下。最終，是什麼讓我們的情緒轉變，讓我們回歸關懷與關愛的本能呢？故事中的小男孩進到花園以後，意識到生命的脆弱與連結，這幫助他建立了同情心，也讓他重建自己與母親的連結。在尋回慷慨與關懷的情感之時，我們會替自己建立良性循環，用希望取代憤怒與絕望。毀滅與腐壞之後就是重生與更新，這就是我們心中對應自然生命循環的部分。

比起人類，植物沒那麼難應付、也沒那麼可怕。我們照料植物時，可以重新觸及自己心中培育生命的本能。對我的病人凱伊來說，人際關係太複雜、太難預測了，園藝工作是她表達關照情感的方式。當你身在花園裡，背景噪音會靜下來，你可以遠離其他人對你的想法與批判，也或許可以更自由地感受到自己的好。這麼說聽起來也許有點矛盾，但是當我們稍微遠離生活中的人際互動，反而能重新找到自己的人性。

修復急不得

培育花園就和養小孩一樣，是無法完全控制的，園藝家除了提供植物生長的條件之外，其實也沒辦法做到太多，剩下的就只能交給植物的生命力了——植物想長得多快、長成什麼模樣，都由不得我們。我不是說園藝家能放任花園裡的植物隨便生長，而是必須用特定的方式關照花園，和它達到相同的「頻率」、注意到各種小細節。植物對生長環境非常敏感，其中當然也牽涉到複雜的變數，例如溫度、風速、降雨、光照與害蟲。很多植物還是能在不理想的環境生長，但如果要好好照顧花園，就得注意觀察這些植物是否有不健康的跡象，並找到幫助它們旺盛生長的方法。

在培育土地與植物的同時，我們也是在爲自己培育關懷的態度，練習關懷世界。然而，在現代生活中，人們不常提倡關懷的態度——現代文化著重的不是「修復」而是「取代」，再加上人際網路破碎、都市生活步調太快等問題，人們不再重視關懷的價值。我們不再把關懷放在生活中心，反而和它漸行漸遠，以致環保與社運人士娜歐蜜·克萊恩（Naomi Klein）近期表示，關懷已成爲「激進的思想」。

很多人生活在這個世界上，會察覺現實不鼓勵我們關懷其他人事物。我們使用的機器都變得太過複雜，它們壞掉時，大多數人根本沒辦法修理，而我們也習慣透過智慧型手機和其他裝置，收到立即的回饋與「讚」，造成自然界緩慢的步調貶值——不僅是生命步調緩慢的植物，連我們身體與內心都會因爲步調緩慢而被嫌棄。這些和緩的步調，和主宰現代生活的「應急」心態格格不入。

現代生活的種種壓力，造就了不同的需求，人們想要能馬上見效的治療方案與計畫，說得好像心理健康也能速成。我們雖然能找出錯誤的想法或不適宜的情緒，來幫助自己理解問題、立即減少問題帶來的困擾，但想要長久改善心理狀態的話，還是得花好幾個月建立相對應的神經網路。遇到比較複雜的情況時，我們不但得等待事情發展，還得先到達眞正希望事情發展的地步。因爲無論我們多麼深信自己想改變，變化幾乎必然會令我們焦慮萬分。

近年來，人們最常用電腦來比喻大腦，也讓人相信大腦像電腦一樣，出了什麼錯都能快速解決。人腦和電腦終究是不同的，我們的經歷、想法與心情，時時刻刻都在改變神經網路，同時也影響我們的心思與感受，這種說法把我們人類都說成不自然的東西了。

神經細胞樹

早在古時候，人們就相信靈魂或自我像花園一樣，是可以培養的東西，而當今科學界也開始把類似的概念應用在大腦的研究上。當然，這不外乎只是用一種比喻來取代另一種。不過，在不使用任何比喻的情況下，我們實在無法進行精密思考，而且這個比喻倒是精確多了。

構成神經網路的細胞長得像分叉的樹枝，最初命名爲「樹突」（dendrite），在拉丁文是樹木的意思。近年來，人們發現神經細胞與樹木相似的樣貌，反映了神經元與植物生長時依據的三種數學定律。更進一步研究，我們會發現在心中修剪與清除雜草，能維護神經網路的健康，而這份工作是由腦中一群功能像園丁的細胞完成的。

在生命的最初，大腦是超過五千億顆神經元組成的荒野，爲了發育爲成熟的大腦，必須清除其中八〇%的細胞，讓剩下的細胞形成連結、建立複雜的網路。而在這個過程中，我們會發展出獨特的連結，成爲獨特的人。嬰兒接受的愛、關懷與關照，會影響大腦的成長方式；嬰兒的經歷會使大腦神經元產生放電反應，導致鄰近神經元的連結強化或弱化。神經元相連的位置被稱爲突觸，這裡有個很小的縫隙，讓大腦分泌的神經傳導物質能越過空隙，接觸另一顆神經元的受器。隨著時間過去，沒有使用到的突觸會被修剪掉，讓經常使用的突觸長得更好，也給它們更多生長空間。

我們一生中，腦中的神經網路會不斷重組、重塑，這樣的神經連結改變能力，被稱爲「可塑性」（plasticity），這個字出自希臘文的「plassein」，意思是塑造或形塑，可惜這個字現在和不自然的塑膠（plastic）扯上了關係。

在一九五〇年代，研究者最先注意到此現象時，沒有人知道腦內神經網路是怎麼形成的，一直到小神經膠質細胞被發現，謎底才終於揭曉。小神經膠質細胞是免疫系統的成員，數量占大腦細胞的十分之一，過去我們以爲只有在受傷或感染時它們才會活化，但我們現在知道，在受精後短短幾天內，胚胎裡就會出現這種細胞，它們打從一開始就參與了大腦的成長與修復。

這些專門的細胞能在腦中移動，爬到神經網路之間，移除太弱的連結與受損的細胞。大部分小神經膠質細胞都是在我們睡眠時活動。這時，大腦會縮小，小神經膠質細胞有空間到處工作，用手指般的突出結構移除毒物、減緩發炎，並移除不必要的突觸與細胞。

顯影技術近期的發展，讓我們觀察到小神經膠質細胞的活動，更可以觀察到每顆細胞都有自己負責的神經範圍。它們和眞正的園丁一樣，不僅會除草和清除廢物，還會幫助大腦的神經元與突觸生長，這個過程叫做「神經生成」。小神經膠質細胞和其他腦細胞會分泌一種名爲「腦源性神經營養因子（brain-derived neurotrophic factor, BDNF）的蛋白質，幫助神經生成。因爲這就像是對神經元施肥，所以這種蛋白質也被戲稱爲大腦的肥料。如果ＢＤＮＦ濃度太低，大腦中的神經網路會太少；濃度過低時，也可能和憂鬱症相關。不過我們能透過運動、玩樂與人際互動等刺激，提升腦內的ＢＤＮＦ濃度。

時時在腦內除草、修剪與施肥，能讓腦細胞健康生長，而小神經膠質細胞的工作，完全展現出生命的基本法則之一：健康並不是被動狀態，而是主動的過程。微觀的園藝工作，必須在較大的層面進行，我們也必須照顧與整理自己的內心。我們的情緒生活太過複雜，需要時時整理與重整，每個人會以不同的形式完成這些任務。但基本上，我們爲了反制負面與自我傷害的力量，必須培養關懷且富有創意的心態。最重要的是，我們必須能辨識出爲我們提供心靈能量的事物。

以植物化解焦慮

人類是草原物種，原本生活在非洲莽原，而在演化的過程中，我們的神經系統與免疫系統經過調整，才能在面對自然界各種層面時表現得最好。影響神經與免疫系統的因素，包括接受的日照多寡、接觸的微生物種類、周圍的綠色植物多寡，還有運動的種類。我們會在本書中更深入談論這些因素的重要性，不過簡單來說，赫德嘉的直覺沒有錯，植物在自然界的生長情形，和人類的生長狀態息息相關。當我們在被大自然包圍的環境工作，大自然也存在我們心中，人們因而在自然環境中會感到更有活力、更有精神。園藝家更往往感到更平和、精力更旺盛。而且，人們在自然環境待一段時間後，更能夠喚醒自己尋求連結的天性。

爲了做研究，我拜訪了幾個園藝心療團體，在成員身上清楚看見園藝的種種益處。

有一次，我認識了葛蕾絲，她常常因焦慮症而困擾，參與小園藝計畫已經將近一年了。大約十年前，葛蕾斯二十多歲時，遭遇了一系列令人難受的不幸；最後，一位和她非常親近的朋友去世了。那之後，她罹患憂鬱症，不時會恐慌發作。醫師開給她的藥雖然穩定了部分症狀，她的生活還是變得越來越受限，更因爲焦慮症的關係，沒辦法獨自去樓下的便利商店買東西，大部分時間都待在室內，困在低自尊的惡性循環中。葛蕾絲覺得這種狀態永遠不會有改變的一天。

葛蕾絲以前沒從事過園藝相關活動。精神科醫師最初建議她參加園藝計畫時，她實在不覺得這會對自己有任何幫助，但她還是揣著不確定的心加入了。開始照顧花草後，她立刻愛上了花園裡的平靜。「這裡不會忙忙碌碌的，」她說，「它能讓我鎮靜下來。」

沒有人逼她完成大量的園藝工作，如果不想做太多，她也可以直接坐下來放鬆心神。她非常喜歡這一點。不過，葛蕾絲很快就發現，加入花園裡的活動時，竟然會被團體的動力帶動——共同的任務有助於建立團隊連結，但自然環境也在這裡頭扮演重要角色，因爲人們共處在自然環境時，比較能輕鬆建立連結。換句話說，從事園藝工作時，我們會同時得到心理、社交與身體上的益處。

葛蕾絲感覺到，團隊中資歷較深的人都很支持她，這對她幫助非常大。此外，園藝治療師也會仔細教她如何照顧植物，幫助她建立信心，令她十分開心。治療師的示範動作不過是在傳授實務技巧，但同時，對葛蕾絲這樣困在自己生活中的人來說，團隊共處也下意識給了她一個關鍵訊息：改變與再生是有可能的，而且她可以幫助別的生物生長。

如果一段時間過去後，植物眞的成長了——它們當然會成長——你就會相信改變與再生的可能性，吃到自己種的植物時，更會對此深信不疑。當你烹煮還有和別人分享自己的農產品、眞正嘗到它們的味道，你就知道——眞的**知道**——自己做了一件好事。就如葛蕾絲所說：「你從頭到尾看著事情發生，知道自己有下工夫讓植物生長，感覺眞的很不一樣。」這是她第一次體驗到和同伴一起準備食物、一起品嘗料理的感覺，也是她第一次嘗到新鮮作物的味道；第一次品嘗花園裡現採的甜玉米時，其豐富的滋味與水分令她一時說不出話來。她也記得有一次，在和同伴一起喝湯後，他們一面收拾一面唱歌跳舞，歡快的心情迸發而出。

葛蕾絲驚訝地發現，她越來越關心自己照料的植物了。看到植物開花結果，她總是會滿心喜悅並充滿成就感。想到要照顧自己以外的東西，可能覺得自己的精神也會被抽乾，葛蕾絲之前也是這麼想的——現代人強調自我改善與自我投資，而相對於照顧自己，照顧其他人事物感覺就很累人，因為我們得把精力與心思放在自己以外的事物上。無法否認的是，照顧一些需求很多的人事物確實令人疲憊，但照顧行為也和重要的神經化學獎勵機制相關。當我們在照顧別人時，對雙方都有幫助，因為無論是給予者或接受者都會感到平靜與滿足。而從演化的角度來看，這背後的原因也顯而易見。這些愉悅的感覺有抗壓力、抗憂鬱的效果，效果源自促進社會連結的激素——催產素——以及大腦自然釋放的類鴉片化合物，β腦內啡（beta-endorphin）。

「這對我好有幫助，」葛蕾絲告訴我，「這是一種全新的感覺——在那裡，我就是在另一個世界之中。」

「另一個世界」不僅和照顧與關懷相關，還和被大自然包圍的安撫效果有關，而且種植、採收與分享食物等社交活動，也是良好的刺激。某方面來說，這種園藝治療計畫，是在模仿人類存在以來主要的生活模式：仰賴大地、簡單且互助的生活方式。葛蕾絲每週參加一次園藝活動，在那裡體驗到的好處可以維持好幾天；就算在家中開始有焦慮的感覺，她光是想著那座花園，也多少能平復心情。「我心裡好像有了一塊平靜的地方。」她說。多虧了園藝活動，她現在可以獨自去附近的店裡購物，也開始出門做其他事情了。接受我的訪談時，葛蕾絲才剛報名第二年的園藝團體活動，這項計畫對她的幫助無庸置疑——我雖然沒請她打分數，她還是告訴我：「滿分十分的話，我給十一分。」

避世所的綠色照護

花園與大自然或許可以幫助人們活得更快樂，甚至協助人們走出精神疾病的陰影。這種說法最初流行起來，是在十八世紀的歐洲。在當時，英國威廉・圖克醫師（William Tuke）等改革派反對精神病患者在醫院裡擁有駭人的生活條件，以及接受殘暴的治療。圖克相信自然環境本身有治療效果，於是在一七九六年於約克附近的鄉村建造名爲「避靜院」（The Retreat）的精神病院。在那裡，他的病人不但不會受到束縛，還可以自由地走在院區裡，更有很多機會參與園藝等有意義的工作。圖克的理念是打造「一片寧靜的避世所，讓破碎的人尋得修復或安全」，而避靜院的治療方式也是奠基於善意、尊嚴與尊重。那之後好一段時期，精神病院多建在有花園與溫室的公園環境中，病人可以每天花一些時間栽種花草與蔬菜。一八一二年，遠在大西洋另一岸的美國醫師本傑明．洛希（Benjamin Rush）——美國開國元勛之一——發表了一部精神疾病治療手冊，並依據自己的觀察在手冊中寫道：有些精神病患者爲了繳交醫療費用，在院區花園砍柴、生火與鋤地，他們的恢復狀況往往最佳。相較於不得不工作的病人，那些社經地位較高的病人，通常會在醫院裡「虛度一生」。

二十世紀中期，許多精神病院的院區牆內都還有大花園，病人會在園子裡種植花卉蔬果，作物採收後就在醫院裡食用。後來到了一九五〇年代，隨著強效新藥的發現與發明，精神疾病的療法發生巨大的轉變，照護的重心逐漸遠離自然環境，人們開始仰賴藥物。結果，新一代醫院提供的戶外綠色空間變少了。

現在，我們似乎又回到了循環的伊始，隨著憂鬱症與焦慮症患者人數漸增、病情加重，醫藥費用也逐年上漲，再加上大自然對身心有益的證據越來越多，園藝活動與其他形式的綠色照護有了新的重要性。

近年來，醫學界有了新的社會處方計畫（social prescribing schemes），家醫科醫師可以建議病人用園藝活動或戶外運動配合處方藥，甚至是以此取代藥物。英國目前正在實行普及社會處方計畫的政策，家醫科醫師威廉．比爾德（William Bird）就是大力提倡綠色照護的人物之一，近期更共同編輯出版了《牛津自然與大眾健康教科書》（*Oxford Textbook of Nature and*

Public Health）。他基於既存的數據，估計國民健保署每花一英鎊設立園藝計畫，就能省下五英鎊的醫療費用。照他的說法，現在人們都生活在「和自然還有彼此脫節」的狀態下。

整理外在，也整頓內在

園藝療法通常奠基於有機種植，除了為人們提供成長所須的心理永續性之外，這種療法也著重自然環境的永續發展。英國慈善團體「心靈慈善」（Mind）在一次大規模問卷調查中，問起人們對參與綠色健身與園藝等綠色活動的感想，結果有九四%的人表示，這些活動有益於他們的心理健康。

近數十年來最有力的研究發現之一是：園藝活動能改善心情與自尊，有效減緩憂鬱與焦慮症狀。這些研究的對象全都是自己選擇從事園藝活動的人，表示研究並不算非常嚴謹，並沒有隨機選用不同療法治療精神疾病。然而，最近有一些丹麥研究者完成了這樣的研究：他們把被診斷出壓力疾患的病人分成兩組，一組接受已獲證實有效的十週認知行為療程，另一組則接受同樣為期十週的園藝治療。

其實每週參加幾個小時的園藝活動，就算經過十週也沒有多久，但即使是在這樣短暫的治療期間，園藝療法的療效和經過驗證的認知行為療法卻十分相似。這份研究最初在二〇一八年發表於《英國精神病學期刊》（*British Journal of Psychiatry*），是在這部期刊發表的第一篇園藝療法實驗，這也表示園藝療法逐漸加入主流醫學，人們逐漸認同了它的效果。

這類研究與實驗雖然重要，還是無法展現出園藝療法的所有優點。園藝與眾不同的地方在於，它囊括了生命中情緒、肢體、社交、工作與靈性等層面，這當然是它的長處，但也是很難公平評判其優劣的一大因素。而且，科學研究過程短暫，葛蕾絲和其他許多人卻可能需要長時間的治療。我們想證明自己看到植物生長、心靈得到了療癒，不是該完整經歷不同時節的生命循環嗎？

英國持續最久且最成功的園藝治療計畫，是在牛津郡的布萊德威爾花園（Bridewell Gardens），人們能長期參加計畫，最長兩年。參與計畫的園丁——不是被稱為「病人」，而是「園丁」——通常是罹患重度精神疾病的人，很多都是長期患病，而且往往無法和其他人形成社會連結，以精神疾病定義自己。計畫團隊每年幫助約七、八十人，大部分的園丁每週參加兩次活動。

園藝是再尋常不過的活動，我們通常不會把它和醫院、診所或疾病聯想在一起，其活動本身也給人一種過正常生活的感覺。和自然生長力互動時，園丁可以滋養自己心中的良善，並逐漸發展出對生命的了解，發現能在自己生命中做到同樣的事，不必繼續背著所有的負面情感與經歷。數據顯示，完成布萊德威爾花園計畫以後，約六〇%的參與者開始從事正式或志工工作，不然就是開始受訓，而另外四〇%的人，有很大一部分都在生命中展開各式各樣的正向行爲，例如開始新的活動或加入社區團體。從起始點走到這裡，這些人已經歷了重大的改變。

布萊德威爾花園位在科茲窩鄉村地區，是一座用牆壁圍起的大花園。它和本篤會修道院的花園一樣，有形形色色的生產工作區，包括自己的葡萄園及令人心靜、具庇護功能的空間。除此之外，園區裡還有木工作坊與鐵匠工坊——園區入口漂亮的鐵門就是數年前在鐵匠工坊用老舊的鏟子與耙拼組而成的，透過極富創意的工藝展現出修復與收復的精神。

工作人員觀察到，童年經歷過暴力與虐待的人，在鐵匠工坊工作時獲得的治療效果最明顯，他們能把無法輕易用言語表達的情緒與內心衝突轉變成作品，達到舒壓效果。我們處理負面情緒與經驗的方式，是影響心理健康的一大因素，所以在治療方面，這種舒壓效果更是重要。佛洛伊德把這種現象稱爲「昇華」（sublimation），任何變化與創意的工作都能達到昇華效果。在物理化學領域，昇華是物質在兩種狀態中的躍變，像是不經過液態，直接從固態轉變成氣態。佛洛伊德認爲，藝術家也能做到這樣的躍變，將原始的直覺與強大的情緒，轉變成有美學價值的作品。

憤怒、悲傷與沮喪能透過很多種形式昇華，或者被用於創作，而園藝工作正是其中一種方法。挖土、修剪植物和鋤草都是破壞性的照顧，做得恰當的話，這些破壞行爲有助於植物生長；我們在鋤地、除草時，把敵意與焦慮發洩出來，不僅是在整理外在環境，同時也是在整理內在環境。這，就是典型的轉變行爲。

被扭曲的自然生長力

只有面對失去的傷痛，我們才有辦法漸漸復元，但有時候我們不願意面對過程中的痛苦，所以轉而尋求其他解決方法。查爾斯．狄更斯的《遠大前程》中，郝薇香小姐（Miss Havisham）拒絕哀悼，而是選擇培養傷痛：在婚禮當日被戀人背叛之後，她讓家中所有的時鐘停擺、杜絕所有日光，整天待在屋裡不出門。她的家成了破碎夢想的陵寢，婚宴蛋糕像具腐敗的屍體一直擺在桌上，上頭還長了朵巨大的黑色蕈菇，裡頭住著腳上有斑點的蜘蛛。

人性眞是奇怪。人們能將美好的事物轉變成醜惡的事物，然後沉浸在那份醜惡之中。郝薇香小姐的養女——艾絲泰娜（Estella）——沒有得到郝薇香小姐的照料，但皮普（Pip）發現，她是爲了「替郝薇香小姐對男人復仇」而存在。艾絲泰娜幼小的心靈沒受到愛與同情的教育，而是被養母種下了嫌惡與冷漠的種子。

故事中的花園成了「雜草叢生、糾結的荒野」，不過狄更斯也寫得很清楚，花園並不是尋常地回歸自然狀態。皮普走在那「被冷落的淒涼花園」中，看見「發臭腐敗的甘藍菜莖」，還有更加噁心的東西——幾個瓜棚與黃瓜棚似乎「在腐朽的過程中，自發生長出模仿舊帽子與靴子的東西，不時還會看到雜草在一旁長成破舊平底鍋的模樣」。花園裡的自然生長力和主人的內心一樣扭曲了，少了循環的更新，它只能逐漸腐敗。

最後一次造訪時，皮普看出郝薇香小姐多年足不出戶地泡在負面情緒中，以致「被背叛的愛意與受創的自尊」發展出「怪物般的狂熱」。他也發現，「她將日光拒之門外的同時，還杜絕了更多更多事物，她的孤單生活隔絕了一千種自然與療癒的影響力」。倘若郝薇香小姐能拿出修枝剪，也許就能轉化復仇的想法來改變花園了，結果她被傷痛吞噬而燒了起來，她家就這麼燒成一片焦土。

故事最末，皮普與艾絲泰娜意外相遇。皮普注意到「以前一些常春藤又重新扎根了，在無聲的一堆堆灰燼中長出綠意」。看到大自然更新汰換的小小跡象，我們可以猜想，皮普與艾絲泰娜的人生也許還有希望。

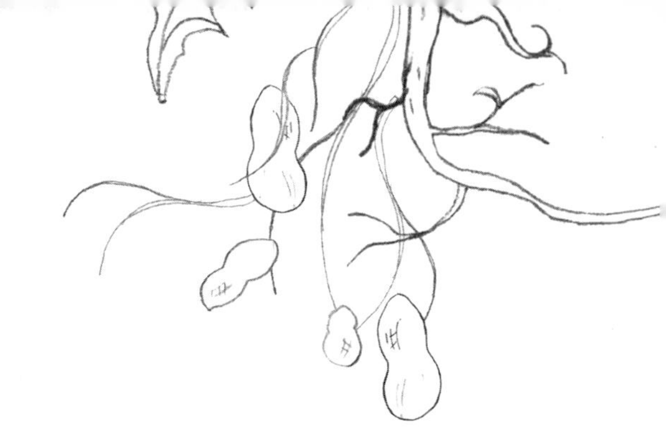

第三章

種子與自我信念

許多不曾播種的事物，
都在花園中生長。

——托馬斯・富勒

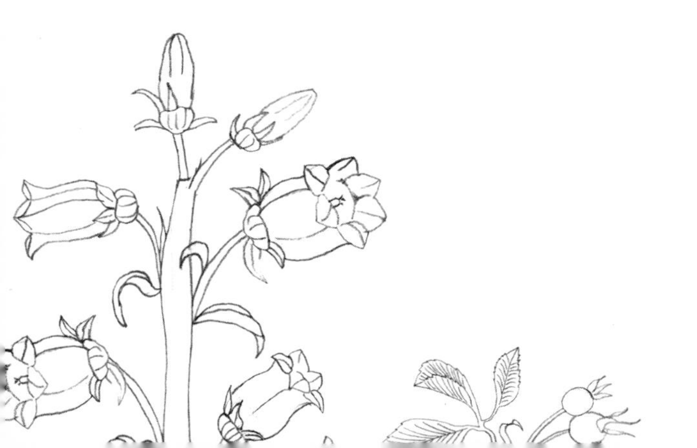

培育植物時，我們小小的照料就能帶來大到不可思議的好處。我深愛園子裡的蘆筍菜圃，因爲它們最初不過是一小包種子，是我把它們一手養大的。同樣地，我的報春花每年春季怒放時，我總是會感受到一陣欣喜，因爲它們美得令人垂涎三尺，甜美的色彩無比鮮豔，糖霜般的花粉令人心生喜悅。但我之所以這麼快樂，部分原因是我參與了它們的生長過程，這可是用棕色信封袋從切爾西花展裝回來的小魔法。

種植蘆筍與報春花時，我們必須有耐心，但南瓜就不一樣了。只要撒下一把南瓜子，到了秋季，那些種子很可能會結出吃也吃不完的果實。如果要在我們家花園裡親眼見證大自然改變的奇蹟，只須看看我們的堆肥堆——每一年，幾顆種子與一堆廚餘都能長成一片南瓜。

比起美術與音樂等其他創意活動，園藝容易多了，因爲你還沒動手，工作就已經完成一半——植物的種子本就有生長潛能，園藝家不過是幫助它開啓那扇大門而已。我是在某座監獄參觀園藝計畫時，認知到這件事對我們心理的重要性。當時，我採訪了薩穆爾，他在過去三十年頻繁進出監獄，犯罪紀錄主要和毒品相關。他頂著一頭稀疏灰髮、臉頰滿是皺紋，看上去完全敗給了人生。他提起自己的家人時，我在他身上看見了深深的罪惡感與挫折；薩穆爾知道自己一而再、再而三讓家人失望，他覺得家人失去了對他的信心，不相信自己有能力戒毒並改過自新。

這次坐牢不同於薩穆爾以前的幾次經歷，獄方舉辦園藝計畫，鼓勵囚犯在園子裡種植花草。從沒嘗試過園藝工作的薩穆爾決定試試看。他告訴我，他幾天前剛採收完自己幫忙種植的小南瓜，然後和八十歲的母親通電話，數十年來，他難得有令自己驕傲的好消息可以告訴母親。他母親回憶起自己過去照顧花園的時光，說到自己從以前就很喜歡南瓜花，母子倆聊著聊著就建立了連結：「她難得聽到我的好消息、不用擔心我的事，她很高興。」

和薩穆爾談話時，我感覺他過去的經歷全都重重壓在他身上，但他收成的那批小南瓜是看得見、摸得著的證據，證明他還是有改變的力量。如他所說：「如果什麼都不變，那就什麼都不會變，一定得妥協什麼。可是在這邊，我卻能建立連結。」他在花園裡發現了新的可能性，於是他決定報名園藝實習計畫，預計在出獄之後立刻開始實習。

成長的創意幻覺

每個園藝新手擔心的事情都差不多：我的植物到底能不能長得好？然而，新生命起飛以後，我們見證到植物迅速成長，心中也充滿了能量！我覺得，這種體驗的核心，以及我們從中取得的成就感裡，應該存在一種吸引人種植作物的幻覺。

如果你是經驗豐富的園藝家，很容易就會忘記打造幻覺的那份驚喜魔法。但我認為，這份體驗永遠不會完全消失。不久前，我在我丈夫湯姆身上看見了這一點：湯姆將近三年前播下了牡丹的種子，就在他準備放棄時，種子竟然發芽了。他像是剛做了什麼了不起的事情似的，笑嘻嘻地說：「妳看吧，耐心等待一定有收穫。」

麥可・波倫在《第二自然》（*Second Nature：A Gardener's Education*）中描述一段童年回憶，能看見我說的幻覺。

波倫四歲時，他躲在家裡的花園樹叢中，東摸摸西看看，看見一顆「有條紋的綠色足球，躺在一堆糾結的藤蔓與大葉片之間」，那是顆西瓜。他寫道，那是種「找到寶藏」的感覺，但遠遠不止如此。「然後，我連結了這顆西瓜和我數月前種下的種子——我吐出來之後埋在土裡的種子——發現**是我讓它長出來的**。在那一瞬間，我很想讓西瓜繼續成熟下去，但又恨不得大肆宣揚我的成就：**一定要讓媽媽來看看**。於是，我弄斷了連接西瓜與藤蔓的莖蔓，抱著西瓜往屋子跑去，一路上都在放聲尖叫。」那顆西瓜「重得要命」，結果接下來，人生中的小悲劇發生了……就在他跑到後門臺階時，波倫一個重心不穩，西瓜砸到地上、爆開了。

閱讀這段文字時，我的目光被一句話吸引：「**是我讓它長出來的**。」波倫孩子氣的信念與自豪令人印象深刻，運氣好的話，我們所有人都有機會體驗這種感受。無論是在童年或成年後，如此珍貴的時刻都十分重要。小時候的波倫抱著西瓜奔向屋子時，深深體會到這種感覺，而從獄中打電話給母親的薩穆爾也體驗到了。重要的是，這種時刻能深深影響我們。波倫也相信，他發現自己無意間種出一顆西瓜時體驗到的欣喜，成了他後續園藝人生中的一大動力。

精神分析學家梅莉恩．麋爾納（Marion Milner）自學繪畫時，發現這種幻覺的創造力，並將過程記述在她的書作《無法繪畫的人生》（*On Not Being Able to Paint*）中。相信創意在人生各階段都扮演重要角色的唐諾．溫尼考特，深入探討了麋爾納的思想。他極富想像力地跳躍思考，得到了結論：嬰兒不僅是自己世界的中心，還會覺得是自己創造了這個世界，所以當母親立即或快速回應嬰兒時，他們可能會短暫地感覺是自己創造了母親（而不是母親創造了他或她）。嬰兒無限的力量可眞是了不起！

我們無法回憶自己在生命初期的主觀經歷，去證實這個想法的正確性，但觀察小孩子就能發現，他們喜歡相信自己擁有強大的力量。在打破這項幻覺時，我們必須極度審愼小心，因爲它是建立自信的基礎。如果太早或太強力打破，孩子們可能會被自己的弱小壓得喘不過氣，結果留下傷害。但我們也不必過度鼓勵孩子沉浸幻想，只要稍微培養這種心態就好。我們能在孩子玩幻想遊戲時，看見幻覺的力量：他們藉由遊戲彌補自己的無力感，允許自己體驗「身爲起因的快樂」。其實，這些體驗不限於童年，溫尼考特與麋爾納認爲，從小到大最能豐富人生、給我們靈感的經歷，都和類似的創意幻覺有關。

在培育種子時，人心與大自然必然會互動，我們也能在過程中多少體驗到這份幻覺。

「讓事物成長」這件事存在某種神祕感，我們能將一部分的神祕占爲己有，甚至還替這種幻覺取了個名字，將人類培養事物的天賦稱爲「綠手指」（green fingers），意思是園藝方面的才能。我認爲，人們能和植物建立重要的連結，主要是多虧了這份幻覺，而綠手指幻覺也讓我們促使事情發生、感受到身爲起因的快樂時，帶來巨大的成就感。

強化面對現實的能力

溫尼考特所謂的「剛剛好母親」（good enough mother），指的是一個恰到好處地培養幻覺的母親。雖然不完美（可能無法時時陪伴嬰兒），還允許嬰兒體驗小小的沮喪，讓孩子逐漸意識到自己無法用魔力控制現實。「母親最終的任務，」溫尼考特寫道，「是漸漸使嬰兒醒悟。除非她一開始先給嬰兒充足的機會培養幻覺，不然她不可能成功。」

溫尼考特表示，這種「促進發展」的過程爲孩子提供了適當的環境，讓他們能成長爲自己的樣子，不會太早被人批判，或因他人的期望被迫變成別的樣子。在溫尼考特看來，精神治療也是同樣的道理，他還曾用園藝比喻精神治療，對精神分析學界一位同僚過於嚴厲的思想提出異議：「假如他種植黃水仙，會認爲自己是將鱗莖變成水仙花，而不是用剛剛好的照護幫助鱗莖長成水仙花。」

溫尼考特相信，沒有充分機會體驗幻覺的孩子，幻想破滅時會較不好過，也更容易氣餒或陷入絕望。換句話說，幻覺體驗能強化我們的能力，承受令人失望的殘酷現實，並為我們提供自我信念與希望的來源。同樣地，在花園裡，大自然就像「剛剛好母親」一樣，慷慨地給我們各種生命體驗，卻還是會提醒我們，人類的力量終究有限。大自然允許我們體驗幻想，但這份體驗不會持續太久，幻覺還是能支撐我們度過暴風、乾旱與霜害等殘酷的現實，以及將我們的努力毀於一旦的種種害蟲。在我看來，這些令人難過的提醒，讓我們記住自己在世界上的地位，而園藝師雖然會產生驕傲與自豪的情緒，卻比較少長出傲慢的雜草。

塑造部分現實的能力，讓我們感覺自己擁有無限潛力，但花園裡的關鍵點是，我們不可能完全掌控一切。生命的基本原則是：握有一部分控制權——但無法絕對控制情勢的狀況下，我們活得最好。失控的感覺令人緊張不安，可是當你掌握太多控制權，卻會缺乏刺激，讓人生因為太好預測而變得無趣。所以，矛盾的幻覺與幻滅、力量與無力感並不會讓我們放棄，只會鼓勵我們繼續前進。想再次感受到幻覺帶來的喜悅，這本身就是一股動力，這也是為什麼麥可．波倫能無比真摯地告訴我們，小時候在樹叢中找到那顆西瓜，是他長大後從事園藝工作的一大動力。

在栽種植物時，神祕難懂的植物可能會令新手卻步，因為新手們都擔心自己沒有綠手指。幻覺的另一種效果是：如果你初次進入種子的世界時碰壁，可能會深受打擊、沮喪氣餒，這甚至可能強化你心中的恐懼，讓你更加深信「我不管做什麼都失敗」，或是「被我碰過的東西都完蛋了」。所以，孩子和初學者剛開始種花種草時，應該要從向日葵或蘿蔔這種非常好養的植物下手。因爲，只要在正確情境下，其實所有人都有綠手指。

在沒辦法從其他地方獲得自尊的情況下，最能清楚看見花園改變人心的力量。從二〇〇七年至今，皇家園藝協會（Royal Horticultural Society, RHS）就提倡在學校推行園藝活動。這個組織近期研究了園藝計畫在幾所小學造成的影響，這些學校多是在大城市裡資源較匱乏的地區。研究顯示，園藝計畫有不少好處，其中最根本的益處是，花園本身就是令人心靜的環境。栽種蔬菜與花卉、製作堆肥，能讓課綱活起來，呈現出新意義。此外，園藝還能讓學生更平等地相處，因爲在從事園藝活動時，學業上的高低地位沒那麼重要了。園藝計畫對個別的孩子也有很多好處，尤其是缺乏學習動力、有特殊需求或有行爲問題的孩子，更是深受其惠。

我特別注意到，研究者在魯頓附近的一間學校，發現一次萬聖節作業對學生造成了正面影響。就讀這所學校的孩子，大多住在沒有花園也少有綠色空間的高樓或公寓裡，其中很多人都遇到學習上的困難，許多學生的學習表現遠低於全國平均。對這群七歲孩子來說，自己種萬聖節南瓜不僅是新奇有趣的活動，還深深改變了他們的信心與動力，效果遠超出種南瓜作業的範疇。一方面看來，種南瓜的活動用有趣的方式幫孩子學習知識；另一方面看來，對自尊心低的孩子來說，這項作業也給了他們新的動力與興趣。

從幫助有學習與行爲問題的孩子，到幫助薩穆爾這樣的獄中囚犯，看似有很大的差別，但其實大部分的監獄裡，多的是在教育系統中被落下的人，而且囚犯當中有學習障礙的人比例非常高。除此之外，很多囚犯都有深植內心的負面自我信念，很難想像自己可以改變。但是幫助植物生長的體驗，也許能開啓新發現，讓他們發覺自己不一定得當騙徒、詐欺犯或竊賊，而能找到不同的自我認知——不奠基於暴力或威嚇的自我認知。

溫室計畫

薩穆爾在世界最大的流放地之一——里克斯島（Rikers Island）坐牢，參加由紐約園藝協會（Horticultural Society of New York, the Hort）和紐約市矯正局、紐約市教育局合作舉辦的園藝計畫。這項計畫被稱爲溫室計畫（GreenHouse Program），每年爲四百名男女提供學習栽種與照料植物的機會，並在過程中給予他們希望與動力來源，目標是鼓勵他們別再回來坐牢。

溫室計畫最創新的層面之一是，它提供了實習機會，讓囚犯出獄後繼續向紐約園藝協會的團隊學習、融入社會。在獄中待過的人出來後，可以在城市裡數百座不同的花園與公園工作，爲都市環境綠化貢獻一份力量，同時建立自己與社會的連結。

薩穆爾加入的這項計畫幫助了許多釋囚，精進他們在里克斯島上學到的技能。出獄後，他們往往很難找到正經的工作，還得面對艱困的轉型與適應期，所以離開里克斯島的釋囚，有很大一部分又會再次犯罪——獲釋三年後，超過六五%的釋囚又會被關進監牢。然而，參加紐約園藝協會的計畫之後，再犯的比例就只剩一〇%到一五%。

我在清晨微光下過橋去到里克斯島，回頭隔著法拉盛灣，眺望數公里遠處曼哈頓宏闊的天際線。而往另一個方向，一片不寬的水域另一岸，則是拉瓜地亞機場的跑道。從很久以前，里克斯島在人們心目中就是個黑暗又危險的地方。近年來，因爲一系列的醜聞傳出，這座監獄島更是惡名昭彰。

島上有八座不相連的監獄，囚犯人數大約一共是八千人，其中九〇%是非裔美國人或西語裔美國人，四〇%的人罹患精神疾病。很多人其實不是囚犯，而是被拘留者，他們還沒接受審判。里克斯島上大部分被定罪的人，都是犯了持有毒品、商店行竊與賣淫罪。

有人說，里克斯島本身就有害身心，土地會釋放出甲烷。一九三〇年代，島嶼用垃圾塡埋的方式擴大占地，增加八十七英畝之後共占地四百英畝，塡埋的垃圾一部分有毒。一般情況下，你不會想到要在這裡建花園，但紐約園藝協會最初於一九八六年在此設立溫室計畫時，達到了這個不可思議的目標。

當時的計畫主持人詹姆斯・吉勒（James Jiler）建了座溫室，還把二・五英畝的廢地改造成可以生產作物的花園。二〇〇八年，希爾妲・克魯斯（Hilda Krus）接手這項計畫，那之後又在島上建了七座花園。她和由十二位園藝治療師與教師組成的團隊，每週提供六天的園藝課程。

計畫每年生產八噸的作物，分給囚犯、工作人員與溫室計畫團隊上的釋囚。此外，參與者還會為公園娛樂局（Parks Department）種植多年生植物、用它們的鮮花裝飾工作人員的休息間。這乍看不怎麼重要，但希爾妲對我解釋，除了計畫參與者以外，監獄工作人員能體會到計畫好處也是十分重要的一環。跟著希爾妲通過安檢時，我親眼看見了計畫的成效，只見一名獄警對她打招呼說：「嗨，希爾妲！妳還在用綠手指啊！」

溫室計畫課綱結合園藝治療、職業訓練與環保意識的元素，每一次活動結束後，工作人員都會檢查與清點工具與其他器材，存放在上鎖的貯藏空間。儘管監獄裡偶爾會發生暴力事件，但從溫室計畫開始至今，三十多年來，花園裡一次暴力事件也沒發生過。

花園外圍繞著高高的刺繩鐵絲網，可是一旦踏進去，你會以為自己去到了別處的花園。只有在看到囚犯把一套套橘白條紋連身制服當工作服穿，你才會想到自己身在監獄裡。當我問他們是不是第一次體驗園藝工作時，一名參與者馬上回答：「對——除了在衣櫃裡養大麻以外，這是第一次！」那天早上在花園裡工作的人，全都是因為犯了毒品相關的罪而入獄。他們在花園裡重視的東西不盡相同，有些人打算出獄後去種菜，有些人則想教自己的小孩怎麼種植物，還有個年輕男人未來想帶女朋友去中央公園散步，用新學到的植物學知識，讓女友對他刮目相看。

「在這裡，你看不到太多個性。」一個男人告訴我。我問他這句話是什麼意思，其他人紛紛七嘴八舌地說了起來，對我解釋獄中的情況：「我們在寢室很少說話，那裡太封閉了，六十個男人擠在小小的空間裡，感覺隨時會擦槍走火。在這裡，我們可以把面具拿下來。」另一個人補充：「沒有人想威脅花草或其他人。」又一個人說：「在這裡，大家都一樣，沒有什麼奇奇怪怪的區別。如果有什麼問題，我們可以用討論的方式解決。」我漸漸理解到一件事，也在其他監獄裡聽人說起類似的事情：花園有強大的平等化效果，在這個環境中，社會階級與種族差異變得不怎麼重要了。照顧大地的同時，囚犯們似乎培養了人與人之間的眞實連結，遠離平時人際關係中的裝腔作勢與偏見歧視。

天然、理智、舒壓的空間

相較於里克斯島其他部分的單調與灰暗，我造訪花園時，看見了色彩鮮豔的菊花等花卉，菜圃裡也種著羽衣甘藍、葉用蒜菜與彩椒。囚犯們帶我到處參觀，還堅持要繞路去看一片成熟的玉米田，說是那年稍早意外撒到地上的鳥食長成的。他們很期待玉米收成、煮熟的日子，而且作物從原本被丟棄的東西中長出來，在他們心中引起了深深的共鳴。

團隊裡的男人當中，我特別注意到馬丁。他是個又高又瘦、態度溫和的男人，似乎是最積極參加活動的成員。後來和他談話時，我才得知他一開始不是自願參加。照他的話來說，他是「被選中」的——是獄警替他報名這項計畫。更之前，他認定園藝對自己沒什麼好處，因而錯過了報名的機會，沒想到開始從事園藝以後，他深深受到吸引，現在他知道自己以前的想法太「封閉」了：「花園裡所有東西都是天然的，沒有被強迫、被誘迫或被操控的東西。這樣比較好。我學到要感謝這一切、擁抱這一切。」除了身體上的自由以外，參與者還會在花園裡體驗到內在的自由，一窺全然不同的生命機會。

馬丁告訴我，對他影響最深刻的植物是番茄。他觀察到番茄的成長，還嘗到了意想不到的滋味。他太太無法理解他對花園的執著，但他想說服太太，也想把這種體驗教給孩子；他家那條路的轉角有塊都市農園，以前他總是看也不看就直接穿過去，現在他也很想在那裡種菜。來到里克斯島之前，馬丁以爲超市買到的蔬果品質最好：「我以爲那些果菜被包裝起來，所以應該要很完美，比其他地方來的果菜都好。」

除了種植作物帶來的好心情，馬丁還談到花園裡的新鮮空氣與寧靜氣氛：「在這裡，你用的是不一樣的語言。室內滿滿都是負面情緒、混亂和暴力，可是到了戶外，你又能找到自己了，這像是瘋人島上的一塊理智空間。」然後，就在我們的對話即將結束時，他像是怕自己還沒完全說服我，用指頭輕敲自己的頭說：「如果妳這裡頭有什麼縫隙，做這個眞的很有幫助。」這時候，其中一名獄警大喊：「時間到！」「那是他的獄警語氣，」馬丁告訴我，「每次時間一到，他都會改用那種語氣說話。」

一些計畫參與者還記得小時候看到祖父母或父母照顧花園，但也有人過去和自然界接觸極少，甚至不敢觸碰泥土。以前的馬丁完全不了解園藝，後來是在一名獄警的幫助下學到這些，在腦中的「縫隙」裡種下一顆希望的種子，讓他這麼充滿熱情、這麼清楚地把自己的體驗說給我聽。

那之後，我認識了在花園裡工作的一些女囚犯。我採訪她們，本來是爲了聽聽她們參與溫室計畫的體驗，結果她們一開口，過去的生活點滴都傾洩而出。只有透過這種方式，她們才能解釋參與計畫的機會在她們心目中的意義。她們談到剝削自己的皮條客、暴力的戀愛關係、難產、兄弟姊妹死亡，以及在她們年紀還小就去世的父母親，從這些故事看來，她們在人生中體驗到的關懷太少太少了，她們大部分的人際關係都只帶來心痛，或者以暴力收場。

薇薇安告訴我，她曾經被逼到不想再活下去。但現在，多虧了「花園裡所有活著的東西」，她又燃起了生命力。開始參加計畫後不久，她就對園藝愛得無可自拔，表示這地方讓她「非常驚豔」。和她談話時，我感覺對她來說，照顧自己以外的事物十分重要，她也很重視花園裡的寧靜。「這裡很舒壓，我所有的壓力都消失了。我最喜歡的地方是溫室，也喜歡學到那種沙漠植物的知識。植物把我們呼出去的氣吸進去耶。有時候，我會對植物說話，它們可以聽我們的小祕密。」

卡蘿則和馬丁一樣，園藝活動成了她在獄中的新發現。她希望出獄後繼續從事相關工作：「我在這裡學到了很多——怎麼自己準備種子、讓它們長大。我以前都不知道草莓是怎麼長出來的，連它一開始會開花都不曉得，現在我有很多有趣的事情可以告訴老公了。我都跟他說：『我會種這些植物。』我想把這件事分享給我的小孩，教他們怎麼種東西，這比較便宜，吃起來、聞起來也都很棒！」

有多少人對園藝的愛，源自從一把種子變成大豐收時帶來的感動？這群計畫參與者也不例外，她們深深受種子的潛力吸引，對此嘖嘖稱奇。數週前，希爾妲帶了顆椰子進去，讓參與者看看最大的種子能長到多大，現在那顆椰子躺在花園的一桶水中，已經長出六十公分高的新芽。一棵椰子樹將誕生在世上，所有人都目不轉睛地看著它成長。

學習關懷與溫柔

植物有種內向的特質，和它們互動能令人平靜下來，好像在和一個不會評判你的人互動，這種感覺對我們所有人都有幫助。不過在監獄裡，植物又有了新的一層意義。花園裡的鳥類與昆蟲來來去去，植物卻是在地上扎根，它們不會離開，而囚犯和它們同處被困在原地的情境，會產生同情的感覺。已經被判刑的囚犯知道自己必須在獄中待多久，但被拘留者就天天生活在不確定之中，園藝工作能幫助他們處理這些不確定的感覺。審判延期等時程延宕的問題，可能會令人崩潰，這類事件有時又會一再發生。阿伯塔就遇過好幾次。他告訴我，每次收到壞消息，他就會來到戶外的花園，這裡能讓他冷靜一些：「它能暫時讓你的心去到別的地方。」

另一名拘留者迪諾是個非常害羞的男人，他對我說起在自己與其他人身上觀察到的變化：「這讓我們表現出比較好的那一面。我不愛說話，比較喜歡動手做事。」他以美化花園爲傲，不過由於占有欲比較強，也容易掉進一些小陷阱，正在努力學習怎麼和其他人分享與合作：「太愛一個東西也不好，我得盡量不要過度保護植物，才不會破壞其他人的體驗。有時候，我不想讓別人碰它，可是我必須記得，做這些不是爲了我自己，是爲了我們所有人。」

賈羅似乎是團體中年紀最輕的成員，他想讓我看看他最喜歡的一朵花，於是領著我穿過花園，來到一塊種著深紅色金魚草的花圃。「給妳看一個東西。」他說，摘下一朵花，我想起自己小時候像他這樣玩花朵的樂趣，把紅花的「嘴」當小布偶玩弄。

接著，賈羅帶我去看他同樣非常喜歡的鹿角漆樹，邀我撫摸樹幹上柔軟的細毛。「摸起來就跟動物的皮一樣。」他邊摸邊說。我突然發現他其實就是個大男孩，對他來說，花園是個表現出柔軟一面的安全場域——因爲在充滿威脅的室內環境，他永遠不可能表現出這些情感。

新成員加入溫室計畫時，希爾妲會教他們怎麼溫柔照顧植物，以及該注意的各種狀況。希爾妲相信，照顧植物能幫助囚犯進入不具威脅性的關係、敞開心扉；植物無法立即對我們的言行做出回應，不會瑟縮或微笑或感受到痛楚，就算有，也不是以我們看得出來的方式做出回應，而在希爾妲所說的情況下，這也是植物的種種優點之一。

如果你在童年沒受過太多關注，甚至曾經歷虐待，要在長大後學習照顧他人就非常困難。因為你不僅心中缺乏「照顧」這件事的樣板，還可能在看到其他人柔弱的一面時，激發自己最糟糕的一面，這就是為什麼人們往往會無意間在別人身上重演自己遭受的虐待。植物的柔弱和小動物或人類的柔弱不同，一個曾經受到傷害的人，看到人類或小動物表現出脆弱的一面，可能會激起殘忍或暴虐的衝動，但因為你無法對植物造成痛苦，它們就不會激發你心中的殘暴。因此，在學習關懷與溫柔時，照顧植物是一種安全的好方法，就算你做得不好，也不會有太嚴重的後果。

我在里克斯島採訪的馬丁、薩穆爾和其他人，讓我想起在國民健保署多年的臨床經驗——身為精神科醫師，我認識了許多在哈特福郡資源匱乏地區長大的病人，他們的生長環境充斥著不同等級的暴力、酗酒與犯罪行為，我們很難破除這種跨世代的循環。有時候實在很難著手治療，而且就算開始了，治療也可能會提早終止。然而，我總是會遇到一些與眾不同的病人，僅給他們少少的機會，每週參加一次治療，經過一年的治療，他們卻能成功讓生活轉上了完全不同的軌道。

從「我」變成「我們」

在物質文化主宰的世界裡，所有事物似乎都有各自的價碼。如果你家境貧困、住在城市裡，就必然會被身邊許多事物拒之門外……可是在自然環境工作，就是全然不同的一回事了。溫室計畫的前主導者詹姆斯．吉勒觀察到，里克斯島位在一些候鳥的飛行路徑上。有一天，一隻小紅雀飛到花園，那天和吉勒一起工作的囚犯注意到鳥兒，問他這樣一隻鳥值多少錢。大多數囚犯根本沒想過大自然存在許多無價的珍寶，而人們能免費享受那份樂趣——理解這件事之後，他們和周遭環境有了嶄新的關係。

園藝和大部分事物一樣，重點不是你做了什麼，而是你怎麼做。歷史上，造園活動的重點向來是控制與主宰自然，有時甚至是傷害自然。有的園藝師在不適合種草的氣候環境下養草坪，用大量的水資源灌溉他們完美無瑕的草坪，也有人用形形色色的化學物質汙染土壤。但在進行園藝心療時，我們做的必然是環保永續的園藝活動，是順應自然的生命力量，而不是逆天行事。參加溫室計畫等活動時，人們會接受基本的環境教育，並得以醒悟過來去注意食物生產等議題，以及我們在這顆星球上的生活方式。

在監獄中沒什麼機會覺得自己做了好事。如果進監獄時相信自己不可能做到有意義、有價值的事，出獄時也絲毫沒有改變想法，那你怎麼可能改變？這些負面的自我信念，根本就是另一種形式的無期徒刑。

以上論述，出自犯罪學家沙德．馬魯納（Shadd Maruna）在利物浦執行的研究；他透過一系列的深入訪談，探討哪些因素能幫助慣犯遠離犯罪。馬魯納發現，持續走在非法路上的犯罪者，往往相信自己的人生只能照著「定罪」的劇本走下去；至於那些改過自新的人，則設法用更具「創造性」的新故事定義自己的人生，將以往的過錯轉變成充滿希望的故事。

職業訓練能幫助囚犯在出獄後找到工作，但除了技術訓練，他們還必須改變心態，因為犯罪與幫派事業必然會比再入職場時找的初階工作好賺。

園藝本身當然是充滿希望的修復性活動，但在現代世界中，園藝也可能帶有挑戰意味。馬丁想加入的小農園和其他都市農園一樣，屬於逐漸擴張勢力的反文化，將重點放在用永續方法栽種蔬果，取代高度工業化的食物生產體系。從這個角度看來，園藝可說是提供了更多故事，讓人們能在其中找尋自己的立足之地。

這對監獄囚犯有什麼效果呢？在加州歷史最悠久的監獄——聖昆丁州立監獄（San Quentin）——進行的一場園藝干預研究，正好能顯示出它的效果。

聖昆丁州立監獄的「洞見花園計畫」（Insight Garden Program）創辦於二〇〇二年，創辦人是貝絲．華庫斯（Beth Waitkus），針對這項計畫的評估，顯示出囚犯學到的環境意識程度越高，個人價值觀的改變就越大。換句話說，貝絲在獄中辦的樸門（編按：permaculture。又稱永續生活設計或永恆農業或永耕，是對環境影響小的持久農業）與環境課程是一種教學，卻也是帶來改變且效果極強的治療工具，能讓參與者從不同的視角理解自己的人生。

貝絲對我解釋，永續園藝的原則也可以當成生活守則，在囚犯開始挖土時，就是接受了「人們和環境共同生存，而不是逆著它生活」的需求，並且明白，「和其他人共同生活也是一樣的道理」。

洞見花園計畫經過擴展，現於加州其他八所監獄實行。貝絲認爲，修復式司法（編按：restorative justice。主張不只依從法律解決犯罪事件，也該從社會與人際衝突的觀點切入）的成本效益高，聖昆丁整個計畫的一年開銷，其實少於讓一名囚犯坐牢一年所須的花費。洞見花園計畫和紐約園藝協會的計畫有類似的成效，釋囚再犯的比率非常低，而且這項計畫和「栽植正義」（Planting for Justice）等其他園藝計畫建立了緊密的合作關係，讓囚犯在出獄後加入這個專職造景與園藝的團隊。貝絲表示，當人們有辦法從「我」變成「我們」時，改變就發生了。她一再見證到人們在栽培與照顧植物的過程中，學會用不同的眼光看人生，開始重視這份生命。

可移轉技能

園藝活動能抵消自尊心低的問題，這對可能犯罪的年輕人來說更是重要。和自然世界互動有靜心的效果，栽種植物、見識到植物生長力時，人們也能得到啓發，達成有建設性的目標。然而，近年來大部分孩童都在和自然脫節的環境中成長，還很少出門。近期的研究數據顯示，孩子們平均每週在戶外活動的時間，甚至比受到最嚴密監控的囚犯還要少。

英國規模最大的園藝慈善團體──茂盛慈善（Thrive），在倫敦、英格蘭中部與雷丁營運，爲有社交與健康需求的人提供治療與教育計畫。其成長選項計畫（Growing Options）專門幫助無法就學的十四到十六歲青少年，他們大多連基礎的數學與英文都沒學好，也少有機會從事任何實做活動。除了有不少負面的自我認知，很多人還養成了反對與抗拒的態度。

青少年每週參加一次活動，一次就是整天，每個人都有自己負責照料的一小塊地。成長選項計畫的花圃與菜圃位在一片開闊的平原上，圍著一圈防兔子用的矮網籬。讓他們在廣闊的空地上多少可以得到安全感，矮籬也不會把他們困在園子裡。主持這樣的計畫可是個挑戰，尤其在每次有新一批成員加入時，工作人員與志工必須耐心、堅定地處理行爲問題。不過光是在戶外活動就有不少好處了，需要釋放壓力時，學生也能自己離開花園。

這項青少年罪犯服務計畫的顧問唐諾．溫尼考特，並不以感性的態度看待反社會行爲與少年犯罪，但他相信青少年犯罪行爲背後必然存在種種身心需求上的匱乏，而能辨識出不良行爲背後的原因，是非常重要的一步。他的名句是：「少年犯罪是希望的象徵。」意思是，年輕人惹事生非，其實是在尋求自己不知該怎麼取得的某種東西，只不過用錯方法了。他特別強調，重要的是這些青少年還沒有絕望，他們還懷有得到那些事物的希望。破壞與犯罪行爲的背後，是希望獲得某種認可，如果要改善這些青少年的未來，就必須從這份希望著手。

隨著時間過去，成長選項計畫的參與者看到自己栽種的植物生長、結果，會有種自己被認可的感覺。我聽說，去年有個女孩打從參加計畫時就宣告：「從來沒有人敢限制我。」這個少女連工作靴都不願意穿上，工作人員和她周旋得很辛苦……現在的年輕人似乎越來越容易覺得自己做什麼都沒有用，但是在大地上耕作與栽培作物，能讓人感覺自己在世界上有一些作用。結果，這名少女和參與計畫的許多人一樣，改善了低自尊的問題。她後來更接受了高等教育，達成一開始根本無法想見的成就。

成長選項計畫雖然讓年輕人接受基礎園藝訓練，目標卻不是訓練他們未來從事園藝相關工作，而是給他們對生命下一個階段有助益的「可移轉技能」。無論他們選擇進入哪一行、哪一業，自信將會是生命中最重要的可移轉技能。

「身爲起因的快樂」是強烈卻又短暫的瞬間情緒，它可能會給人滿滿的動力、讓人立刻感到精力充沛；園藝的影響卻不一樣，發揮作用所須的時間也比較長。人不可能一朝一夕內化全新的人生觀與心態，必須一再重複、一再練習，改變才會逐漸發生。梅莉恩．麋爾納在她學習繪畫的書中寫道，一再重複同一個動作後，她將新觀念「織」進了自己的存在架構之中。我相信，我們在花園勞動時也會發生類似的事。「做事」就是一種學習方式，我們不僅學到關於大自然的知識，還學會認識自己與自己的能耐。

用雙手、用身體在花園裡工作時，我們會直接和大地互動，這是兒童發展心理學的鼻祖之一，尚．皮亞傑所謂的「感覺運動學習」（sensori-motor learning）。現代教育忽略了這種實驗式的學習，提倡觀念式的進修。但皮亞傑相信，感覺運動學習是我們認知發展的關鍵，只有在和世界互動時，我們才能在腦中建造世界的模型。「實做學習」結合了我們腦中的運動、感覺、情緒與認知功能，而這就是它的厲害之處——如麋爾納所說，透過這種方式學習之後，事情能「織」入我們的內在，在我們心中獲得重要性。

孩童自然有探索與操控周遭環境的欲望，然而現代生活越來越壓抑這種渴望。很多時候，人們甚至沒意識到孩子缺乏探索的機會，因爲他們容易受最新科技分散注意力，人們也覺得讓孩子待在室內比較「安全」。在五花八門的裝置與小東西的幫助下，科技提供了種種預先設計好的玩樂選項。但這些遊戲再怎麼多樣化、再怎麼機智有趣，終究是別人生產出來的幻境，將我們困在了依賴的狀態下，和溫尼考特與麋爾納提倡的創意與力量幻覺相差十萬八千里。孩子們需要做夢、需要做事，也需要對周遭環境造成影響。這些需求並非孩童的專利，大人也同樣有這些需求。它們能帶來樂觀的感覺，讓我們多少相信自己有能力塑造自己的人生。

麥可．波倫小時候發現自己無意間在樹叢中種出的西瓜時，心中湧現了自豪的情感。後來到了青少年時期，他更因此對園藝起了興趣。他不只栽種瓜類，還種了彩椒、黃瓜、番茄與其他各種作物，精進自己的栽培技能，像在學習超能力似地將園藝技能當成「一種形式的煉金術，把種子、泥土、水和陽光轉變成有價值東西的半魔法系統」。

如果花心思滋養大地，我們就能獲得回報，這之中牽扯到魔法、牽扯到努力，但最後得到的花果都是眞正存在的美好，並非遙不可及的東西，更值得我們去相信。當我們種下一顆種子，就是種下有無限可能的故事，是一個充滿希望的動作。並不是每一顆種在土裡的種子都會生根發芽，不過當你知道自己在土裡埋了種子，還是能得到一種安全感。

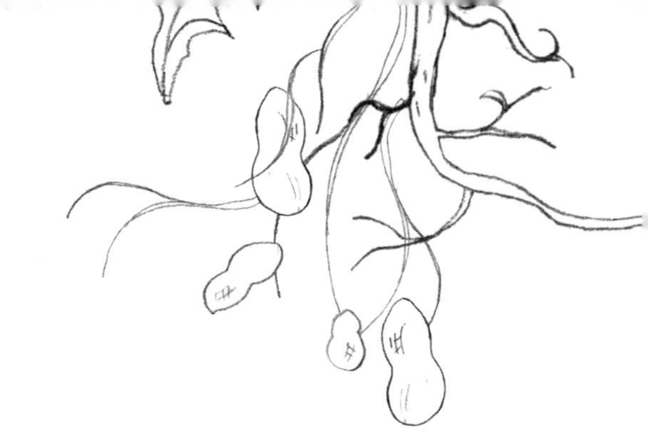

第四章

安全的綠色空間

寧靜源自內在空間。

——愛利克・艾瑞克森

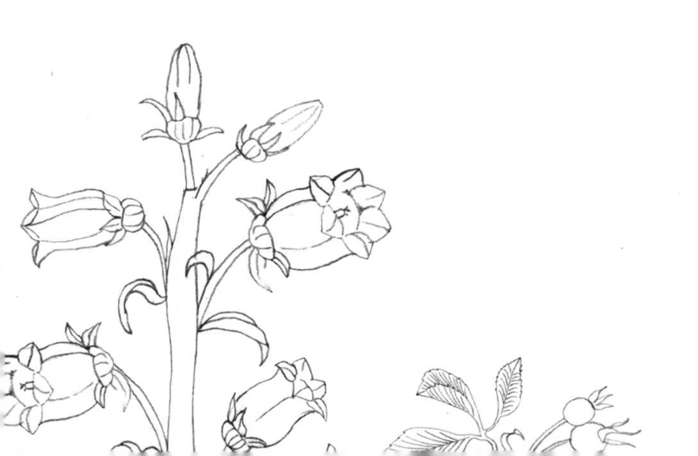

每年在春季轉變爲夏季的時節，我都迫不及待地把吊床綁在花園裡的栗樹和櫸樹之間。當我躺在兩棵樹的樹蔭下，就能感受到它們的堅強。第一次掛吊床時，我還擔心樹枝不足以承受我的重量，但現在它們又成長了多年，完全能安安穩穩地撐起我的體重。我凝望天上變幻不定的雲彩，思緒逐漸飄遠，直到心思在薰風與樹葉的絮語中活過來。

相比花園裡這一小塊空間在我心目中的意義，我有空躺在吊床上的時間其實短得可憐。但我覺得，重點不是自己實際使用吊床的時間，而是能夠躺在那裡，眞的只要偶爾去躺一陣子，而且光是知道能在我想要的時候去到那個空間，那就夠了。

每座花園都有兩種層面上的存在。它一方面是座眞正存在的花園，另一方面又是我們想像或回憶的地方。掛著吊床的這花園一角，一年四季都存在我的想像中，無論什麼時節，我都能在腦中重返綠意盎然的林間，因爲我想像中的樹木不會隨冬季來臨而落葉，更沒有季節變化。這個地方在我心目中如此重要，可能是因爲我和湯姆住在這裡的前十年，四周都是開闊的原野，夏季因缺乏樹蔭而讓人備感壓力，冬季則有種暴露荒野的感覺。我們把小樹苗種在土中，慢慢觀察、慢慢等待，一開始還只有我們膝蓋那麼高的小苗扎了根，開始緩慢地成長。

樹木能賦予一個地方結構與永恆生命的感覺，給我們受到保護的安全感，我們也因爲它們高大、美麗，所以能輕易產生深深的眷戀；樹木能爲鳥類、昆蟲與其他各種動物提供棲息地，而人類就算沒有眞的住在樹上，也能把它們當成心靈上的棲息地。也許這種歸屬感能追溯到我們的本能，畢竟在過去，樹木就是我們祖先的家，原始人類在樹林高處編織了網子、建立供他們活動的平臺，遠離下方的掠食動物。此外，比起其他種類的植物，擁有樹枝與樹冠的樹木讓人聯想到人類的形貌，我們更是賦予它們韌性、智慧與力量等屬於人類的特質。

爬上樹，我們能將周遭萬物收入眼底。愛爬樹的人就知道，樹枝就像是人類的臂彎，你能舒舒服服地靠在樹上——樹的懷抱可以保護你，同時不限制你。給你安全感，但不會困住你，這是最好的一種擁抱。度過新生兒階段後，大多數幼兒都喜歡被人擁在熟悉的懷抱裡，同時四處觀察外面的世界，這種時候，他們往往感到最幸福快樂。

美國精神科醫師與精神分析學家哈羅德．塞爾斯（Harold Searles）觀察到，經歷過精神崩潰的病人經常會盯著樹木看好幾個小時，從樹木那裡得到「人類沒能給他們的陪伴」。他相信，這反映了人類與自然古老且深厚的情緒連結，只不過在日常生活中，我們太過忙碌，沒有注意到這份連結。

作家與學者戈羅威．里斯（Goronwy Rees）的自傳中，也提供這種陪伴關係令人印象深刻的例子。一九五〇年代晚期，他經歷了危及性命的一場意外，開始住院接受治療，他從病床上望向戶外，那座小花園占據了他大半的心思。「我完完全全成了它的一部分，」里斯寫道，「有時在我睡著時，樹木彷彿會將它們長長的綠色手指伸進病房，裹住我的身體。當我醒來時，我像是被清涼的樹葉觸碰過，感覺神清氣爽。」他醒著的時候，窗外的花園撫慰了他，令他靜下心來。到了夜晚，里斯無法看見花園，時常感到驚慌失措；他迷失在回憶與傷處的劇痛之中，只能煎熬地等待黎明到來。

就算是最細心周到的護理師，也無法爲里斯提供樹木那種懷抱與關懷，更何況他和許多病人一樣，不好意思提出太多要求。在我們生病時，接受他人的照護可能會讓自己產生複雜的情緒：擔心自己給別人添麻煩，也覺得自己對別人有所虧欠。不過，我們能放心對大自然敞開心扉，大自然也會毫不保留地關懷我們。

在溫尼考特的心智發育模型中，被擁抱的早期經歷扮演著關鍵角色。他寫道：「在無人擁抱的情況下，嬰兒會變得破碎，而在這些階段，肢體照顧就等同心理照顧。」在生命初始，身體與心靈並沒有太多區別，所以實際抱著嬰兒，就等於是情緒上的關懷。幼年時被抱在懷裡受安撫的經歷，會在腦中建立一種樣板，等我們長大後面對震驚與不安，必須「抱緊」自己、不讓自己的心分崩離析之時，樣板就能幫助我們重現幼年的安全感。

在經歷嚴重的創傷後，不被人抱著的感覺最強烈，溫尼考特也親眼見證了這種狀況：他曾以醫學生的身分照顧第一次世界大戰期間受心理創傷的軍人，這份經歷深深地影響了他。後來，溫尼考特用知名童歌《矮胖子》（*Humpty Dumpty*）比喻擁抱與關懷失敗時的後果。矮胖子坐在一堵牆上，從上頭摔了下來，結果「國王的所有人馬都沒辦法把矮胖子拼回去了」。在他看來，這首童謠之所以琅琅上口，是因爲它唱出我們不願意承認的心理眞相——

遭受嚴重的創傷後，所有人都可能變得支離破碎。

與世隔絕的安全感

一九七〇年代，地理學家傑．艾普頓（Jay Appleton）發展出景觀心理學，他的理論基礎是：我們會想要控制「自己看見他人」與「不被他人看見」的程度，而這是人類的需求。他相信，我們天生偏好結合「景色」與「庇護」元素的環境，而根據他的「棲息地理論」（habitat theory），我們在評估周遭物理環境時，會自動觀察是否有潛在危險，以及環境對我們的保護力。很多不同的文化都崇尚公園或莽原般能同時提供景色與庇護的景觀。艾普頓認爲，這是因爲在演化的過程中，草原上的樹木等有利生存的環境多了種象徵意義，因而在我們眼中變得美麗且吸引人。能眺望遠方，同時卻有受保護空間的花園，能滿足我們對景色與庇護的需求。肢體或情緒上的擁抱，能在保護的同時不限制我們的自由，花園也一樣，能提供被圍著的安全感，但不會給人幽閉的不適。

無論是東方或西方文化，無論在過去或現代，與世隔絕的花園都在擺脫塵囂的同時，讓人暫時遠離腦中的紛亂。走進被圍牆環繞的花園時，你會立刻感覺自己進到了比較溫暖的地方。牆壁散發出陽光的溫暖，阻隔了外界的風與喧囂。對患有創傷後壓力症候群的人而言，這種既包容又開放的空間，能提供強烈的安全感與平靜，對他們非常有幫助。簡單來說，花園就是與恐懼隔絕的空間。

如果沒經歷嚴重的創傷，也沒有照顧過有創傷的人，可能會低估那些經歷帶來的長期破壞性效果。但是，我們都知道自己在感受到威脅時，身體會迅速產生反應，很難控制住怦怦亂跳的心臟或不停發抖的雙手。我們的「戰鬥或逃跑」反應，會受大腦的警報中心——杏仁核觸發，這個部位埋藏在大腦深處，受自律神經系統控制。

過去的演化經歷不會離我們而去，大腦即使經過重重演化，也沒有失去以前的各種功能與結構。而根據神經科學家賈克．潘克塞普（Jaak Panksepp）的說法，大腦結構是「包含性階層式」（nested hierarchy）的。大腦有好幾層構造疊在一起，較高等的皮質構造裹著較原始的哺乳類與爬蟲類腦構造，不同構造會透過複雜的神經網路溝通，讓我們組織記憶、感官、想法與感受。在正常情況下，大腦是各種構造相連的神奇網路，但創傷卻會深深擾亂這種整合狀態。因爲杏仁核活化時，連向外層的連結會暫時失去功能，阻礙大腦皮質較高層次的思考。以生存的角度來看，這很合理，畢竟後面已經有老虎追著跑了，哪有餘裕停下來慢慢想？但是在其他情況下，我們彷彿被恐懼吞噬——我們思想停滯、記憶卡住，甚至連說話都語無倫次。

一個人患有創傷後壓力症候群時，被恐懼吞噬的感覺會融入日常生活之中。杏仁核處於活化狀態，也會改變記錄記憶的方式，所以我們不會「回想起」恐怖經歷，而是會「重回」那些駭人的時刻。當創傷回憶在腦中重播時，我們感覺自己又從頭經歷了一次，久久無法放下。在這種情況下，創傷後壓力症候群患者一再重複經歷創傷，慘痛經歷一次次在噩夢中重演，內心的安全感會逐漸被消磨殆盡。最後，他們會覺得外界越來越不安全，時時保持警戒、注意身邊有沒有潛在威脅。這被稱爲「過度警覺狀態」，會消耗大量心力與體力，損耗病人康復所須的身心資源，更因此養成各種習慣——例如坐著時，背一定要靠著牆壁——只求換來最基本的安全感。

創傷後壓力症候群患者時時處於恐懼與警覺的狀態，身體也在不適當的時間分泌腎上腺素，可能會讓患者在其他人眼中顯得難搞、控制欲太強，或是過於好鬥。旁人處在自己安全的小泡泡裡，忙著過自己的生活，無法看見一個人突然情緒失控、大吼大叫背後的原因，也無法看出這個人爲何恐懼與焦躁。一段時間過後，很多家庭都會產生戰戰兢兢、如履薄冰的不安，導致最後分崩離析。

美國精神科醫師茱蒂絲．赫曼表示，無論治療哪一種創傷，第一步都是所謂的「重拾安全感」。她列出的治療過程還包括其他較積極的干預，不過這第一步是無比重要的基礎。「如果不妥當地重新建立安全感，」赫爾曼寫道，「治療就不可能成功。」在建立信任與肢體上的安全感時，我們能減少患者過度警覺、自我防衛的需求——而其實，赫爾曼的理論不只適用於創傷後壓力症候群患者，在較不極端的情況下，更適用於我們所有人。

只有在得到充足的安全感時，我們才有辦法放下心防；只有在我們卸下防備時，才能讓新的經歷走進內心；只有在得到新的體驗後，我們才能成長與改變。換句話說，在園藝心療這方面，花園能提供與世隔絕的安全感，所以它本身也是一種治療工具。

擺脫創傷

走過鑄鐵門，走進薩里郡黑德利庭（Headley Court）的一座花園時，你會立即被帶到全新的世界，感覺和隔壁的國防部康復中心宛若千里之遙。花園給人與世隔絕的安全感，但走在園中小徑上，你會發現自己視野開闊、空間體驗極佳。受過創傷的病人在花園裡能夠放鬆，不必保持警戒。園藝治療師安娜·貝克·克雷希維爾（Anna Baker Cresswell）創立的高地慈善（HighGround），也在這裡主辦園藝計畫，並且十分成功，接下來將會擴大發展。

黑德利庭的花園被高高的紫杉樹籬圍著，中間是大水塘與噴泉，好幾片梯田與菜圃的另一頭有座果園。我在夏末某一天造訪這座花園，整體的感覺是「豐饒」——園子裡的花朵嬌豔欲滴，又高又尖的翠雀花有的藍有的粉紅，大片大片的矢車菊與大波斯菊映著寧靜的綠色背景怒放。

參加高地園藝計畫的人當中，許多人曾遭受頭部創傷或截肢，當然也有人因創傷後壓力症候群而過著艱辛痛苦的生活。大多數病人都需要一系列的手術或醫療干預，所以通常會頻繁入院，中間可以回家休息。黑德利庭的園藝治療師卡蘿．塞勒斯（Carol Sales）爲她的每一位病人制定個人化治療計畫，從安排活動、讓病人觀察自播種到收成的完整循環，還可以帶蔬菜或花朵回家送給伴侶。我和卡蘿談話時，感受到她溫暖的性格，以及她對工作深深的奉獻精神。

患有創傷後壓力症候群的人，很容易受嗅覺刺激影響，和創傷相關的特定氣味可能會觸發恐怖經歷。對參與過實戰的人來說，柴油或東西燃燒的氣味是很常見的刺激，不過在療癒用的花園裡，病人沒有接觸這些氣味的風險。卡蘿在黑德利庭花園裡栽種的香草與植物，反而有令人平靜下來、心情好轉的效果。走進鑄鐵大門過後幾分鐘，病人就會告訴她，他們的心率慢下來了。

在讓身體進入放鬆的生理狀態這方面，花園的效果非常好；雖然有些植物有刺或有毒，它們絕不會突然移動或跳出來攻擊，所以在照顧植物時，不必時時保持警戒或注意背後的危險。除此之外，花園還有其他令人鎮定的效果，像是風吹過樹葉的窸窣聲，多少能濾掉可能令人分心、帶有侵入意味的噪音。另外，綠色在我們眼中是十分舒服的顏色，看著綠色環境時，眼睛不必做多餘的調整，它和藍色一樣，能讓我們自動進入較放鬆的身心狀態。艾絲泰．史登堡（Esther Sternberg）是位常在著作中描寫療癒空間特質的醫師，她認為綠色是「我們大腦的預設模式」，並解釋道，「演化史上，最先出現的光感受器色素，對陽光的光譜與綠色植物反射的光波長最敏感。」從這點看來，園中的綠意會直接和它的療癒效果相關，也不是什麼難以想像的事。

瑞典查默斯科技大學（Chalmers University）建築學教授羅傑．烏利奇（Roger Ulrich）是研究大自然對人類益處的先驅，他透過心跳、皮膚與肌肉感測數據，探討了大自然對人類壓力反應的正面影響。過去三十年來，烏利奇的研究結果一而再、再而三顯示，即使在短短幾分鐘內，我們也能看見大自然對心血管系統的療癒效果。花園的安撫效果發揮得這麼快，也是多虧了大腦處理感官經歷、調整生理反應的速度與敏感度。自律神經系統之中，負責戰鬥或逃跑反應的交感神經系統活動減少，在消化食物與恢復能量時產生平靜感覺的副交感神經系統則受到活化。在生長茂盛且能維持生命的環境中，我們會感到舒適自在、不想離開，也能用演化與生存優勢來解釋。有人認為，我們的遠祖就是靠這些自律神經反應，挑選比較可能讓他們過上好生活的環境。

接觸自然環境數分鐘後，就能觀察到心率與血壓的變化，壓力激素皮質醇濃度要降低卻可能得等二、三十分鐘才觀察得到。體內皮質醇濃度過高的情況維持太久的話，會對身體造成傷害，因為它會抑制免疫系統、擾亂葡萄糖與脂質的代謝。此外，皮質醇還會破壞海馬迴的神經元，抑制大腦分泌腦源性神經營養因子這個「肥料」。在神經元受損，大腦又無法健康地成長與修復的情況下，記憶功能也會出現障礙。如此看來，長期的壓力對大腦十分有害，我們不但很難學習新東西，還會喪失生命的豐富感與意義。

黑德利庭花園這種與世隔絕的樂土，就像是濃縮的繁盛大自然，有很強的抗壓效果。根據卡蘿的說法，退伍軍人通常會覺得花園中間的溫室最能帶給他們安全感。溫室裡瀰漫著香葉天竺葵與仙客來的花香，除了讓人內心平靜以外，還能提升人們的生產力。因爲這個空間給人很強的安全感，病人能把平時用來保持警戒、觀察四周的精力，用來完成手邊的工作。我走訪黑德利庭花園時，一名病人在溫室裡專心致志地摘番茄，同時吸收陽光的熱意，令我印象深刻。我們多數人都對專注於一份工作的能力習以爲常，可是對受過創傷的人而言，這可是前進了一大步，他們能從中感覺到重新獲得對自己內心一部分的控制。

照顧植物本身就是一份需要用心的工作，而漫不經心或不經大腦的照顧，稱不上眞正的照顧。眞正照顧某人、某株植物時，必須專心注意自己以外的人事物，注意對方的需求，這種專心照顧的能力，正是卡蘿努力幫助黑德利庭花園各位病人學習的。一開始，病人經常無法專注於眼前的工作，但經過練習以後，無論是哪種工作都能專心完成了，卡蘿把這種方式稱爲「亦步亦趨式治療」。

創傷會影響大腦處理時間的功能，因爲過去不時會侵入現在。而當我們練習專注時，會把所有心神都放在此時此刻，這可以多少扭轉過去的侵犯。在想法、感受或記憶擾亂的這個過程中，我們不會追著那些想法偏離正軌，也不會評估它們的好壞，就只是簡單地承認它們的存在，然後把精神集中在此時此刻。

所以，卡蘿在和病人挖胡蘿蔔時，會在病人清洗與食用蘿蔔時，請他們注意過程中的種種感覺、和她討論蘿蔔的滋味與口感；在病人除草或插苗時，她會刻意放慢步調，給病人時間去體驗周遭花朵的色彩、注意在一旁尋找花粉與花蜜的昆蟲。與此同時，她會盡量讓病人的心思停留在當下。大腦在紅色警戒狀態下運作時，我們很難敞開心扉、放鬆接收新體驗，可是我們必須下工夫找回這份能力，因為它能幫助我們讓過去的事情留在過去。研究顯示，在專注的狀態下，傳給杏仁核的訊息會減少，大腦就能恢復狀態，整合較完整的神經活動。

與現實連結的庇護所

卡蘿告訴我，羅伯這位退伍軍人從以前就深愛戶外活動，但他在一次爆炸事件中失去雙腿，從此不認為自己能有任何未來。他在醫院裡住了一段時間，才在好奇心的驅使下來到花園。卡蘿一開始先讓他在溫室工作，幾次活動過後，羅伯決定試著到溫室外挖土種花。卡蘿告訴我，羅伯有個「靈光一現的瞬間」，發現自己雖然裝了義肢，還是有辦法照顧花園。發現這件事以後，他一有空就來花園做事。他出院後，卡蘿讓他帶一些植物回家，讓他在自己家的花園繼續栽種植物。

鼓勵羅伯這樣的人繼續從事園藝活動，是園藝計畫的一大重點，因爲病人只能在復健過程中短期參加高地計畫。如果回家後沒有出門活動筋骨的動力，很多人會整天待在家裡，完全依賴電視與網路提供的外界刺激。卡蘿表示，男人經常把這種待在「男人窩」不出來的行爲視爲正常狀態，但這些人足不出戶，幾乎完全退出了生活，其實是個嚴重的問題。

避世所與庇護所在心理層面的意義並不一樣。退入避世所比較像是撤退、倒退的防衛動作；庇護所則比較像是一個可以暫停的地點，能在此稍作休息，等到恢復精力、有辦法再次參與生活以後再出來。傑．艾普頓認爲：「原始人類共有的特質，傳給了現今的後代，這是一種希望能在不被發現的情境下往外窺看的渴望。」他表示，這是我們基本的偷窺心理。網路符合這份需求，因爲我們能在退避的同時透過網路看世界。把網路當成避世所，便會逐漸遠離現實生活。花園就不一樣了，它和生命與現實保持連結的同時，也提供了遠離人群的空間，而且重要的是，它能讓我們走出家門。

在戶外活動有幾種優點，接觸陽光就是一種最基本的好處。我們很容易忘記，陽光也是一種形式的養分——陽光照在皮膚上時，我們的身體會產生維生素D，而陽光中的藍光會調節我們的睡眠與清醒循環，並調節大腦分泌血清素的速率。血清素提供一種整體的身心健康，能調節情緒，並提升我們的同情與同理心。此外，它還能降低我們好鬥的傾向、減少衝動行事的欲望、幫助我們反思，藉此深深影響我們思考與反應的方式。近來有越來越多文獻顯示，血清素系統失調也是創傷後壓力症候群的一環，因爲病人會因此陷入可怕的惡性循環：血清素不足時，杏仁核被活化的門檻比較低，造成越來越容易觸發身體的壓力反應。

大腦所有血清素都源自兩個位在腦幹深處的神經叢，稱之爲「血清素縫核」（serotonin raphe），它們會伸出長長的分支，把血清素供應到大腦較偏遠的地方。倫敦帝國學院的大衛·努特教授（David Nutt）是血清素系統的專家。他指出，從演化的角度看來，人腦的演化速度其實非常快，雖然大腦皮質擴張讓腦容量增加了八倍，血清素縫核的大小卻一直沒變。如此看來，我們天生容易遇到血清素不足的問題，而過去祖先們解決問題、提升血清素分泌量的方法，就是接受充足的日晒、多多運動，並且多多和大地接觸。

綠色運動

運動能提升腦內啡與多巴胺等神經傳導物質的分泌量，也能提升血清素分泌量，讓我們心情變好。此外，運動也能促進大腦釋放腦源性神經營養因子，推動良性循環，使之與血清素提升彼此的作用力。除此之外，肢體運動有直接整合大腦功能的效果，能改善創傷後壓力症候群患者身上常見的前額葉皮質活動低迷問題。

近期，研究者又發現了運動的另一種益處：長期壓力和一種名叫「犬尿胺酸」的代謝物濃度偏高有關，而它又和大腦中的發炎反應與相關變化有關。當我們使用腿部的大塊肌肉時，可以活化某個降低犬尿胺酸循環的基因——以前就知道運動對大腦健康有益，這卻是第一份顯示肌肉代謝有抗壓作用的研究。

園藝工作讓人覺得得到了力量，也是因爲它包含了「被動到主動」的元素。史丹佛大學神經科學教授羅伯．薩波斯基研究了靈長類的壓力機制，發現在缺乏物理宣洩管道的情況下，壓力的效果可能會被內化，造成更嚴重的傷害。大部分的運動都能減緩壓力，不過運動越是帶給人喜悅、越是讓人沉浸其中，抗壓效果就越強，而且在戶外運動的效果更好。研究顯示，比起在健身房運動，所謂的「綠色運動」降低壓力、改善心情與自尊的效果比較好。用器材健身時可能會計算時間，不過在花園裡，沒有人會計時，因爲這不是運動時間，而是園藝時間。

在花園裡挖土種花的一部分樂趣，源自潮溼土壤的氣味。這種氣味被稱爲「土臭素」，是泥土中一種叫「放線菌」的細菌釋放出來的。大多數人聞到這個味道都會感到愉悅，會覺得受到安撫。人類的嗅覺中樞對土臭素十分敏感，也許是因爲遠古時期的祖先就是用這種嗅覺能力，尋找關鍵的生命來源；就算把土臭素稀釋到一兆分之五，還是有人聞得到。

除了透過運動與氣味改善心情，在花園工作時，直接和土裡其他的細菌互動，一樣有調節血清素濃度的效果。大約在十年前，神經科學家克利斯托福・勞瑞（Christopher Lowry）發現，少量接觸土中常見的一種細菌，有提升腦內血清素濃度的效果。牝牛分枝桿菌生活在用糞便與堆肥施肥的土裡，我們在除草與挖土時，會無意間把這些細菌吸入與吞入體內。

人類和包括牝牛分枝桿菌在內的許多共生細菌共同演化至今。近期的研究顯示，這些細菌是我們的「老朋友」，能調節我們的免疫系統。勞瑞在實驗中發現，接觸牝牛分枝桿菌的小鼠發炎反應較輕微、抗壓的能力較強；還有其他研究顯示，吃下牝牛分枝桿菌的小鼠，走迷宮所須的時間，是其他小鼠的一半。更深入的研究則提到，這些細菌不知透過什麼機制，可以觸發大腦內的園丁——小神經膠質細胞——減緩腦中的發炎反應。此外，牝牛分枝桿菌能直接作用在供應前額葉皮質與海馬迴的血清素系統上。實驗中的小鼠情緒調節能力較佳、認知功能與記憶功能較佳，可能是多虧了這一點。

牝牛分枝桿菌對人類的影響程度是高是低，我們目前還不清楚，也很難在花園環境中量測這些反應。這不僅是因爲園藝活動還有其他種種身心益處，也是因爲研究團隊看到了實驗結果，可能會把研究放到一邊，花更多時間在泥土中玩耍。

除了牝牛分枝桿菌以外，土裡還可能有其他對心理健康有益的細菌。小小一茶匙的花園泥土，就有數十億隻微生物，所以園藝師的腸道菌叢比較多樣、比較健康，也是理所當然。

我們可以從不同的研究拼湊出結論：細菌在人類消化道中產生的各種代謝物，有助於活化副交感神經系統中負責休息與消化的迷走神經，其他代謝物則能和大腦的小神經膠質細胞進行「對話」，讓大腦轉變到比較抗發炎的狀態。

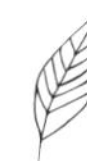

待在一旁就安心

陽光、運動與接觸土壤，在園藝工作修復神經系統的反應中扮演著重要角色。而當我們面對巨大的傷痛，花園的抽象意義也是治療過程中重要的一部分。受到創傷時，大腦理解象徵的能力會受損，但花園提供了各種象徵，能成爲心理上的生命線。卡蘿用黑德利庭果園裡那幾棵去梢過的老栗樹舉例，令我久久無法忘懷。

那些栗樹總是會令她的病人產生新奇感。他們有時會想爬到樹木粗壯的斷枝上，想像自己坐在重新長出來的枝葉懷抱中。去梢的樹木象徵生存，它們明明被砍了、被傷害了，卻還是找到繼續生長的辦法，和這些受傷的軍人一樣。

丹麥一場退伍軍人研究計畫中，桃爾絲．普森（Dorthe Poulsen）與烏莉卡．史蒂格斯多特（Ulrika Stiggsdotter）表示，退伍軍人待在樹木旁就能得到安全感，樹木會成爲這些人重新和生活接軌的重心之一。她們在哥本哈根北方的赫斯霍爾姆植物園（Hørsholm Arboretum）

進行研究，植物園深處有個像是林中小窩的地方，沿著一條兩旁種著木蘭花與杜鵑花的寬闊小徑前行，附近還有一棵棵針葉樹——有些十分稀有，有些十分古老——它們朝天空伸展，空氣中盈溢著鳥類的歌聲；一道木門內是一條蔓棚小徑，再往裡面走就是名爲納卡迪亞（Nacadia）的花園。占地兩英畝的花園裡，有溫室、小湖與小溪，有地方休憩、有躺椅，還有掛在樹木之間的吊床，以及栽種蔬菜的菜圃。

普森與史蒂格斯多特觀察到，剛進入花園時，大多數退伍軍人都會朝樹木或類似小窩的地方走去，那會成爲只屬於他們的安全場所。有些人會爬上建在花園裡的樹上平臺，有些人則在巨大的世界爺樹（Mammoth tree）下坐著，因爲大樹低垂的樹枝能帶給他們強烈的安全感。一名退伍軍人說道，光是待在樹木旁邊就能感到心安：「這裡有一棵樹，我就坐在這裡，沒有什麼期待、沒有什麼問題，什麼都沒有。」另一名退伍軍人表示，他在大樹下首次覺得自己夠安全，可以安心地閉上眼睛。世界爺樹就像是植物界的溫和巨人，一名特別受它吸引的退伍軍人說道，自己和那棵樹建立了很強的觸覺關係：「你碰它的時候，幾乎會覺得它摸起來有一些孔洞，摸起來很舒服。它有厚厚一層樹皮可以保護自己。我在這裡，它給我一種平靜的感覺；這麼老一棵樹，感覺很雄偉。」

我們和樹木形成的依附關係，和我們與小樹苗的截然相反。樹苗比我們小得多，我們爲它提供照顧與保護；但是在大樹的庇蔭下，我們反而顯得渺小，可以倚靠它龐大的力量。我們就彷彿學語前的幼童，和大樹形成強烈的連結——無論是誰，有時候都會渴望不用語言傳達自己內心最深處的感受。

把難以用言語表達的不安與痛苦，分享給不需要言語的生命體，也許是一種自然的欲望吧。詹姆斯．弗雷澤在神話與宗教經典——《金枝：巫術與宗教之研究》中，舉例描述了世界各地崇拜樹木的古代儀式。由此可見，這種欲望可能深埋在人類心中。一些儀式會象徵性地把疾病、悲痛或罪孽轉移到樹上，反映了「樹木能承受人類痛苦」的信念。樹木雖然無法言語，卻是令人安心的存在，它們能接受我們和我們所有的苦惱，即使面對我們的孤單、悲傷與痛苦，它們也不會退縮。

尤加利樹是他和世界的連結

花園裡的一切都緩慢地發生，花朵、樹叢與樹木靜靜地按自己的步調成長，花園裡的人也一樣。經歷嚴重創傷後，復原當然得花很長一段時間，艾迪就是個很好的例子。他是四十幾歲的退伍軍人。當初認識他時，他參加了茂盛慈善舉辦的園藝計畫。目前參與活動將近兩年，就快要拿到園藝證照了。

剛開始在花園工作時，艾迪感覺很丟臉。他坐立難安、疑神疑鬼，必須努力調整自己和其他人的距離。園藝治療師很習慣接觸這種病人，他們看得出病人是否做好準備，是不是可以開始和其他人共事。剛開始那幾個月，艾迪有好幾次都差點退出計畫，但隨著時間過去，他的猜忌漸漸消退，也比較不會坐立難安了。話雖這麼說，讓他選的話，艾迪還是偏好獨自工作。

創傷這種經歷會帶給人深深的孤獨。在一開始，病人可能會覺得其他形式的人際關係太具威脅性，但大自然能改善這種分離的狀態，我也在和艾迪繞園區散步時見識到大自然的療癒力。他在一棵尤加利樹旁停下腳步，摘下幾片葉子，捏碎後吸入它們的氣味，對我說：「每次經過這裡，我都會這樣做。」他把幾片樹葉交給我，邀我做同樣的動作並解釋，「每次這樣做都讓我覺得很有精神。」我也感覺到了，尤加利葉的氣味確實令人精神抖擻。我注意到，艾迪和樹木的互動——像是每次經過都對樹木打招呼——成了一種儀式。就各種層面而言，他和那棵樹成了朋友，尤加利樹是他和世界的連結，尤其在最初那幾個月，樹木對他的安定效果更是顯而易見。

在經過尤加利樹之前，艾迪一直沒和我進行眼神接觸，但不知為何，那棵樹給了他和我視線交流的安全感。我端詳他的臉，儘管年紀不小了，他的臉還是有種孩子氣。接著，他用那雙灰色眼眸注視著我，我傾聽他的故事。

艾迪十八歲就入伍加入陸軍，接近三十歲時，他開始出現一些毛病，像是在睡夢中喊叫，還有突然驚醒。每次休假回家，他總是坐立難安、保持警戒。他告訴我，當你看不到敵人，腦子裡一直想著「那個人想幹什麼？」「那輛車會不會爆炸？」時真的過得很辛苦。他開始試圖用酒精解決問題，雖然還勉強能生活，性格卻逐漸改變，失去了原本隨遇而安又喜歡閒聊的個性。

最後，他的酗酒問題加劇，婚姻走到末路，終於再也承受不了這些問題了。有一小段時間，他甚至只能睡在自己的車上。那之後不久，他開始住院，接受一些認知行為治療，也參加了情緒管理互助團體。

艾迪的故事並不罕見，平均而言，患有創傷後壓力症候群的退伍軍人通常在經過十一到十三年才會尋求幫助。等到那名退伍軍人開始尋求幫助時，他或她的生活應該已經分崩離析了。很多人會和艾迪一樣結束婚姻，甚至失去工作與住處。而這些人當中，有七五％都會依賴酒精。在軍中，你很難坦承自己遇上心理方面的困境，艾迪覺得自己花了好幾年想辦法獨自與瘋狂戰鬥。「不就是自尊的問題嗎？」他對我說，「我就是不想承認。」話雖如此，他還是很想念軍中生活，談到那種同袍情誼時，依然會露出懷念的神色。

羞愧是阻礙創傷後壓力症候群患者尋求幫助的一大因素。除此之外，它還會妨礙病人在得到幫助後充分利用資源。艾迪告訴我，剛開始在花園裡工作時，他對身邊所有人抱持猜忌與懷疑的心理，他也補充道：「可以這樣說嗎——我會批判他們。那種感覺就像是——我怎麼會和這些有心理問題的人待在一起？」相較於身邊的人，自然世界提供了比較友善的環境，讓人覺得自己現在的樣子就已經很好了。在接受他人幫助這方面，艾迪心裡有點矛盾，但是尤加利葉令人精神大好的氣味是大自然送給他的禮物，從樹木身上獲得能量，哪有什麼好丟臉的？

值得注意的是，艾迪最初在茂盛慈善的花園裡體驗到自己與自然的連結，是透過尤加利樹清爽又令人振奮的氣味。當你的腦子裡充滿負面情緒，很難敞開心扉接受新體驗，但嗅覺是我們最強也最原始的感官，鼻子能直接和杏仁核與大腦深處的情緒、記憶中樞溝通，所以氣味能破除負面感受形成的阻礙。杏仁核、情緒與記憶中樞都是一起從嗅覺系統演化出來的，這就是爲什麼情緒、記憶與氣味有如此密切的關聯。

對艾迪和其他受過創傷的退伍軍人來說，再次對生命敞開心扉的過程很長。因爲在罹患創傷後壓力症候群之後，大腦會發生一些變化，得花上不少時間扭轉這些變化。這就是爲什麼他們要一再體驗自己的存在與安全感。之前在創傷的作用下，認同生命意義的情緒會被弱化或斷開連結，安全感則能加強病人的這些情緒。

談到他和花園建立起來的關係，艾迪說得熱情洋溢。「可以看到好多美麗的東西，」他說，「我也覺得上帝存在，而且這不只是我一個人的事情。」這種身爲群體一分子的感覺，令他印象深刻：「在自然界，萬物都交織在一起。萬物都有自己存在的意義——蜜蜂會授粉，害蟲會被其他動物吃掉。花朵和植物爲什麼生長？」他沒有回答自己的問題，也沒期望我回答，而是往後靠坐著，認眞凝視著我高呼：「哇！這些顏色，看了就讓人神清氣爽！」

在被圍繞的安全花園裡，艾迪重新找到了自己對大自然的愛以及他的宗教信仰。這種與大自然共處的和諧，可以追溯到他的童年：「小時候去公園玩，走好幾公里到河邊，那裡有像小綠洲一樣藏在看不到地方的祕密地點，那是沒有被破壞的自然。」

把這樣的地方內化之後，我們心中會形成一片風景——這是可以用來爲我們補充能量的內在資源。聽艾迪回憶童年光景，當他把這些經歷告訴我，我感覺得到這座花園幫助他和心中某個未被破壞的東西重新建立了連結。他透過現在處在花園裡的體驗，聯想到小時候在自然環境玩樂的回憶，就表示他正漸漸尋回整合得比較完整的自我，也在漸漸恢復他對自己的認知。如艾迪所說，「在自然界，萬物都交織在一起」，他透過照顧植物與大地的工作，恢復了體驗內在和平的能力。

第二次世界大戰後，美國著名精神醫師卡爾．門寧格（Karl Menninger）開始在堪薩斯州治療經歷創傷的退伍軍人，發現栽種植物能幫助病人再次對人生敞開心扉，而且效果好得令他嘖嘖稱奇。艾迪的經歷就完全符合門寧格的觀察。從醫生涯中，門寧格一直提倡用園藝治療輔助精神治療，並在過程中把園藝活動描述爲「讓個人更接近泥土、更接近大自然、更接近美麗、更接近生長與發育之神祕」的活動。他明白，人在花園裡能體驗一種重要的親密感，而且是和其他人無關的親密感。

花園裡有一塊新整理的花圃，主要是艾迪負責照顧，他在那塊地種了花卉與草類。看到曾經的廢地變成美麗的地方，帶給他很大的成就感。那塊地的土原本很密、很硬，他花了不少勞力才讓土地變成可以栽種植物的狀態，而這種勞動很適合排出人們心中的憤怒與懊惱。艾迪正在解釋自己多麼喜歡那種感覺時，突然停下腳步，往某個方向一指。「就是它，」他激動地說，「那邊的小花圃，那是我做的！」艾迪的話語道盡了他對自己作品的認同感，彷彿在改變那塊土地的同時，他也把自己從荒地撿了回來。

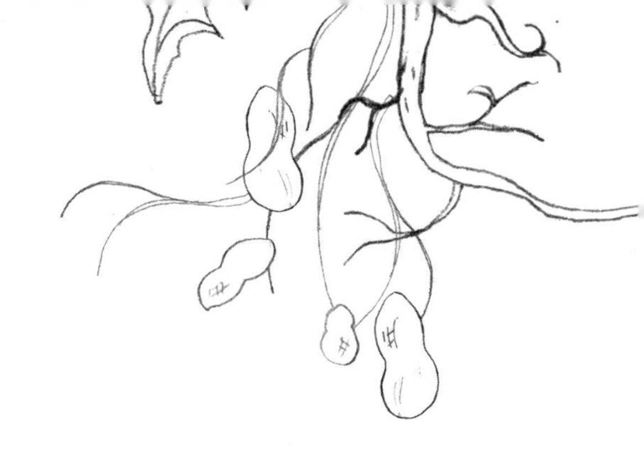

第五章

將自然帶入城市

極其怪異的是，
只有極少數極富裕的人，
得以享受鄉村美好的自然景觀，
以及相關的休憩娛樂，
社會大眾——
包括最能從此受益的人們——
卻被排除在外。

——弗雷德里克·勞·奧姆斯德

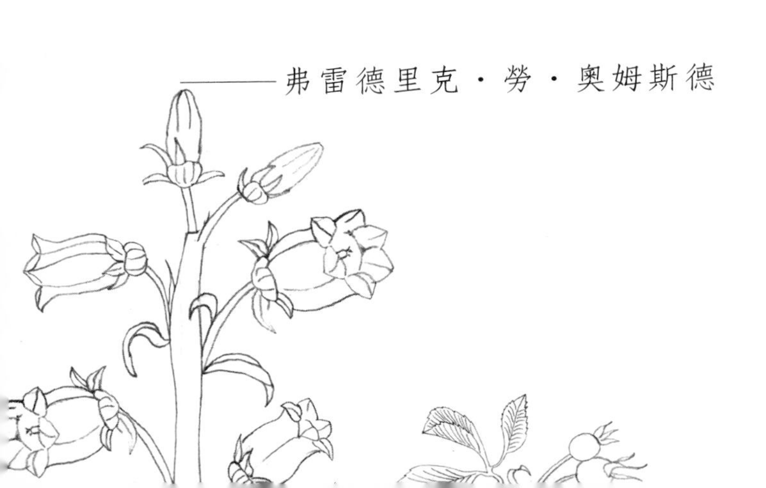

我家菜園的一個角落，長著幾株羽扇豆。雖然它們是在哈特福郡的土地扎根、生長，但每到夏季開花時，它們都會帶我回到克里特島深處的一座峽谷。

這一小片羽扇豆，能喚回過去和湯姆旅遊與欣賞野花的回憶：當時偏遠地區一間希臘小餐館的老闆蘭布羅斯，還自願當我們的一日導遊。我們三人就這麼出發了，一路上邊走邊聊，偶爾停下來看看植物或品嘗繁盛生長的野生蘆筍。走到某處，湯姆和餐館老闆繞路去看一棵樹，但我很享受前進的節奏感，於是自己順著蜿蜒的道路前行。

我拐了個彎，看到一片完全被藍色包圍的橄欖樹林。那天早上，我們已經看過羽扇豆花了，不過這可是一整片的羽扇豆原野，規模大得不可思議，我無法抗拒它的誘惑。我離開道路，快步穿過那片怒放的野花原。

從樹木的模樣看來，這是個古老的地方，我感覺自己似乎誤闖了某個祕密基地，因而不由自主地停下腳步。晴空中的豔陽灑下炎熱的陽光，我站在那片藍海中，不知站了多久。時間似乎沒有流動，反而在不停延伸，一種深深的寧靜進入我的心。只有在聽到熟悉的聲音呼喚我的名字時，魔法才被破除。我享受最後片刻的獨處後，叫湯姆與蘭布羅斯也一起來看。

一回到家，我就四處尋覓羽扇豆種子，滿心想重回克里特島那片原野及那一刻的感覺。那個品系的種子很難找，最後我只好選擇不同的野生種——宿根羽扇豆（*Lupinus perennis*）。我那年種下的羽扇豆如今還生長在園子裡，比克里特島上的羽扇豆高一些，顏色也和當初那鮮亮的藍不同。但在我心目中，這一小片天地就是克里特島上那片花海的化身。每年夏季開花時，我腦中就會有一扇大門開啓，讓我循著從前的路徑回到克里特島那美麗的一刻。

造園和其他藝術活動一樣，可能是人們對失去某些人事物的傷痛所給出的回應。在創造的同時，造園也可以是一種再創造的過程。我們試著在花園裡重現自己心目中的樂土，用花園連結自己深愛的某處風景，彌補我們和大自然之間的距離。早在古時，巴比倫傳說中的空中花園就是爲此而建：巴比倫王尼布甲尼撒二世的妻子思念故鄉，遙想故鄉蓊鬱的綠色山巒，爲了減輕妻子的鄉愁，尼布甲尼撒二世爲她建了空中花園——一座金字塔狀的花園，還建了加高的走道，盡量爲妻子重現綠色山景，讓她在園中散步時撫慰思鄉的心。

而早在這之前，古蘇美人就開始興建城市了，還把大自然帶進去。都市綠化並不是現代人才有的想法，早在城市存在的最初，就已經有都市公園與花園了。

最古早的城市之一——烏魯克（Uruk）——大約建於西元前四千年，位在今天的伊拉克。這座城市的設計圖中，有三分之一是花園或公園，三分之一是農田，剩下三分之一才是住宅區。古羅馬人將之稱爲「田園都市」，就是指把鄉村帶進城市；生活空間遠離大自然的人，能以這個方式彌補不足，享有都市與鄉村的生活精華。古人了解花園讓人精神振奮的效果，於是用蓊鬱的植物、樹木的庇蔭與花朵的美麗，讓都市環境變得更豐富多姿。

綜觀歷史，就算是最著名的城市也都吵雜、擁擠又髒臭。在十七世紀，知名散文作家暨園藝師約翰．伊夫林（John Evelyn）就是參考了「田園都市」的概念，提議在倫敦建造一系列的公園與花園，以改善城市的霧霾問題。他挑選的植物包括忍冬、茉莉、紫丁香、迷迭香、薰衣草、杜松與麝香薔薇，並認爲這些氣味濃郁的樹木與樹叢，能透過「純潔的魔法」，透過它們的氣息「賦予鄰近空間芬芳」，抵消空氣中帶有硫磺味的煤煙。豐富的自然環境也會爲倫敦居民帶來其他益處，例如改善他們的身體健康、讓他們享受美麗植物，並提供放鬆休息的機會。

伊夫林雖然充分理解花園對城市的幫助，也知道花園能讓城市居民暫時遠離繁忙的生活、稍作休息，但他大膽的計畫一直沒有實踐。樹木能過濾噪音，植物能使空氣清新，不過伊夫林所謂的「純潔魔法」，存在於花園既能撫慰又可以刺激人類五感的能力，讓各種感受帶我們遠離塵囂。就算是一座小小的公園，也能成爲寧靜的小島，幫忙彌補城市生活對身心的耗損，滿足我們想要接觸自然世界的渴望。精心挑選花卉與樹木，再加上流水的設計，讓我們不必離開城市，就能透過這樣的花園空間遠離城市的拘束。

綠色空間療癒城市居民

綠色土地是能支持生命繁衍的土地，它的綠色象徵豐沛的食物與充足的水資源。我們無法逃避現實：這顆星球上，支撐生命的是綠葉，它們提供了我們呼吸的氧氣，也提供了我們的食物——然而在現代由金屬、玻璃與水泥建造的都市裡，我們食用盛裝在金屬盒或塑膠容器裡的食物，很容易忘了生命的根本。《舊約聖經》寫道，「所有血肉都是草」，這在現代人聽來有點可怕，因爲我們已經離生命的根本與現實太遠了。

我們被街道與高樓大廈包圍時，感覺大自然像是遙遠他方才有的東西，我們的日常所需也很少考慮到植物。都市的水泥與柏油路十分堅硬，對我們毫不容情，噪音與汙染也令人聯想到沙漠與塵暴中心。無論霓虹燈多麼令人分心，無論城市心跳般鼓譟、嗡鳴的能量多麼吸引人，我們腦中深處某個原始的部分都會響起警鈴，知道這不是個適宜人居的地方。轉開水龍頭就隨時有流動的自來水可用，這確實非常方便。然而，這些綠色生命不斷呼喚著我們，我們更天生會對綠色產生反應，有時候甚至只須一丁點綠意——窗檯上的小花、風吹過樹梢的聲響、陽光的暖意，或是溫和的流水。大自然的財富，不同於城市販賣與銷售的那種財富。

只要觀察上班族午休時間的活動，就知道人們有多麼受綠色空間與陽光吸引了。倫敦種滿樹木的廣場、公園長椅與露臺躺椅、噴泉旁，全都提供一塊暫時遠離都市、暫時將喧囂放到一旁以恢復身心精神的地方。只要在自然環境待一段時間——甚至不用很久，二十分鐘就夠了——我們就能恢復精神能量，提升大腦的專注力。心神與大自然無意識的互動，能帶來長遠的效果，對我們身心健康更是無比重要。

描述綠色自然對人有益的作品非常多，其中寫得最好的一段，是美國景觀設計師與紐約中央公園創造者——弗雷德里克·勞·奧姆斯德——在十九世紀中期寫的。他寫道，如果「考慮心靈和神經系統密切的關係」，我們就能理解美麗的自然風景是如何「讓心靈運動卻不讓它疲倦，讓它寧靜卻又讓它活躍。而如此透過對身心的影響，爲系統整體提供更新、休息與復甦的效果」。

奧姆斯德寫道，都市居民受各種毛病所苦，其中包括「神經緊張、過度焦慮、焦躁、不耐煩與煩躁」。他也觀察到，都市居民往往容易感到「憂傷」——在十九世紀，人們常用這種說法形容憂鬱症。奧姆斯德相信，綠色空間的益處必須提供給所有人，尤其是那些少有機會離開都市地區旅遊的勞工。而且，正因爲這類綠色空間少得可憐，人們才會把墓園當成休憩場所。城市沒能滿足人們需求，這種社會現象令他備感憤怒。

造訪英格蘭時，奧姆斯德從利物浦的伯肯黑德公園（Birkenhead Park）得到靈感，宣稱這塊美麗的空間是「人民的花園」，他也想在美國創造這麼一塊空間。他後來設計的公園裡，沒有種植鮮豔花卉的花圃，也沒有方方正正的規畫，走的是田園風，以當地原生植物建造自然景觀。在他看來，這樣的景觀充滿「預防性與療癒性的作用」，人們進到他設計的花園就能改善身心狀況、保持健康。

缺乏自然的神經衰弱

這段時期，由於都會生活圈迅速擴張，人們開始認為是都市生活損害了健康。美國的喬治·米勒·比爾德（George Miller Beard）醫師甚至在一八六九年提出一種新疾病——「神經衰弱」以形容這種文明病。他認為，神經衰弱的患者缺乏身心能量，通常還結合了失眠、焦慮與暴躁易怒等其他症狀。人們還表示，神經衰弱源自過度刺激、過度操勞與過度放縱，並把這些狀況歸咎於城市競爭激烈的工商文化、知識生活的種種需求，以及都會生活中的罪惡與奢侈。

奧姆斯德關心的城市勞工不太可能被診斷出這種病症，因為神經衰弱很快就成了富人與高知識分子專屬的疾病，他們的療法則是「休息」或「去西部」——被診斷出神經衰弱的女人，往往會得到在床上靜養的醫囑；至於男性病人，醫師則會建議他們離開都市，讓自己沉浸在戶外的自然環境。選擇了自然療法的知名病人包括華特·惠特曼與老羅斯福。

奧姆斯德與比爾德撰寫都市相關的文章與書籍時，現代世界的都市才剛開始成長。十九世紀初，地球上只有三%的人住在都市地區，現在都市居民人口已經超過全球人口的五〇%了。這個數字可能在接下來三十年內上升到七〇%，而且在今天的美國，已經有八〇%的人住在城市裡。隨著都市中心向外擴張，都市生活對精神疾病與全球醫療造成的負擔也逐漸加劇。

現代醫學已經不存在神經衰弱的診斷了，但比爾德描述的現象卻沒有消失，而我們現在更把這些症狀稱爲焦慮症與憂鬱症。相較於鄉村地區，這兩種疾病在都市地區的發生率都較高：憂鬱症發生率比鄉村高四〇%，焦慮症則高二〇%，而城市裡暴力犯罪事件的發生比率也比較高，創傷後壓力症候群的發生率當然也比較高。話雖這麼說，我們很難區分這之中的因果，因爲疾病和其他的社會壓力來源，都可能促使人們搬遷到都市中心，尤其是容易感受到社會剝奪的精神疾病患者。英國近年一份研究顯示，在犯罪率高的貧窮社區長大的年輕人，罹患精神疾病的風險比其他人高約四〇%。

作爲經濟引擎與文化中心，城市提供了種種資源。但我們居住在城市裡，似乎也必須付出代價——心理健康。人們日日夜夜走在吵雜、擁擠又受到汙染的街道上，都市環境就這樣每天施加一點點壓力在居民身上。針對通勤族的健康調查，證實了花很多時間通勤的人都已經明白的事實：工作路上，許多人都必須面對挫折感、疲勞、焦慮與敵意。

現在大部分的城市裡，社會上的不平等、社會孤立，以及房市與勞力市場上激烈的競爭，都已經成爲常態。除此之外，都市居民過的通常是不健康且久坐不動的生活，對周遭環境的控制很少。比起鄉村地區的住民，他們對犯罪事件的恐懼也較深。雖然每個人感受到的壓力因子都不盡相同，不過種種因子加總起來，還是造成了不小的負擔。

都市居民不僅較容易受心理健康問題影響，生活中還相對缺乏「保護因子」。和親友維繫強健的關係，能減少我們罹患精神疾病的風險，但是當我們生活在都市裡，比較難和家人朋友維持很強的連結，罹患精神疾病的風險就比較高。此外，都市生活也減少了我們平常和大自然接觸的機會；隨著都市發展，我們離自然世界越來越遠。現在有很多大城市的高密度住宅區占地遼闊，裡頭的綠色生命卻非常少。由於地價高昂，人們對房地產的需求也高，都市裡僅剩無幾的綠色空間時時受到威脅。

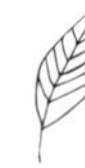

越多樹，越開心

近來，世界各地各大學的研究團隊，都在探討大自然對人類的益處，這是近幾年迅速成長的研究領域。都市公園與花園對心理健康的正面影響，可能沒有強健的人際關係那麼大，卻還是能悄悄影響我們，多少提升我們的抗壓能力。研究顯示，當我們身在綠色空間，心中的敵意與焦慮都會減少。除此之外，綠色空間還有改善心情、降低精神疲勞的效果。另外，它更會改變人類的行為，鼓勵我們多多運動、多和鄰居互動。但是，雖然有許多研究證實了這些效果，就很多方面而言，我們才剛開始認識身心對自然環境複雜的反應而已。

「綠色自然」的概念可以是指一片草坪，不過在談到大自然幫助人恢復元氣的效果時，複雜性與多樣性都十分重要。生態學家理查．富勒（Richard Fuller）在英國雪菲爾市進行研究，發現人們在公園走動時得到的益處，和公園中植物的生物多樣性有清楚的關聯。這些研究結果告訴我們，古人「田園都市」的觀念有其重要性：在建設都市公園與花園時，園子裡越是生機盎然、生長得越是自然，有益身心的效果就越好。

如果要提倡增加都市裡的綠色空間、改善大眾健康，就必須以群體為單位進行量化研究，而這並不容易。富勒不久前在澳洲布里斯本市主導一場研究，試圖探討人們走訪都市公園的次數和身心健康的關係，卻在研究過程中遇到一些問題。舉例來說，比較健康又富裕的人，可以選擇並確實居住在綠色空間較多、充滿綠意的地區。考慮到這種情形，富勒的團隊做了調整，用他們蒐集的大量數據進行一系列的計算，盡量排除已知會影響健康的主要社經因素。結果告訴我們，如果布里斯本每位市民每週都去公園走走，憂鬱症患者人數可以減少七％，高血壓患者人數也可以減少九％。這不過是對於一座城市的研究，但富勒希望其他研究者能在世界其他地區進行類似的探討。

健康與收入之間必然存在關聯，所以一座城市裡最受社會剝奪影響的居民，往往是心理健康狀況最差的族群。這背後有許多複雜的因素，不過格拉斯哥大學與愛丁堡大學的環境、社會與健康研究中心以理查．米謝爾（Richard Mitchell）為首的團隊，在歐洲各城市做了大規模研究，探討社會、經濟與健康差異和社區福利設施之間的關係，大力肯定綠色空間的使用與次數多寡，在其中扮演了重要的角色。

研究者分析了各區提供的商店、大衆運輸、文化設施與綠色空間，這之中只有一個變數造成顯著的影響，那就是社區公園與花園的存在與否。經過計算，研究團隊認爲，心理健康的不平等和低收入有關，但如果提供綠色空間給低收入戶，就能改善這些人的心理健康，而且改善幅度可以高達四〇％。這個數字令研究者大爲驚奇，果然奧姆斯德說得沒錯，他設計的公園確實有助於城市裡低收入勞工的健康。

光是種植行道樹，就能影響人們的心理健康了。也有研究發現，行道樹能顯著影響人們對自己生活的感受。芝加哥大學環境神經科學研究室的馬克．伯爾曼（Marc Berman）帶頭研究了多倫多市住宅區的行道樹分布，並將這份資訊和一份請居民爲自己的健康評分的問卷調查結果合併，考慮到收入、教育程度與工作等調整數據之後，結果顯示，一個都市街區只要多十棵行道樹，該區居民的心理不適程度就會降低，這效果和薪水突然多一萬美元差不多。如此量化大自然的財富，數字確實很驚人，不過如果讓人自己選，大部分的人應該會選擇金錢，而不是樹木。

除了促進心理健康以外，綠色空間與樹木看似還能減少社區暴力與家暴。伊利諾大學生態學家弗朗西絲．郭（Frances Kuo）與威廉．沙利文（William Sullivan）發表了好幾篇頗具影響力的研究，顯示出綠色空間在二十世紀末、二十一世紀初的效果。住在芝加哥資源匱乏的社會住宅社區居民，有人身邊充滿綠色植物，有的人則較少。他們的研究顯示，較能接觸綠色空間的人心裡比較能懷抱希望，也比較不會覺得自己的生活過於無助，更表示自己在家中感受到的敵意與暴躁情緒程度較低。

另一份研究中，郭與沙利文分析了竊盜與暴力犯罪的發生率，發現這類犯罪行為較少發生在附近有樹木與花園的建築周圍。他們也從計算結果得出結論：如果在缺乏綠意的地區建設綠色空間，就能減少高達七%的犯罪事件。花園能吸引人走到戶外，讓社區變得安全一些，它們也是一種中介空間，讓居民聚集在花園裡、和鄰居互動，拆除人與人之間的壁壘，同時幫助人們建立新的情誼。郭與沙利文發現，附設花園的社會住宅居民認識的鄰居比較多，也比較會覺得身邊有支持自己的人際網路。在城市裡，用綠化的方式改變廢棄空間與令人疏遠的空間，能帶來不容小覷的影響。

城市很擁擠，我們心裡也很擁擠，但是走訪公園時，我們能擴展自己的心理空間感。在公園裡，我們能退一步、更清楚地思考；離開公園時，我們會感覺自己自由一些，也比較不受之前的煩惱束縛。公園的這種效果，和華盛頓大學生態學院的研究中，量測到的大腦變化一致。自願參與研究的受試者被隨機分組，一組在公園裡獨自散步九十分鐘，一組沿著高速公路獨自散步九十分鐘。公園組的心理健康分數有所進步，焦慮或負面想法都少了許多。

一再重複負面想法的行為，和大腦膝下前額葉皮質的活動有關。研究團隊用功能性磁振造影（fMRI）觀察受試者的腦部活動，發現在公園組受試者腦中，流往膝下前額葉皮質的血流減少了，符合靜心效果。在過去，我們的採集狩獵者祖先走在自然環境中，必須完全專注於周遭事物、仔細觀察身邊的一切，才能確保安全。所以從演化的角度來看，我們身在自然環境中時，大腦當然該切掉令我們焦慮的想法，促進一種放鬆卻又警戒的感覺——畢竟我們要是困在負面思想的迴圈裡，存活的機率就低得多。

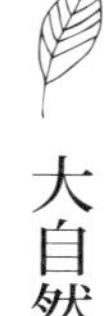

大自然的注意力恢復理論

以演化的時間軸來看，人類從開始密集居住在大城市到現在，只過了很短的一段時間——只有短短六個世代左右。相較於人類居住在城市的時間，生態學家朱爾斯．普利提（Jules Pretty）估算在這之前的三十五萬個世代，人們都和大自然比鄰而居。「用一個星期比喻人類歷史，從星期一開始的話，」他寫道，「這個現代世界，是在星期日午夜前大約三秒鐘才誕生的。」都市生活的許多負面影響，都源自根本上的不協調：人腦是在自然世界裡演化成今天這個樣子的，我們卻期望它在現今不自然的都市環境中良好運作。

放鬆與投入的專注狀態，有助於我們遠古時期的祖先在野外求生、成功地狩獵與採集食物，也因爲這種狀態耗費的能量相對少，人類可以長時間維持下去。相較於採集漁獵的生活，現代生活較著重集中、狹隘的專注力。

心理學家瑞秋．卡普蘭（Rachel Kaplan）與史蒂芬．卡普蘭（Stephen Kaplan）從一九八〇年代開始進行的一系列實驗，正顯現出這兩種專注狀態的重要性。他們發現，自然環境能非常有效地讓我們應對工作與任務的專注力得以休息，並幫助我們恢復精神能量。他們利用這些發現，提出了影響深遠的「注意力恢復理論」。當我們過度使用有意識的認知處理技能時，就可能會受他們所謂的「注意力疲勞」影響，大腦變得比較沒辦法抑制令人分心的刺激。證實這種效應的研究非常多，舉例來說，比起沿著車水馬龍的都市街道行走四十五分鐘的學生，在植物園散步四十五分鐘的學生後來的測驗成績比較高，而且高了二〇％。如奧姆斯德所說，我們和大自然接觸時，內心會靜下來，卻也同時充滿活力。

然而，注意力並不只是認知功能，精神科醫師伊恩．麥吉克利斯特（Iain McGilchrist）認為，如果我們用認知功能這個定義限制自己對注意力的理解，那就大錯特錯了。因為照他的話來說，注意力是「自己和世界建立關係的主要媒介」。麥吉克利斯特花了二十年研究大腦左右半球的關係，得到的結論是，左右半球分別負責不同種類的專注力：左半球負責範圍較小、較集中的專注力，右半球則是大範圍、較開放地注意周遭環境。不只是人類，其他動物也會透過左右腦分工，處理收到的資訊。研究者認為，大腦演化成今天的分工方式，是因為這對生存非常重要——動物必須專注於捕捉與殺死獵物，同時保持警戒，注意周遭環境的動靜。

當然，人腦相當複雜，整合度也高，用這麼簡單的模型來形容人腦可能不夠貼切。麥吉克利斯特承認，我們的左右腦隨時都在溝通，無論做什麼事，左右腦都有其貢獻。但是，我們有可能過度使用某一種資訊處理技能、荒廢其他技能，結果感覺和自己內心的感受、周遭環境與其他人失去了連結。麥吉克利斯特解釋，現代生活中到處是螢幕與電腦，我們大約有八〇%的時間都依賴左半球的專注力與處理功能。這種不平衡的狀況，和焦慮症與憂鬱症問題加劇有關，還讓人們整體而言感到更空虛、更不信任他人。

為什麼左右腦不平衡，和這些問題有關呢？因為左半球優先處理有功能的事物，也專門把經驗分門別類；它專注於「取得」與「使用」層面，我們很難單純在這些地方找到生命的深度或意義。至於右半球，它專注於連結而非分類，能增進我們和自己身體感官的連結，讓我們更貼近豐富多姿的世界。我們同情他人與內心最深處的人性，都源自右半球；我們心中和大自然的連結，也在這裡。根據麥吉克利斯特的說法，大腦右半球能讓我們接觸世界的新鮮與生命力。

哈佛著名生物學家艾德華．威爾森認為，情感上和其他生命形成連結、感受到它們的生命力，和他所謂的「親生命」（biophilia）本能有關——人類和其他生物存在天生的情緒連結。這是他最初在一九八四年提出的親生命假說，之後這就成了環境心理學界的熱門關鍵字。此假說的根據是，在我們演化的過程中，自然世界是認知與情緒功能的主要影響力，和自然關係最深、最能夠學習關於動植物事情的人，比較有辦法生存下來。我們現代人不再天天和自然世界互動，所以沒發展出同樣等級的連結，但這仍然是潛藏在我們心中的本能。

植物治好人的心病

我們走在熱鬧的都市街道上，不僅會收到很多視覺資訊，還必須處理大量擾亂我們專注力的聽覺資訊。喇叭聲、警笛聲、警報聲的設計就是要讓人保持警戒、保持安全，但我們試圖處理與過濾這些聲音時，消耗的能量特別多。即使在狀況最好的時候，走在摩肩擦踵的人行道上也很累人，因爲每個人行走的速度都不一樣。在都市環境中，無論是肢體或心理空間時時都受到威脅，而對罹患精神疾病的人來說，光是上街時遇到的人潮與大量感官刺激，就構成了巨大的挑戰。舉例而言，倫敦國王學院的精神病學、心理學與神經科學研究所進行的兩次研究顯示，對精神病患者來說，光是花十分鐘出門買牛奶、走在人來人往的路上，就足以導致症狀顯著加劇，尤其是焦慮與偏執的想法。

法蘭西斯是參加一項社區花園心理健康計畫的精神病患者，我認識他的時候，就能在他身上清楚看見這些因素的作用。他那對淺藍色眼睛顯露其纖細敏感的天性，令我難以忘懷。五年前，法蘭西斯的心理健康出了狀況，他多次住院，被診斷出思覺失調症，也知道自己必須長期服藥才能控制病情。

一個人一旦精神狀況出問題，就不太有辦法忍受都市環境造成的負擔，在都市裡也比較難康復。法蘭西斯最近一次精神崩潰是在兩年前，當時他獨居，周遭環境讓他覺得世界不安全，這是促使他崩潰的因素之一。那時，他的公寓在一條總是塞滿公車、汽車與貨車的繁忙街道旁，往窗外望去就會看到行人來來去去。他也越來越介意樓上鄰居的腳步聲，怎麼也不能無視那些聲響。在室內，法蘭西斯總是坐立難安，可是去戶外也不會比較好，他的焦慮與偏執症狀反而會惡化。走在那條街上，他的五感會負荷過重，感覺自己門戶洞開、隨時可能被其他人傷害，彷彿在心理層面少了一層皮。在法蘭西斯看來，不管怎麼做都得不到安寧。

法蘭西斯於外在世界感受到擁擠與混亂，內心世界也同樣擁擠、同樣混亂。結果他每產生一個想法，腦中就似乎會有一個聲音挑戰他、說他想錯了。後來，無論是白天或夜晚，他都只能躺在床上，整天戴著耳機聽音樂。有個社區心理健康團隊想辦法照顧他，每天到公寓探望他。儘管有這些人的關心，法蘭西斯還是又住院了。一段時間後，他的狀況小有好轉，可以搬進父母家中。接下來那幾個月，他完成了認知行爲療程，稍微能控制自己腦中互相矛盾的想法了，但還是沒找回做任何事情的動力。

法蘭西斯會缺乏動力並不奇怪，畢竟這是思覺失調症常見的症狀之一。之所以會這樣，主要是因爲大腦的多巴胺系統失調。

多巴胺是一種神經傳導物質，可說是生命的基本化學物質之一，我們和其他哺乳動物的大腦都會分泌它。多巴胺能引發動物生存所須的探索或探尋行爲，也在大腦的「獎勵」系統中扮演關鍵角色——其實，比起獎勵，這更像是探尋系統。因爲推動著動物做出探索、探尋行爲的，是對獎勵的期待，而不是獎勵本身。在多巴胺的作用下，我們的採集狩獵者祖先有了起來行動、探索周遭環境的動力；如果等到餓了才開始探索，那不就沒力氣走路、沒力氣採集食物了嗎？因此，經過長期演化，大腦演變成今天的模樣，會在我們學到關於周遭環境的事情時獎勵我們。

我們大部分的多巴胺，都來自古老而原始的深層大腦，那裡有可以分泌多巴胺的兩小團細胞，接著會有長長的神經纖維將多巴胺輸送到皮質層等較遠的腦區。所以，以人類來說，多巴胺讓我們產生的探索欲望不僅存在腦中，還是一種身體上的推力。這種神經傳導物質會讓人產生一種使命感，以及樂觀與期待的心態，還會促進大腦各區的連結與溝通。換句話說，假如我們腦中的多巴胺太少，就會感覺毫無動力。

法蘭西斯聽朋友說，他有資格報名當地某個社區的計畫，便決定試試看。那項園藝計畫的花園位在離大馬路很近的大住宅區邊緣，藏在一些樹木後方，像極了綠色樂土，和周遭環境形成強烈對比。法蘭西斯表示，花園外「太多水泥了」。他從以前就喜歡在戶外的自然環境活動，不過他在床上躺了太久，身體相當虛弱。

一開始，栽種植物、澆水與除草等肢體勞動對法蘭西斯而言非常痛苦，但是他沒有放棄。某些參與者和法蘭西斯一樣，有著心理健康方面的問題，不過在花園工作的計畫組織者很有經驗，知道該怎麼幫助他們。法蘭西斯不常和其他精神病患互動，而是和他們並肩勞作，並覺得園藝工作帶給他安全感。他專注於手邊工作的能力逐漸進步了，而且在沒有危險與威脅的狀況下，他的專注力開始發生變化。法蘭西斯沉浸在自然環境中，比較不會受焦慮的想法所干擾，漸漸開始注意到天氣與植物的變化。照他自己的說法，他開始注意到「一天和另一天微妙的差別」。透過園藝工作，他找到了對外在世界開啓心扉的力量。

參與計畫的第一年，法蘭西斯還是沒辦法順利和其他人交流，每一次社交或互動時，他總感覺自己必須爲對方的心情負責，搞得自己情緒很複雜。相較於人類，植物就簡單直白得多。它們不會發出令人一頭霧水或令人焦慮的訊號，也沒有心情好不好的問題。「我信任大自然。」法蘭西斯告訴我。偏執與信賴是截然相反的兩件事，當一個人極度焦慮時，各種事物都可能刺激他產生偏執的想法，但是和植物互動時，法蘭西斯感到很平靜，因爲「比起人類，植物感覺比較誠實」。

前面介紹退伍軍人受樹木吸引，是因爲大樹強韌而堅強，而法蘭西斯和植物的關係則相反，這種關係的重點是脆弱。法蘭西斯表示，照顧這些「嬌弱的植物」時，他能從不同的角度看自己的脆弱；他認同這些植物，所以能從它們身上學習：「它們很脆弱，可是它們似乎很正向，還是會經歷春夏秋冬。它們就待在原地，活得很成功。」法蘭西斯將花園裡的植物視為自己「和善的嚮導」，因為它們讓他看見了一種不同的存在方式，他也從中理解到，脆弱不一定等同於災難。

法蘭西斯表示，自己以前「太用力抓著事物不放」，結果那些事物離他而去時，他會生自己的氣。透過園藝，他找到對生命「更深一層的了解」，習慣「事物會來來去去的現實」，也不再對自己這麼憤怒了。他從以前就不太會整理東西、做事沒什麼條理，可是在花園裡，他的表現和平常不同：「在這裡，你不能亂七八糟的——園藝工作的重點就是要有條理，如果不照顧這些植物，它們就會枯萎、死亡。」儘管他經常對其他事物感到厭煩，卻從不覺得園藝工作無聊。

照顧花園時，他找到了新的使命感與動力。這項計畫為當地提供了一些資源，所以參與計畫時，他感覺自己在做「有意義」的事。他有時還是沒辦法專心，但至少記憶力進步了，而十八個月過後，他覺得自己差不多可以開始接受園藝訓練，也希望以後可以找園藝相關的工作。訪談接近尾聲，他總結了自己的經歷：「我現在比較可以感受到生命了，也比較不會覺得五感負荷過重。」

綠色空間的「利社會」效果

法蘭西斯參與的社區園藝計畫和其他類似的計畫，可以帶來許多不同的療癒效果：在花園活動有舒壓效果，參與者和植物、和其他人建立關係，也對他們有不少好處。最重要的是，對法蘭西斯這樣退縮在家中的人來說，園藝工作能提供複雜的環境刺激，促進大腦的活動。

大鼠的神經系統和人類相似，而經過數十年的動物實驗，神經科學家發現大鼠在所謂豐富的環境中生長時，無論是健康、抗壓性或學習能力都優於成長環境沒那麼豐富的大鼠。從生長環境豐富的大鼠大腦看來，牠們的神經發生程度較高，腦源性神經營養因子的分泌量較高，而且負責學習與記憶的海馬迴齒狀迴中，神經元數量是其他大鼠的兩倍。

豐富版的鼠籠裡，通常會有跑輪、一顆球、一條通道、一個梯子和一個小水池，也就是給老鼠的遊樂場。籠子裡不同形式的刺激，能促進大鼠的探尋與探索行為。對照組大鼠則住在基本版籠子裡，裡頭只有食物和水。直到近期，關於豐富環境對大腦的影響研究，都沒有涉及「自然形式」的豐富度，但里奇蒙大學行為科學教授凱莉・蘭伯特（Kelly Lambert）改變了這方面的研究，她決定新增第三種鼠籠，裡頭有土壤和樹枝、斷枝與空心圓木等植物物質。

大鼠是夜行性動物，所以研究者在牠們看不見的一種紅光下觀察大鼠行為。隔天，蘭伯特回顧昨晚的錄影時，看到她預期的狀況。照她的話來說，住在相對空空蕩蕩的基本版籠子裡的大鼠和殭屍一樣，幾乎沒有互動；住在人工豐富籠裡的大鼠比較活躍，也比較多社交互動。觀察自然豐富籠裡的大鼠時，蘭伯特幾乎不敢相信自己的眼睛——她驚訝地把助理也叫了過來，一起看影片。養在實驗室裡的大鼠已經好幾個世代沒接觸自然環境了，研究者以為比起樹枝與土壤，牠們會比較喜歡塑膠玩具，沒想到牠們身在籠子裡那小小的自然空間裡，卻是研究團隊見過最興奮、最活躍的一群實驗室大鼠。自然豐富組在籠子裡玩耍、挖土，明顯玩得不亦樂乎，而且彼此的交流與互動也友善得多。

那次實驗的結果實在太驚人了，蘭伯特的團隊又進行第二次，這次把時間拉長到十六週。這次，蘭伯特同樣比較了「城市老鼠」與「鄉下老鼠」的表現，並和住在基本鼠籠裡的大鼠對比。兩組的生化檢驗結果差異不大，但都優於未受刺激的老鼠，不過「鄉下老鼠」體內的去氫皮質酮（ＤＨＥＡ）激素與皮質酮比例較健康。不過，在行為分析時，研究團隊明顯看到「鄉下老鼠」的表現較佳——相比「城市老鼠」，牠們對壓力的耐性較高，探索的時間較長，在測驗中表現得比較有毅力，和其他大鼠的社交互動也比較多。

蘭伯特雖然叫牠們「城市老鼠」與「鄉下老鼠」，實際上她並沒有放牠們自由，後者得到的並不是鄉村環境，而比較像是花園。這場實驗令人驚訝的地方是，研究者花了數十年探討豐富環境對大鼠的影響，卻很少研究自然與人工刺激的差異。從蘭伯特的實驗看來，大鼠和自然元素接觸時，神經系統受到的刺激超過人工元素造成的刺激，大鼠也感受到兩者之間的差異了。蘭伯特的實驗顯示出大鼠版的「親生命」特質。

環境豐富對生物造成的影響，也是十九世紀人們罹患「神經衰弱」時，「去西部」療法比「靜養」療法成功的一大理由。今天，我們生活在與自然分離的時代，是人類從古至今最極端的分離狀況。城市發展讓我們遠離自然，而且除此之外，現代科技與隨處可見的螢幕文化，也讓人與人之間的距離越來越遠了。在世界上某些地區，人們幾乎不會去戶外。舉例來說，調查顯示美國人平均有九三％的時間都在室內環境中度過，不然就是坐在封閉的交通工具裡。

常識告訴我們，新鮮空氣、陽光、運動與安靜的綠色空間，對都市居民的健康有益，但我們已經離這些元素太過遙遠，現在還得用科學證明它們對自己有效才願意相信。但是，綠色空間有種好處不是常識能告訴我們的——綠色空間的「利社會」效果。蘭伯特在實驗中發現，「鄉下老鼠」比較常互相理毛，互動也比較友善。郭與沙利文也在芝加哥社會住宅研究中發現，綠色空間能強化社會網絡。在都市生活中，這也許是大自然對我們最深切的效果之一。簡而言之，在有植物、有樹木的環境中，人們表現得比較好，也比較能和其他人建立連結。

有人在實驗室裡證明了綠色植物對人類的社交影響。一份研究顯示：和室內植物共處一室或看著自然景觀——而不是都市景觀時，人們往往會做出比較慷慨大方的決定，也比較願意信任他人。而且越是沉浸在自然景觀中，效果就越強。還有一場研究是在韓國進行，研究者透過fMRI，發現令人愉悅的自然景觀能活化大腦和產生同情感受相關的區域。研究團隊在造影過後，請受試者接受心理測試，測試結果也顯示，這些看了自然景觀的人表現得更大方。這些實驗告訴我們，當我們感覺自己處在自然豐富的環境裡，就會比較願意相信別人，也比較願意對別人慷慨大方。

我們生活在都市裡，時時面對大批人潮，這對我們信任他人、同情他人的能力構成一大挑戰。都市環境會讓我們對別人冷漠與猜忌別人，環境帶出了有助於個體生存的本能，我們的思想也會跟著變得自私自利。然而，在自然環境中，我們的表現就不一樣了——自然環境能讓我們感到和周遭世界有更強的連結，那就像是戴上度數不同的眼鏡一樣，讓我們用稍微不同的眼光看世界，而且這裡說的「世界」不限於樹木與綠色植物，還包括其他人。

樹木、公園與花園會潛移默化地影響我們，讓我們的態度變得溫和，每個人都會在大自然的影響下變得更有同情心、更願意和其他人建立連結。

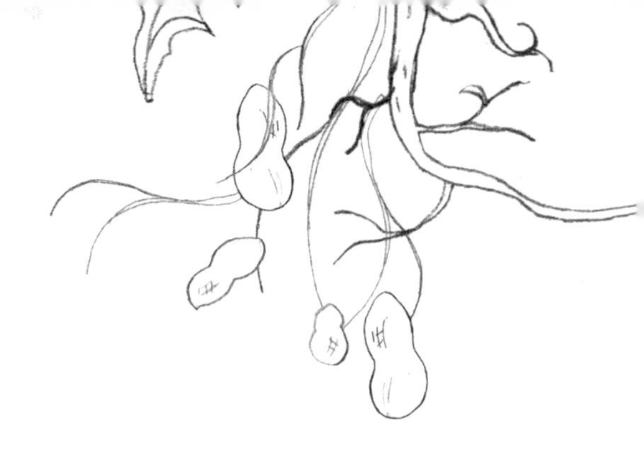

第六章

根

我難道不該擁有大地的智慧？
我自己難道不是部分由樹葉與腐植土組成的？

——梭羅

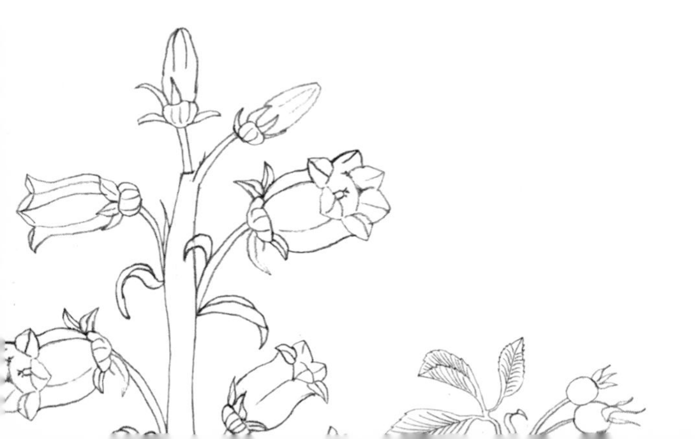

菜圃生產出的第一批蔬果，當然該現採現吃。用花園裡的水龍頭稍微沖洗一下，就可以嘗到最美味的胡蘿蔔。仍帶有土壤溫暖的白蘿蔔，最是辛辣卻也最柔和。如果一面分種菜苗一面咀嚼芝麻菜嫩葉，會發現它萬分多汁，小蠶豆的誘惑更是難以抗拒——何必等它們熟了再拿去烹煮呢？趁毛茸茸的小豆筴還沒熟，把它們摘下來，不就能嘗到最新鮮的蠶豆了嗎？

我們菜園門邊有一小片酸模菜，種在堆高菜圃的一個石塊角落，那是我多年前種下的。以前每到夏初，我就會看到孩子們窩在酸模菜圃裡，像兔子似地蹲在那裡吃菜，爲它的滋味感到興奮不已。嫩酸模葉就和冰凍果子露一樣美味，檸檬般的酸味在嘴裡爆發，生津止渴的效果絕佳。我每年會採幾次酸模葉回去煮湯或調製醬料，不過有時候也會像小孩子一樣，爲了那刺激的味道走進菜園。

就算是雜草，也有它們的用處。我每年春天會採新長出來的一批蕁麻回去煮湯，再摘一些紅濱藜葉加在沙拉裡。除了雜草以外，花園裡還有一些是我多年前種下的植物，後來在花圃裡自由自在地繁衍、生長，像是我每年夏天摘採的旱金蓮與金盞花，其紅色與橘色的花瓣都可以食用，很適合用來裝飾各種菜餚。

採集時，你會發現花園裡存在無限的可能性，其中我最愛的一種植物是野草莓。這些小小的高山莓果進不了廚房，更沒機會被放上餐盤。夏天在花園工作時，我會四處尋找它們的蹤影，在其他植物的枝葉間摸索，看看能不能找到它們寶石般的深紅色果實。它們複雜而鮮美的滋味令人難以忘懷——甜蜜卻又刺激，同時帶有花香與果香，新鮮的同時也有種熟悉的味道。

我們能透過園藝工作，爲自己創造形形色色的環境，其中一種就是家裡的小採集園。去園子裡採果子、花果與其他花園作物時，我們對獎勵的期待會刺激大腦釋放多巴胺，這也是舊石器時代驅使我們祖先走出山洞的動力。

「在花園裡採集植物」這句話聽起來有點矛盾，但無論是什麼樣的花園，都必然混有一些野生植物。即使在小小一片花圃或菜圃裡，漫無目的地探索與找尋新事物，感覺也比較像採集，而不是收成。那麼，我們的遠祖最初是怎麼開始耕種作物的呢？我們可以從採集與園藝之間的重疊區，回顧一切的初始。只要探索人類史前時代的這個階段，就能學到園藝在人類腦中的起源。

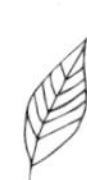

人類播下的第一顆種子

人類最初嘗試栽種植物是發生在史前時代，所以相關研究並不好做。花園不像工具、雕刻與其他文物，幾乎沒有留下任何痕跡，大部分的證據都消失在大自然的回收再利用與再生循環之中——話雖如此，近年的土壤與植物分析技術有了進步，我們漸漸找到十分有趣的線索。

相較於園藝，農耕的起源就比較容易研究了，作物馴化過程中的基因變化顯示，最初的農耕發生在大約一萬兩千年前的肥沃月彎——中東與近東地區的一片區域。在過去，人們以爲農耕技術就像一種新發明，是從肥沃月彎擴散出去的，但我們現在知道，農耕活動還在中國、中美洲等另外十個地區獨立發展。

人類的這個史前時代被稱爲「新石器時代」，由權威考古學家戈登·柴爾德在將近一百年前取名。之所以這樣命名，是因爲農業活動帶來一系列影響深遠的社經變化。人類轉而從事農耕，可能是因爲氣候變遷導致糧食資源減少，採集狩獵者過去也可能得到了一些散播種子的經驗。在食物短缺的情況下，他們迫不得已，只能開始耕地。

如果把重點放在主要農作物上，也許會認爲人們是先從事農耕，才開始照顧花園與進行其他非必要的植物栽培。然而，採集狩獵者當初學到的播種技術，不可能一口氣種出大片大片的作物，想必是先學會照料小塊小塊的土地。而且，再考慮從播種到結果有段時間的延遲，最先栽種植物的採集狩獵者，很可能不是爲了生存而從事園藝活動。

柴爾德寫了本頗受歡迎的書《人類自創》（*Man Makes Himself*），他在書中把栽種植物的技術描寫成科學般的創新，是這項創新允許人類掌控自然。他雖然承認人類可能是先進行小規模園藝栽種，才開始大規模農耕，卻還是將最早期的園藝視爲「偶然」事件。

照柴爾德的說法，園藝和農耕不同，這是女人負責的領域，男人則負責「逐獵這門正經工作」。女性採集狩獵者就算要栽種植物，也是和養育小孩、採集食物與料理食物等工作一起完成，使用挖土棒挖掘可食用的根莖植物，同時翻動土壤。這些原始花園雖小，卻絕不是「偶然」，它們象徵人類與植物關係的重大轉變。

史前採集狩獵耕作營

我們現在知道，新石器時代初期發生的事並不是革命，而是人類與植物之間的關係逐漸發展的結果。倫敦大學考古植物學教授多利恩．富勒（Dorian Fuller）表示，最早期的農耕奠基於「舊石器時代晚期，發展出照顧植物的群體記憶與深層文化傳統」。根據富勒的說法，採集狩獵者就算沒有主動栽培植物，民族誌學上的證據也顯示，他們都明白植物是如何繁衍的。

富勒是研究中國農耕起源的專家。他解釋道，最早期的花園不是用來栽種食用作物的，而是種植「高價食物」。他認爲這些特意栽培的植物，會在宴會或特殊的時候食用。換句話說，栽種這些作物的動機，可能和社會儀式與社會地位脫不了關係。相較於農耕時代大片的單一作物，農耕時代前的花園非常多樣化，種有供不同時節使用的各種植物。

世界各地栽種的植物當然不同，但人們最先開始栽培的，一般會是特別有價値或稀有的植物，包括各種非食用植物，例如藥草、迷幻藥，以及香草、辛香料、染料植物與纖維植物。舉例來說，以前很多人種植葫蘆藤，是為了把葫蘆當容器與樂器使用，它和無花果同樣是最早被馴化的植物之一。在墨西哥，我們能看見特殊植物遠在主要作物之前被人栽培的紀錄——早在玉米、黍與莧菜籽等主要作物被馴化的好幾千年前，就有人馴化了辣椒、酪梨、豆子與好幾種小南瓜，還有山欖等幾種果樹。

考古學家安德魯．謝拉特（Andrew Sherratt）以非常合理的論點，反轉了一般關於植物栽培的說法。他認為，帶領人們從園藝走向農藝的那條路，一開始是為了栽種奢侈品，最後才開始培植日用品。既然最初是為了種植能豐富生活的植物，那打從一開始，園藝就是一種文化的表現形式。

還有越來越多證據顯示，許多採集狩獵部落並沒有我們以前想的那麼常流浪，而且帶著種子上路也不是什麼難事。如果部落每一季遷移到不同的營地，完全可以栽種生長速度快的一年生植物。在採集區物產夠豐富的時候，部落甚至可以停留更久。從這些證據看來，人類開始小規模耕種並不是因為食物匱乏，反而是因為食物充足——部落可能會在湖泊、沼澤或河流邊暫居，那裡有充足的水源與肥沃的土壤，假如氣候溫暖又穩定，周遭環境富含自然資源，人們當然有時間與機會做耕種的實驗。

「奧哈洛二」（Ohalo II）史前採集狩獵營地就是這樣的地方。它位在加利利海底，遺址在水下保存得相當好。大約在西元前兩萬三千年，有一小群人在岸邊搭建了六間小屋，在這裡過群居生活。遺址附近還有超過一百四十種植物的微量殘骸，可見奧哈洛二的居民有採集習慣。一支以色列考古團隊進行了更深入的分析，發現這個群落的居民還栽種了各種食用植物，其中包括豌豆、扁豆、無花果、葡萄、杏仁、橄欖與二粒麥（emmer wheat）。此遺址的栽種痕跡年代很早，比肥沃月彎早了大約一萬一千年。

比起採集狩獵，這群人的生活方式更應該稱爲「採集狩獵耕作」，他們不但同時進行採集與栽種植物兩份工作，有時甚至把兩者合而爲一。採集狩獵者不是在有資源時採集食物而已，而是開始進行形形色色的主動採集或「管理式採集」。他們開始挑掉自己不要的植物，爲希望能茂盛生長的植物清出空間，並開闢更多適合栽種植物的土地。其實，採集與耕作之間並不存在清楚的分界線。就像美國人類學家布魯斯・D・史密斯（Bruce D. Smith）寫的那樣，兩者之間存在「廣大且多樣的中間地帶」。

現在認爲，地球上最早期的園藝活動出現在東南亞的熱帶樹林裡。研究者分析了婆羅洲雨林的土壤與降雨規律之後，發現五萬三千年前（上一次冰河時期），當地居民就已經懂得用火耕，還有清出讓陽光灑落的空間了。在演化過程中，人腦開始注意大自然的變化規律，也有人開始模仿大自然。雨林住民也許就是看到雷擊造成森林火災後，燒焦的土地長出了新的一片嫩芽。是大自然創造了最初的「花園」，並在過程中將開拓與栽種花園的模式教給了人類。隨著樹林裡的園藝活動發展起來，人們開始用其他方式塑造環境，包括引水、除草、施肥與移植樹苗。栽培植物就等同「教化」野外環境，促進環境中有助於生命與生長的要素，我們甚至可以說，這是文化的根源……畢竟「文化」（culture）的英文字義，正是出自耕作土地、栽種與照料植物的行爲。

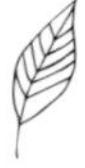

園丁帽貝

我們想像中的大自然往往受獵食關係主宰，但其實自然世界還存在各種合作關係，其中有一些很像是栽培與耕作。所有物種都會在自己的環境裡建立生態學家所謂的「生態位」（niche），這是每種生物存活所須的一席之地，而不同生物的生態位，可能會對附近其他生物造成破壞性或建設性的影響。如果兩種不同的物種在演化過程中合作，可能會建立互助互益或共生的關係，這就是所謂的共同演化。

以南非西開普省居住在岩石水塘中的長刺帽貝（long-spined limpet）爲例，這種貝類和其他帽貝不一樣，牠們會自主管理覓食地區，每一隻帽貝都會照顧自己的疣狀褐殼藻（Ralfsia verrucosa）「花園」。

帽貝是怎麼整理花園的呢？首先，牠會清出一塊空間——用牠銼刀般強而有力的舌頭，把岩石上一塊空間舔乾淨。接著，疣狀褐殼藻開始在岩石表面生長後，帽貝會清掉其他長得較快、牠們較不想栽培的藻類。過不久，每隻帽貝就都有了一小塊自己可愛又營養的地盤。牠們的排泄物會成為肥料，其貯存後在殼下釋放的水，也能幫助藻類保溼，不至於在退潮時枯死。帽貝透過這些方式維護褐藻花園並持續除草，確保一切維持在最佳狀態。關鍵的是，帽貝會一條一條「割」去花園草坪，其食用褐藻的速度也不會快過它長回來的速度，這是生物學家所謂的「精明啃食」（prudent grazing）。

這些帽貝的褐藻園裡應該放「勿踩草皮」的告示，因為牠們絕不會讓其他帽貝踩上自己的疣狀褐殼藻，更不用說是啃食自己辛苦栽培的褐藻了。其他種類的帽貝大多沒有地盤意識，會四處覓食，如果牠們膽敢入侵長刺帽貝的地盤，就會被主人轟出去。在沒有帽貝保護的情況下，疣狀褐殼藻無法長久存活，可能會被其他覓食的帽貝啃噬殆盡，也可能被長得更快、更好的藻類淹沒。簡單來說，帽貝和褐藻這兩種生物是以一種永續的方式共同生存。

螞蟻也是特別擅長和其他生物共生的物種，其中好幾種共生關係可能都有數百萬年的歷史。切葉蟻會在地底下培養真菌花園。近年還有科學家發現，斐濟有種螞蟻會培育穗鱗木種子（Squamellaria）與其他水果。由於螞蟻族群有龐大的勞力，能從事類似農耕的活動，而切葉蟻栽培的真菌就和被人類馴化的作物一樣，只有在螞蟻的幫助下才有辦法生長。

除了「農耕」螞蟻與「園丁」帽貝以外，還有一些品種的白蟻與甲蟲會「培育」植物，甚至還有一種蚯蚓會播種。然而，在哺乳動物之中，就只有我們智人懂得栽種植物，我們就是園丁猿猴。

廢物堆花園

無論人類文化在促進耕作活動的過程中扮演什麼角色，大自然的戲分無疑也相當重要。考古學家肯特·佛蘭內利（Kent Flannery）寫道，耕作的起源牽扯到「人類有意的行為，以及背後一系列的生態與環境原則」。佛蘭內利在芝加哥大學進行研究，專精的領域是墨西哥史前人類，他上面這段話點明了與人類的關係中，植物扮演的角色，尤其是它們以突變與雜交方式對人類干預做出反應的能力。

採集狩獵者是怎麼在原本的生態位中，發展出培育花園的習慣呢？人們提出了兩種迥異的說法：一種將花園當成史前人類處理廢物的方法，另一種則將花園當做意料之外的儀式結果。

「廢物堆理論」最早在一九五〇年代由美國民族植物學家埃德加·安德森（Edgar Anderson）提出。他認為，採集狩獵者在一個地點待得夠久，就會受惠於垃圾堆中長出來的植物——畢竟要讓種子與糞便化為食物，垃圾堆是最適合的煉金場所了。安德森注意到，世界上許多地區，人類最早栽培的植物都是瓜類、南瓜、莧菜籽與豆類，這些植物都能輕鬆地在廢物堆中生根發芽。另外，他也認為考古學家都低估了這些植物在文化發展方面的重要性，畢竟相較於小麥與稻米，瓜類、豆類等都被視爲「不起眼」的植物。

此外，被清空的土地也是適合植物入住的地方。研究者認爲，採集狩獵者營地種植的一些植物，應該都是有精神藥物功能的植物，例如菸草、莨菪與罌粟，它們也很可能因此得以和人類建立更親密的關係。此外，很多在廢物堆中「無意間」長出來的花園，會出現在自然狀態下不會一同生長的植物。安德森認爲，這就是爲什麼廢物堆能成爲植物雜交與繁殖的大熔爐。無論廢物堆花園最後長出什麼植物，最受保護的想必是人類最想栽培的那幾種，而這就是最早期的家庭花園，又稱「門階花園」（doorstep garden）。

安德森關於花園起源的理論被廣爲接受，在生物學上也很合理。不過二十世紀時，美國有另一位民族植物學家查爾斯．海瑟（Charles Heiser），提出了較鮮爲人知的理論，試圖說明另一種花園的由來。

每年第一批草木結果時，我們會發現自己對大地的依賴。少了大地，我們就沒了養分來源。傳統上，果實出現時——或者說「再出現」，人們會歡慶與祭祀，最早記錄下來的幾種儀式中，就包括果實剛出現時的儀式，而且世界各地大部分的文化都有類似的慶典。海瑟觀察到這類儀式的普遍性，認爲這代表與果實相關的儀式比我們想像中古老許多。

民族誌學紀錄顯示，一些採集狩獵部落會把第一批果實當做給神明的供品，有時則將一部分的種子埋回土裡，並用石頭標記位置。海瑟猜測，史前時代的人類進行這類儀式時，被散播或掩埋的種子會長成意料之外的花園。如此看來，最初的種植行爲與最初的神聖花園，可能是同時出現的。

隨著海瑟的理論往下想，我們能一窺採集狩獵者的內心。這也提醒我們，環境不僅是我們身體的家，還可以是心靈的家園。無論是多久以前的神話或宗教，都可以找到花園的蹤影，而且花園往往在神話故事中扮演重要角色。古時的紀錄也顯示，每一座廟宇神殿都附有自己的花園。人們通常認爲是園藝栽培先出現，才衍生出耕作相關的信仰與儀式，但海瑟的理論顛覆了這種說法。他在一九八〇年代提出這個理論，在那之後，儀式在人類文化演化上扮演的角色，成了我們認識史前時代的核心觀念之一。既然我們相信儀式對藝術的起源有如此重大的貢獻，那它們爲什麼不能是園藝栽培的起源？不過，就如海瑟所說，這是我們無法得到確切答案，只能多加揣測的謎題。

花園巫師

採集狩獵者的世界，是生機蓬勃的世界，大自然的所有面向都帶有自己特殊的能量與精神，日常生活中也存在神聖性，而儀式則是人類和精神世界象徵性的互動，採集狩獵者在崇敬大地的同時試圖影響它。儀式能爲感覺不確定或不穩定的情境帶來條理感，也能舒緩焦慮、肯定共同的價值觀，並增進團體情誼。研究者認爲，以史前人類而言，儀式在採集狩獵者文化扮演重要的角色，它們能維繫社會凝聚力，讓團體與部落成功地運作下去。

研究儀式的關鍵作品之一，是人類學巨擘布朗尼斯勞．馬凌諾斯基（Bronislaw Malinowski）在將近一百年前寫的。一戰期間，他在巴布亞紐幾內亞偏遠的特羅布里恩群島住了幾年，寫了三本書來形容這個即將消失的世界，其中的《珊瑚園及其魔法》（*Coral Gardens and Their Magic*）完全在描述當地人的園藝活動。

特羅布里恩島的島民有歷史悠久的捕魚傳統，但馬凌諾斯基認爲他們「主要」是園藝師。雖然領頭的是男人，但島民會一家人一同照顧花園。馬凌諾斯基也觀察到，他們十分享受「挖掘土壤、翻動土壤、種下種子、看著植物成長、成熟與結果」的過程。他們的社群生活以花園爲中心，而花園做爲衆人自尊與野心的來源，導致島民「意外地注重園藝的美學」。

特羅布里恩人已經是知識淵博的園藝家了，但他們還是無所不用其極地努力確保植物長得好，也認爲要讓花園茂盛繁榮，就非得使用魔法不可。

島上每個村落都有村長，又稱「土沃西」（towosi），同時兼具「花園巫師」的身分。土沃西負責主持栽培曆上的重大儀式，其中有些需要將食物供給神靈，有些則由巫師用神聖的挖土棒敲地，而幾乎所有儀式中，人們都會念誦聽起來像詩文或詩歌的魔咒。馬凌諾斯基所謂「生長的魔法」感覺和我們的世界非常遙遠，但也許我們談到「綠手指」時，也存在一丁點對魔法的信仰，畢竟栽培植物這份工作總是帶有一些神祕感。

花園的美學特質是特羅布里恩魔法的本質，島民相信，只有外表好看的花園才長得好。他們格狀栽種山藥塊莖，無比小心地將菜圃與山藥藤生長用的直竿對齊。馬凌諾斯基將他們的花園形容爲「藝術作品」，人類學家阿爾弗雷德．格爾（Alfred Gell）則更深入闡述這個想法。

格爾觀察到：「我們可以將特羅布里恩人四角形的花園想成藝術家的畫布，他們透過某些超乎我們直覺想像的神祕過程，讓畫布上長了些神祕的形體。」他認爲，特羅布里恩人花費大量心血，小心翼翼地將藤蔓纏上直竿，這些原則就和歐洲正式花園裡經過修剪的裝飾用樹木一樣「具有美感」。從格爾與馬凌諾斯基的觀察，我們可以猜想到，最早期的美學園藝活動，可能和儀式有密切的關係。

特羅布里恩文化中，人類與植物有緊密的連結，他們認爲執掌人類聲譽與植物再生的是同樣的神靈，所以會平等看待這兩件事。種下第一顆山藥時，他們會念誦助於成長的咒語，其中最後一段的意思是：「我花園的腹部躺下，我花園的腹部脹大，我花園的腹部有了孩子而脹大。」而在接下來幾個月，花園的確「脹大」了，每一顆迅速生長的山藥土堆上方都隆起。其他栽種山藥的文化，也存在象徵性的懷孕一說。其中一些文化更將人們把山藥埋在土裡，指爲將山藥「父親」插入大地，過一段時間後，「母親」之地會產出新一代的山藥。

以現代人類爲中心的觀念而言，這並不算是擬人化——植物像人，是因爲人像植物，都屬於同樣的大自然，受共同的特質相繫相聯。這不是巴布亞紐幾內亞人獨特的想法，亞馬遜河上游的阿曲瓦部落（Achuar）也有類似的觀念，他們甚至更進一步把自己栽種的植物比喻成人：阿曲瓦女性有兩組孩子，一組是自己親生的小孩，另一組則是她照顧的植物。這個地處偏遠的採集狩獵者部落有著歷史悠久的耕作傳統。一九七〇年代中期，人類學家菲利普·德斯科拉（Philippe Descola）與妻子安妮－克莉絲汀·泰勒（Anne-Christine Taylor）住在這個部落裡好幾年，觀察他們的生活。阿曲瓦人的花園和特羅布里恩人的花園不太一樣，阿曲瓦花園是私人空間，一般情況下，男人不准進入花園，德斯科拉只能仰賴妻子完成大部分的耕作。

每一座花園的邊界都種著香蕉樹，而女性族人會在區隔出來的空間內栽種木薯、山藥、芋頭等主要根莖類作物，以及一些果樹與形形色色的藥用植物。阿曲瓦女性大多是技藝高超的園藝師，通常會在原地栽種大約一百種不同品種的植物，有些是經過馴化的植物，有些是野生種。她們用以維護大花園的工具就只有小開山刀和挖土棒。而阿曲瓦人和特羅布里恩人一樣，十分在意自家花園的視覺美感。對阿曲瓦女人來說，把花園裡的雜草除得乾乾淨淨是值得驕傲的一件事。根據德斯科拉的描述，花園裡的植物「依照各自的特性栽種在菜圃裡，菜圃之間隔著沙地小徑，沙子像日式庭園裡的沙地一樣被小心翼翼地鏟過」。

此外，阿曲瓦人也同樣相信花園魔法，認爲一個人如果想成爲優秀的園藝師，就必須學會許多名爲「阿能特」（anent）的魔法歌謠。這些是耕作過程的重要環節，女人會一面工作，一面唸誦魔法歌曲。許多阿能特歌曲的溝通對象都是名爲「能庫伊」（Nunkui）的神靈。根據阿曲瓦神話，能庫伊是所有栽種植物之母，居住在土壤裡。花園與叢林雖然界線分明，阿曲瓦人還是把兩者視爲連續的存在。在他們看來，森林深處生長的野生植物屬於不同類型的花園，由能庫伊的兄弟——夏卡因（Shakaim）——耕種與照料。

植物個體被阿曲瓦人賦予類似靈魂的神識，他們也認爲不同品種都有其特質。栽種樹薯時，阿曲瓦人會進行各種儀式，因爲樹薯和花園裡其他植物不同，有陰邪的特性。種植樹薯時，人類和它們達成一種交易——樹薯允許人類食用自己，但前提是人類負責確保樹薯的後代能繁殖下去。女人對植物唱歌時，就是藉助了能庫伊的生長力量。在樹薯的祈願歌中，也一再重複這段話：「我身爲能庫伊的女人，總是召來滋養之力。」如德斯科拉所述，阿曲瓦女性的園藝工作「可以被視爲每日重複的創造之舉，在她們每天的儀式中，能庫伊產下了她們耕作的植物」。

德斯科拉所謂的「園藝母性」（horticultural mothering）是一種雙向關係。女人在照顧花園的同時，也會在花園的庇護中找到對自己的一種照顧。阿曲瓦人不讚許人們在公共場合表現自己的情緒，但是在花園裡，女性能安心地表現出心中的傷痛、難過與快樂。在準備分娩時，女人也會前往花園。那是迎接新生命的地方，也是保護與滋養新生命的地方。更重要的是，女人相信在花園裡，她們能藉助能庫伊創造生命的力量，平安生下小孩。

與植物的協和關係

在我們現代人看來，社會受限於人類世界。不過對採集狩獵者來說，社會並沒有那麼狹隘——在他們看來，社會、自然與精神世界並非互不相干的領域，而是一個世界的不同部分。心理學家尼古拉斯．漢弗萊在研究人類意識的演化時，提出一種說法：智人演化的過程中，影響最深的是我們的社會智力。他認爲，我們天生習慣把「非社會的事物帶入社會」，而發展耕作行爲初期，人類想必也深深仰賴了這種天性。照顧植物時，人們必須和植物成長與發育時的需求達成協和關係，這是一種給予與獲取的過程，而這個過程的根基是漢弗萊所謂的「簡單社會關係」。

多虧了我們的採集狩獵者祖先，人腦天生能和大自然建立親密的關係。我們不能說園藝技能寫在人類DNA裡，但我們和植物的連結無疑內建在我們的遺傳物質中，因爲人類遠祖就是靠這種連結生存下來的。所以，人類和植物之間存在深深的密切關係，我們也傾向去理解它們的習性與特性。我們發展出的耕作行爲，就是以這些技能爲根本，並結合了人類照顧事物的本能，而這正是人類這個物種的獨特之處：我們願意分享食物、照料病人，做到其他靈長類動物無法達到的程度。不過，在探索史前人類的發展時，研究者往往著重人類高人一等的智力與技術——事實上，應該是照顧者角色變換，塑造了早期人類與植物的關係。

人類學家蒂姆．英戈德（Tim Ingold）表示，我們無法製造或生產大地的果實，只能為植物提供合適的生長條件；他也認為，採集狩獵者的信念反映了這樣的現實。栽種植物、畜養動物，其實和撫養小孩這份工作差異不大。「照顧環境，」英戈德寫道，「就和照顧其他人一樣，你必須親自動手、深深投入感情，而且不只是內心或身體的投入，更是完整、未分割的自己。」但我們可以看到，西方文化的主軸並不是照顧，而是人類對自然的掌控。

殖民改變的生態

人類殖民史上，殖民者一次次帶著征服與宰制自然的想法，去到遙遠的新土地，卻一直沒意識到用古老的方式和大地建立連結，是多麼有價值的一件事。

一八四三年發生的事就是其中一個例子：英國出身的探險者詹姆斯．杜格拉斯（James Douglas）在北美洲西北岸的溫哥華島南岸登陸，他受僱於哈德遜灣公司，負責尋找可以開墾為農地的一片土地，並在附近設立交易站。相較於附近海岸「沉悶的荒蕪」與不宜人居的茂密針葉林，杜格拉斯認為溫哥華南岸是「完美的伊甸園」。他走在原野中，古老的俄州白櫟樹生長在藍色花海之中，數以百萬計的蝴蝶在空中飛舞。原野上有形形色色的花朵，其中包括幾個品種的百合花，不過當地密集生長的大小霞花賦予花海鮮豔的色彩，令杜格拉斯久久難忘。

杜格拉斯錯了，這並不是渺無人煙的「伊甸園」，而是英屬哥倫比亞海岸薩利希語族肋筐恩人（Lekwungen）的家園，他們已經在這片海岸採集與狩獵數千年了。肋筐恩人夏季住在季節性營地，冬季則住在永久的村莊，主要食物是鮭魚、根莖與莓果。男人外出漁獵時，女人會採集各式各樣的植物，包括馬尾草、蕨類、印度芹菜與三葉草，也會蒐集水果與堅果，還把霞花與百合花可食用的鱗莖挖出來吃。杜格拉斯以勘探者的眼光眺望這片土地，把肋筐恩人的採集地當成了「未開墾的荒地」。

肋筐恩人和早期的過客交流後，學會在霞花原地下潮溼的土裡栽種馬鈴薯，這很明顯是經過人為栽植的土地，但杜格拉斯根本沒想到，這一大片鮮豔的藍紫色花卉與壯麗樹木生長的原野，可能是人力種出來的。其實，在肋筐恩人心目中，這是片神聖的原野，每塊地都是一片花園，每個家族都照顧各自的土地，而每座花園都是一代代母傳女延續下來的。

霞花是一種野生的風信子，它們高高的尖穗在每年五、六月開花。每到這個時節，肋筐恩家族便會架起營地。民族誌學研究顯示，肋筐恩人的季節性聚會，是親友重聚的重要時節，他們會以歌唱與閒話家常的方式慶祝歡聚，而花海之美想必也為他們貢獻了一些快樂。肋筐恩女性白天用挖土棒翻動土壤、拔除入侵的植物與移除石塊，還會採收比較大的霞花鱗莖，把較小的鱗莖重新種回土裡，更移植「野生」霞花來彌補花園裡的不足。她們雖然會種植霞花，卻一定會移除一種外貌和霞花非常像卻含有劇毒的植物——毒棋盤花（death camas）。其鱗莖、葉片與其他各部位都有毒，只有在開花時才看得出差別，如果不慎吃下這種植物，很可能會死亡。

有時候，肋筐恩人會用海草覆蓋剛挖好的花圃，以此改善土質，他們也會在秋季放火燒地，讓土壤變得更豐富營養。季節性放火能燒掉花園裡的矮樹叢，以免霞花的生長空間被占據，也可以不讓針葉樹進犯，給俄州白櫟樹生長空間，高溫更能幫助這種稀有櫟樹的果實發芽。

肋筐恩人採收的霞花鱗莖長得像小洋蔥。他們會把鱗莖放在大鍋裡熬煮好幾個鐘頭，或放在土窯裡烤上好幾天，直到鱗莖變得又軟又甜、看起來像栗子，據說滋味類似烤西洋梨。煮熟後的鱗莖可以現吃，也可以晒乾當冬天的存糧。如果栽種霞花是為了攝取它們鱗莖所含的碳水化合物，肋筐恩人倒是可以完全放棄霞花，只種較容易栽培的馬鈴薯，而且做為澱粉來源，馬鈴薯也穩定得多。但是，照顧霞花原已是深埋在肋筐恩文化的傳統，他們也把霞花鱗莖視為珍饈美饌。

杜格拉斯到來之後一年，新住民禁止肋筐恩人焚燒原野。生態圈之中，人類與植物的平衡變了，霞花很快被迅速生長的矮樹叢淹沒，俄州白櫟數量也漸少。一些原野被開墾後用來種植大麥、燕麥或小麥，有些地方則用來畜養牛、羊與豬，還有一些地方被用來當成哈德遜灣公司的建地。杜格拉斯認定這個地區「自然」生長的原野，在春季百花盛開，就表示這片土地適合農耕，但他沒料到這裡的土壤留不住水分與養分，夏季也很少降雨。這片海岸的地中海型氣候不適合耕種大麥等作物，導致許多新住民農田的收成都不好。

殖民者把霞花鱗莖運到北美洲其他地區與英格蘭。不過人們將霞花種在花園裡，不是爲了吃它們的鱗莖，而是做裝飾用。我們家花園也有種霞花，每年在春夏之際綻放兩、三週，每次看到它們凋謝，我都會很捨不得，因爲它們優雅的長花穗當眞是天堂樂土般的美麗藍色。

在被動物啃食或被人採收過後，很多植物都會長得更快、更好，這是動植物之間互相的關係——而觀察入微的採集狩獵者，不太可能沒注意到這個現象。肋筐恩人的原野花園，最初應該也是從簡單的採集地演變而來。他們挖出最大的鱗莖、埋回剩下的鱗莖，順便拔除有毒的毒棋盤花，這都能幫助霞花再生與茂盛生長。

二〇〇五年，英屬哥倫比亞維多利亞大學的研究者進行了一場實驗，探討傳統薩利希語族耕作方法對環境的影響。研究者標記了幾塊地就讓植物自然生長，模擬在野外生長的霞花原；另外幾塊土地則模仿海岸薩利希語族的季節性耕作，按不同的時節挖土、收成、移植與焚地。幾年過後，有人照顧的霞花長得旺盛許多，也長出了較大的鱗莖，證明了傳統耕作方法促進霞花生長的效果。

對大地的尊重

歐洲殖民者輕視了原住民的耕作模式，考古植物學家吉妮絲・瓊斯（Glynis Jones）以「農藝心態」一詞形容這些殖民者的態度。身為雪菲爾大學考古學教授，瓊斯以殖民者輕視傳統毛利花園的態度舉例。當初的歐洲殖民者認為毛利人花園是「原始的低科技農藝」，直到近年，研究者才發現毛利人的耕作技術是瓊斯所謂「成功的精耕細作」。

毛利人有悠久的園藝傳統，他們的祖先乘著小船從玻里尼西亞來到了紐西蘭，船上也帶了些到達新家園之後可以種在花園裡的植物。到了紐西蘭，他們發現當地氣候與玻里尼西亞差很多，於是很快學會用蘆葦與麥盧卡樹叢當圍籬，阻隔寒冷的南風，同時找尋最能曬到溫暖陽光的土地。毛利人不得不放棄香蕉、椰子與麵包果等傳統作物，但他們機智地利用擺在特定位置的扁平岩石加熱土壤，繼續栽種番薯。

毛利園藝師也用各種方式增添土壤的養分。他們把木炭與灰燼埋入土壤，還將貝殼、沙土與砂礫混入比較肥沃的土地。除了採集野生植物之外，他們還栽種了芋頭、山藥、瓜類與番薯，不過花園裡種的作物可不只這些，還有其他功能各異的植物，例如根部可以食用的澳洲朱蕉、果實可食用的卡拉卡樹、樹皮可以用來製布的構樹，以及用來裝飾矮樹叢的耀花豆等。結果，最初記錄毛利花園樣貌的歐洲殖民者，完全忽略了毛利人高超的園藝技巧。

此外，歐洲人也沒注意到，毛利人每年會在另外的小田地種下第一批番薯，而這對當地人而言具重要的文化意義。因為這些神聖花園生產的食物，並不是給人吃的。毛利人會舉行類似查爾斯·海瑟描述的第一批果實收成儀式，把這裡種出來的番薯留著獻祭給耕作之神朗高（Rongo）。對毛利人來說，耕種大地與宗教之間存在密切的關係；在殖民者眼中，這卻是令人生厭的巫術，畢竟歐洲人的教堂和大地分割，他們心目中的樂土也超越了塵世與自然。在歐洲殖民者看來，耕作大地是一種功利主義的活動，目標是經濟利益，而大地沒有什麼深層意義，不過是供他們利用的資源罷了。隨著自然世界世俗化，歐洲人越來越相信人類能控制大自然，也失去了對大地的尊重……直到今日，這份深深的誤解仍糾纏著我們。

背棄尊敬自然的理念

有一則古蘇美神話故事，講述了園藝這門藝術的由來、園藝師和大地神聖的關係以及背叛。這是五千年前的神話故事了，故事中的伊南娜女神司掌熱情、生殖與力量，和後來希臘神話中的阿芙蘿黛蒂與狄蜜特兩位女神有相似之處。

蘇美文明起源於肥沃月彎，那片肥沃的土地位在底格里斯河與幼發拉底河之間的氾濫平原，也就是今天的伊拉克南部。多虧了蘇美人進步的農耕技術，世界上最早期的城市就是在此誕生。他們還發展出最古老的文字，記載了最古老的神話傳說，其中一則是《園丁的不赦之罪》。

故事中的園丁角色，是最早被記錄在文學作品中的園藝師。一個名叫舒卡利圖達（Shukallituda）的男人爲了建造花園，努力和烈日與強風相抗。焚風將一陣陣風沙吹在他臉上，他再怎麼努力灌溉，植物還是會被烈日烤乾、枯萎。有一天，他抬眼望向「下方的土地」與「上方的土地」，看見一棵樹的樹蔭下，有些茂盛生長的植物。園丁發現，只要模仿大自然的「神聖法則」，他的花園就終於能繁榮地生長了。於是，他種下一些樹，爲花園裡的植物提供庇蔭。

有一天，伊南娜女神長時間在天地遊走後感到疲倦了，便在舒卡利圖達的花園裡躺下來休息，沉沉睡著了。舒卡利圖達在一旁偷看她休息，卻無法克制自己的性欲，趁女神熟睡時強暴了祂。伊南娜在黎明時醒過來，驚駭地發現自己被褻瀆了，立誓找到並懲罰那個強暴自己的凡人。舒卡利圖達逃離花園，躲進了城市，伊南娜找不到犯人，氣得對蘇美人降下三場災禍。她首先把水全都變成紅色，「用鮮血灌滿天下所有的水井，天下所有的果園與花園都浸滿了血」。第二場災禍是暴風與暴雨，但我們不知道第三場災禍是什麼，因爲記錄故事結尾的刻寫板遺失了。

對蘇美人來說，耕作土地和人類生育有象徵性的連結。他們相信，只有蘇美國王每年和伊南娜女神舉行儀式性的婚禮，土壤才會變得肥沃。其他幾篇古蘇美詩篇中也提到國王與女神神聖的結合，並形容爲充滿愛與溫柔的結合。伊南娜的第一任丈夫是杜穆濟王（King Dumuzi），在他向伊南娜求愛時，女神積極地回應：「我心愛的男人，犁我的女陰吧。」根據詩人的記述，在他們結束房事之後，杜穆濟躺著休息，「穀物在他身邊高高竄起，花園在他身邊茂盛生長」。

二〇〇三年伊拉克戰爭期間，美國的坦克車進入巴格達時，城裡爆發一波波掠奪事件，位於巴格達的伊拉克國家博物館遺失了一枚裝飾華美的古蘇美紋章，之後它就再也沒出現在世人眼前了。儘管如此，紋章上描繪的豐收慶典畫面仍存在照片中，那枚四千五百年前工匠精雕細琢的紋章上，男人們背著裝滿作物的籃子，獻給高坐在王座上的女神。蘇美人相信他們有服侍天神的責任，而仔細一看，會發現那位女神其實是坐在一名男子背上。這是古蘇美的第一批收成慶典，和蘇美人其他慶典一樣，象徵凡人與天神之間的承諾，以及承諾的更新。

然而，蘇美人雖然秉持這種信念，最後還是過度開發了他們的土地。《園丁的不赦之罪》中，凡人強暴了伊南娜女神，也就是強暴了大地；人類背棄了懷有尊敬之心的園藝理念，與自然的關係發生破壞性的變化。蘇美人知道土地必須休息，知道故事中疲倦的女神必須休眠，但還是一再掠奪土壤的資源，不休耕讓田地休息。他們的行爲造成了世界上第一次生態浩劫，最終也導致蘇美文明覆滅。伊南娜在故事中降下的災厄，和現實中發生的事件有點像——人們沒有好好照顧土地，導致土壤遭侵蝕，結果河水帶走了細微的耕土粉末，所以才呈紅色，沙塵暴也變得更加頻繁。此外，蘇美人過度灌溉田地，以致土壤表層形成白色的鹽殼，這也許是失落的刻寫板上的第三場災禍。

被連根拔起的人類

神話故事也許預言了古蘇美史上的事件，但包括我們在內的後世也該從中學到教訓：強行剝奪土地的資源，並不是長久之計。歐洲殖民者過去以馴服土地為目標，彷彿能讓大地屈服於人類腳下。可是實際上，我們在照顧大地時，也是在為自己扎根。少了對大地的養護，我們就會流離失所，像舒卡利圖達一樣失去精神上的家，只能躲在城市裡生活。故事的寓言很好懂：用最廣義的定義來看，我們如果不遵從神聖法則——也就是大自然的法則——那我們的花園就無法繁茂地生長。當我們因貪婪或欲望而違背那些法則時，就會走向災難。

自然世界是個活生生的連續體，心理學家榮格寫道，人們勝過自然時，必須付出「沉重的代價」。榮格明白古人和土地的連結與這份連結的價值，這不僅是物理上的，還是精神上的一種關係。他認為，現代生活許多問題的核心，就是「被連根拔起」的不適，因為有太多都市居民失去體驗與自然連結的機會。照他的說法，「人們像是穿著太小的鞋子行走，不適地過活」。

榮格相信，無論生活在多麼先進的現代世界，我們遠古時期的祖先還是留下了某種未使用的資源。「我們不是人類全史的承載者嗎？」他寫道，「一個人五十歲時，他的存在只有一部分活了半個世紀，另一部分——同樣存在他精神之中的一部分——可能數百萬歲了……在人類物種之樹上，現代人不過是最新成熟的果實罷了。」

我們必須和他所謂「自我存在中深藏的大地母性」重新建立連結，結果我們卻爲了控制大自然和它漸行漸遠，更剝奪了自己的自然史。在榮格看來，解決方法並不是在野外迷失自己——他認爲那是類似用藥的一種逃避——而是直接接觸土壤，以及它創造生命的特性。榮格自己栽種馬鈴薯時，得到「很大的快樂」，相信「每個人都該有一塊地，讓他們的本能復活」。

榮格提出這套說法之後，這些發揚生命的本能也被現代神經生物學區分爲幾個小分類，包括：讓我們充滿活力、促進採集行爲與其他尋求獎勵活動的「探詢系統」。在花園裡，人們也無疑會展現出關照與照料他人事物的本能。還有一種發揚生命的本能，就是性交的本能——榮格想表達的應該不是這種本能，他認爲精神分析理論太過注重昇華的性欲了。然而，在民族誌學研究中，以及蘇美神話等古代文獻裡，可以發現人們常把耕作視爲和大地繁殖與生育的行爲。

從人類開始耕作至今，園藝這門技藝就沒發生太大的變化——畢竟在照顧花園時，我們不太需要什麼科技——人類的心也沒有太多變化。祖先在我們內心深處，埋下了和自然世界與活物建立連結的本能，儘管現代文化比較少看到耕作相關的儀式了，我們還是無法脫離季節更迭的框架，在每年的各個時節，我們仍然依循古老的規律工作。

從事園藝時，我們必然得面對比自己更強大的力量，無論我們多努力在一個地方留下自己的痕跡、多努力讓它符合自己各種定義上的需求，花園終究是活物，是屬於它自己的存在，也是我們無法完全掌控的存在。照顧花園是種互相影響的關係，在過程中，我們塑造花園，花園也同樣在塑造我們——在我看來，這就是園藝師內心的成長。

經驗告訴我，在照顧植物時，我確實能建立「簡單社會關係」。無論是我自己種花種草的經驗，或是寫這本書時訪談許多人的經驗——習慣性對尤加利樹打招呼的艾迪、偷偷把祕密分享給溫室植物的薇薇安，還有從「和善嚮導」那裡學會管理自身脆弱的法蘭西斯——都證實了這一點。

在現代生活中，我們和自然世界的施與受關係可能受到了威脅，但這依然是許多園藝師都懂的道理。美國園藝作家羅伯特．達什（Robert Dash）就寫得一針見血：園藝力量的根源是「互惠行為」，我們為了它的禮物而照顧它。這種關係很重要，因為它培養了我們對其他人事物的尊重，讓我們可以享受用工作換得獎勵的感受，並感激大地的果實。這和以剝削為本的關係非常不同。剝削關係只會養成一種優越感，讓人覺得自己能理所當然地對大地予取予求。

這塊空間不只是爲我們自己而建，也在豐富周遭的環境與生態多樣性、創造適合蟲鳥居住的環境，讓生態位得到自己的生命。除了花園以外，沒有任何地方能給我們這種與自然形成連結的感覺，就算有這麼一個地方，它也不會有花園這樣悠久的傳統。我們透過採集、收成、栽植、除草和花園裡其他形式的施與受，回歸我們和大自然不可或缺的親密關係。

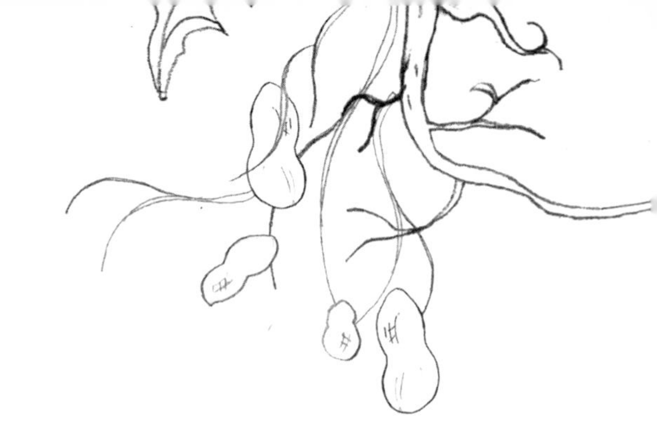

第七章

花之力量

我成天在花園裡懷著愛心工作，
我最需要的東西向來是花朵。

——莫內

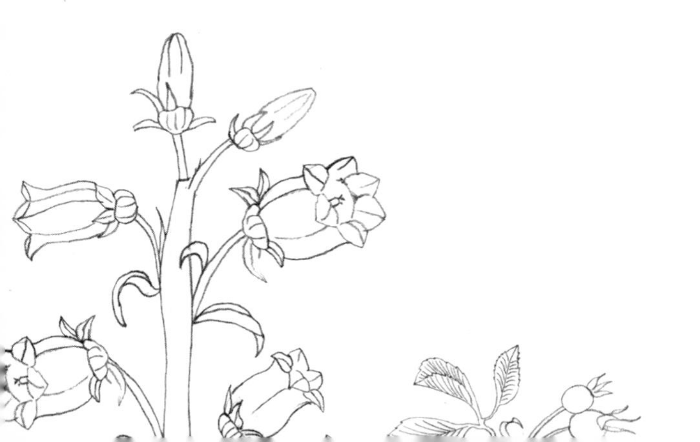

有時候，我們家的花園美得讓我忍不住停下腳步，全心全意欣賞它。

還記得有一次，我被美麗的飛燕草吸引，停下了動作。我當時十分忙碌，花園裡的任務也堆積如山：新一批種子等著我去播種、沙拉菜與香草等著我去分種，花圃和菜圃也等著我去鋤地。然而，那天早上，我急著在週末訪客到來前完成所有任務。我走出屋子，筆直朝花園小屋裡的冷凍櫃走去，經過了小徑兩旁的飛燕草，就在行經最後一株飛燕草時，它的藍色花穗對我招招手，其中一朵燦爛的花吸引了我的目光。那朵花生在最高的花穗上，是種種藍色花朵之中最深、最純的藍，陽光穿過它的藍色花瓣灑落一地。鮮明的色彩吸引我們的注意，對我們說：你看！你仔細看！於是，我仔細看了，我深深凝視那朵藍花的眼睛。

一根根花穗在我身邊輕輕搖擺，讓我迷失在花園之中。而就在我沉醉之時，樹籬內一隻畫眉鳥唱起了歌。我的心思原本亂七八糟、東奔西竄，現在卻靜了下來，腦中的空間感更開始擴大，往外推移到樹籬、往上推到高空中鳴唱的雲雀。原來鳥兒從一開始就在那裡了，我怎麼一直都沒聽見，對牠們的歌聲聽而不聞呢？

那個忙碌的早晨，我簡單地停頓，卻改變了一整天。花朵將我從內心焦慮的浪潮中拯救了出來。更重要的是，我到現在還會想起那一刻，一部分是因爲它美得不可思議，也有一部分是爲了記取警告。那個早晨的這一瞬間提醒了我，我必須注意周遭美麗的事物。

花之美，觸動人心

十八世紀的哲學家康德描述了我們對花朵的愛。他認爲我們「自由地愛著花朵本身」，也用花朵描述他所謂的「自由」之美——無論擁有自由之美的事物有沒有實用性或文化價值，我們都會不由自主地對它們產生反應。在看見美好的事物時，我們就會知道，就會認出它，彷彿心裡一直等著它出現。美好的事物會吸引我們的目光、浸透我們的意識，自我與世界之間的界線更會因此發生變動，在那一瞬間，美麗事物帶給我們滿滿的活力。雖然那種感覺轉瞬即逝，美麗還是會在我們心中留下痕跡，就算它消失了，我們仍會記得它。

至於藝術家莫內，則藉由花朵認識了充滿色彩、寧靜與和諧的美好世界。「我會成爲畫家，可能是多虧了花。」他寫道。剛開始種睡蓮時，他沒想過要畫下它們。對他來說，園藝與繪畫同樣是藝術活動。第一次世界大戰爆發後，即使知道敵軍就快攻過來了，他也沒有離開吉維尼這座花園。

佛洛伊德也深愛花卉。小時候，他在維也納附近的樹林裡蒐集罕見的植物與花朵樣本。根據傳記作家歐內斯特．瓊斯（Ernest Jones）的說法，佛洛伊德和花朵發展出「不尋常的親密關係」，成了業餘植物學家。自然界的美麗賦予佛洛伊德創意。長大後，他經常躲到山中散步與寫作。夏季到阿爾卑斯山度過漫長假期時，也總是努力把自己對自然的愛傳承給孩子，教他們辨認野花、莓果與菇類。佛洛伊德一直著迷於美麗事物對我們人類的影響。他寫道：「對美的享受，有種古怪又微微醉人的感覺」。美麗無法保護我們、替我們驅逐傷痛，不過在佛洛伊德看來，它能「彌補很多」。

佛洛伊德描述的醉人感覺究竟是從哪裡來的？美麗事物爲什麼能令我們著迷？

直覺告訴我們，人類對美的反應，可能和我們感受愛的能力有關——相關研究也顯示，兩者之間的確有某種關聯。倫敦大學神經美學教授賽米爾・澤基（Semir Zeki）相信，我們對美麗事物的需求深埋在基因之中。他的研究也顯示，無論美麗的來源是什麼，無論我們用了哪些感官接受這份美麗，美的體驗都必然會引發獨特的神經活動，而研究者能透過大腦掃描成像的方式，觀察到這些規律變化。

澤基的第一批實驗對象聽了音樂、看了畫作，其中包括一幅莫內的畫作。但後來他決定擴大研究領域，在受試者接受的美麗刺激中加入一種含有概念性、較抽象的美——他爲受試者介紹了「漂亮」的數學方程式。受試者中也包括一些數學家。他讓受試者接觸各種畫面、音樂與方程式，他們覺得這些都是美麗的體驗，每一種都在大腦眶額皮質內側、前扣帶皮質與尾狀核——負責愉悅與獎勵路徑，同時和浪漫愛情相關的腦區——引起相同模式的反應。除了愉悅、獎勵與愛之外，這些路徑還在整合思想、感受與動機這方面有所貢獻，和我們的多巴胺、血清素與內生性類鴉片系統有關，能緩和我們的恐懼與壓力反應。因此，美麗事物不僅能讓我們鎮定下來，還能同時讓我們恢復生氣。

人類會對美麗的事物產生反應，其中包括結合了規律、規矩、變化與重複的模式，而花朵中表現出自然界的簡單幾何形狀，是最能觸動人心的一種美麗。舉例來說，很多種野花都有五片花瓣，排成對稱的五邊形，但無論一朵花的結構有多複雜或多簡單，都必然能展現出美好的比例、平衡與和諧。當我們看到這樣的花朵，就彷彿聽到了音樂中的節奏與和弦。這種反應可能和澤基實驗中，人們對數學之美的反應有關。因為在人類文明演化的過程中，植物結構圖形想必扮演了重要的角色，喚醒人腦對抽象美感與數學之美的認知。

花朵的心機

開花植物在恐龍時代結束後才出現在地球上。由於植物固定在地上，必須藉由外力完成繁殖工作。它們之所以演化出五花八門的色彩、形狀與氣味，不是為了吸引我們或引起我們的興趣，而是為了招攬在空中飛行的動物。

花朵是生物信號大師，它們用甜甜的花蜜誘惑昆蟲、鳥類與蝙蝠前來覓食。花香也是一種信號，讓動物知道它準備受精了，飛蛾等夜行性授粉動物更是靠黑暗中的花香引路。這種嗅覺溝通有一些是誠實的信號，另一些則是誘惑——氣味中帶有費洛蒙的功用，能刺激動物產生交配的欲望與行爲——還有一些是徹頭徹尾的詐欺，明明沒有花蜜，花朵卻散發出甜香。

話雖這麼說，昆蟲與花朵的關係主要是互助互惠：昆蟲接受花朵的「邀請」，進入花的房室，花朵得到繁殖方面的幫助，昆蟲也可以吃到甜美的花蜜。這種雙向關係是在共同演化過程中誕生的，無論是花朵或昆蟲都能得到好處。有時候，雙方的關係比較像獨家優惠：花朵專門吸引一種昆蟲，那種昆蟲則忠於那個品種的花。最極端的花蟲共同演化例子，是大彗星風蘭的星形花朵——一八六二年，達爾文收到這種馬達加斯加花朵的樣本。當時沒有人知道哪種昆蟲的吮吸器官，能伸到三十公分下的花蜜管裡幫大彗星風蘭授粉。達爾文就他當時對共同演化的理解，得出了結論：世界上一定存在某種未知的昆蟲，能伸到長長的管子裡吃花蜜。在那個年代，人們對達爾文的想法存疑，但是四十年後，有人發現了長喙天蛾。

那麼，用性擬態手段吸引昆蟲的花朵，還有受這些花吸引的昆蟲，也一樣符合共同演化理論嗎？這就比較難解釋了。舉例來說，蜂蘭鮮明的花紋長得和雌蜂太像了，可以吸引雄蜂停在花朵上。達爾文相信，人們總有一天會發現蜂蘭能專門爲雄蜂分泌花蜜，提供少爲人知的好處給牠們，這就能解釋蜜蜂爲什麼耗費大量精力試圖和花交配了。然而，達爾文錯了，答案其實是「神經促發」（neural priming）。

即使在最小的動物體內，神經系統也靠多巴胺或類似的分子促進探尋行爲。人類的獎勵路徑比蜜蜂複雜得多，不過有時候，無論對人類還是蜜蜂來說，獎勵的承諾可能比獎勵本身還要吸引人。花朵宣稱自己能提供獎勵，於是蜜蜂在多巴胺的作用下有了採集的精力，這可能是昆蟲對沒有花蜜的花朵忠貞不二的原因之一。而以大黃蜂進行的實驗顯示，阻絕這種神經傳導物質的效用後，蜜蜂就不會再尋找花蜜了。

舉例來說，有些花會散發帶有費洛蒙的氣味，花瓣上的花紋也長得像雌蒼蠅翅膀上的花紋，藉此來吸引雄蒼蠅。這樣的性擬態完完全全劫持了蒼蠅的交配本能。雄蒼蠅甚至會在花上射精，同時沾了滿身的花粉，簡直像極了昆蟲版的「色情片」。生物學家把這種現象稱爲「超常刺激」（supernormal stimulus）。之所以「超常」，是因爲吸引力比實物來得強。這樣的刺激會強調花紋與紋路等關鍵的環境信號，使動物本能偏離原本的功能。但是，並非所有昆蟲遇到超常刺激，都會受到同樣程度的吸引。有些種類的蜜蜂會選擇穩健行事，主要還是找花蜜少但能穩定提供的花朵採蜜。

昆蟲可以採集的物質不只有花蜜，牠們有時還會收集花香本身。蘭花蜂生活在熱帶雨林，其雄蜂是昆蟲界的調香師，會從各種花朵收集氣味，混合之後再存放於尾部的香囊裡，混出自己獨特的氣味。這些蜜蜂總共能替雨林裡七百多種蘭花授粉。研究者認爲，雄蜂的個人香味越複雜，就代表牠遊歷越廣、採集能力越強，牠們收集的氣味也能吸引雌蜂前來交配。

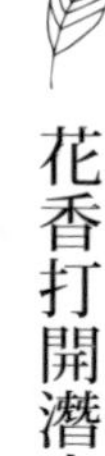

花香打開潛意識大門

我們和蜜蜂一樣喜歡花朵，只要看看鮮花市場的規模，就能看出人類對花的喜愛了。不知為何，我們會下意識地受花朵吸引。它們彷彿在邀請我們：「靠近一點，聞聞我的芬芳，把我摘下來，把我帶在身邊……」有些花的形態純潔，有的花簡單，還有一些偏向魅惑——甚至很性感。花朵會喚醒我們對美的追求，我們有時候也會像蜜蜂一樣，對它們忠誠。大多數人都有自己偏愛的花。

舉例而言，佛洛伊德鍾愛蘭花，每到他的生日，同事、朋友與病人就會送花給他，送花人數甚至多到維也納花店會預先囤貨。根據他的老友漢斯．薩克斯（Hanns Sachs）的說法，佛洛伊德七十五歲生日當天，「各種顏色與樣態的蘭花一車車送了過去」。但其實，沒有一間花店賣佛洛伊德最愛的蘭花——黑色香草蘭。它是有著深紫紅色花朵的高山蘭花，微辛的可口芳香和巧克力與香草有點像。馬汀．佛洛伊德（Martin Freud）表示，這種小花讓他父母聯想到婚後不久，兩人在山中散步的情景。當時佛洛伊德夫妻望見一簇罕見的蘭花，佛洛伊德還爬上陡峭的草坡，摘了一束送給新婚妻子瑪莎。

美國詩人希爾達．杜利特爾在一九三〇年代早期受過佛洛伊德的治療。她有次買水仙花送佛洛伊德，馥郁的花香深深影響了他，杜利特爾感覺自己無意間「闖進了他的潛意識」。

當然，嗅覺是開啓潛意識大門的絕佳途徑。佛洛伊德告訴杜利特爾，「水仙花那甜蜜——甚至可以說是甜膩——的花香，幾乎算是我最愛的氣味」。

佛洛伊德家的孩子還小時，他和瑪莎有時會租用薩爾斯堡附近的房子帶孩子去玩。那附近潮溼的草原上，就生了許多他所謂「詩人的水仙」。對佛洛伊德來說，那是一片「樂土」。他接著告訴杜利特爾，他比水仙更愛的花香只有一種，那就是「無比芬芳的梔子花」，那股香味總是能讓他「心情無比愉快」。他記得二十年前住在羅馬時，每天都能買一朵新鮮的梔子花，插在釦眼裡。

我們對花朵的眷戀，包含回憶與聯想的成分，但這之中無疑也有某種化學效應。各種花香的化學成分都能改善我們的心情、影響我們的警醒或放鬆程度。

舉例而言，從很久以前，人們就知道薰衣草有安神效果，近期更有研究顯示，薰衣草香能提升我們體內的血清素濃度；迷迭香的效果則和薰衣草相反，它可以提神，並提升多巴胺與乙醯膽鹼分泌量；橙花可以透過血清素與多巴胺的效果，改善我們的心情；我們最常把玫瑰花香和愛情聯想在一起，而它其實能降低壓力激素腎上腺素的分泌量。一份研究顯示，它調降腎上腺素濃度的幅度可以高達三〇%。除此之外，玫瑰花香還能透過苯乙胺這種化合物的作用，減少我們降解內生性類鴉片的量，給我們一種久久不散的平和心情。

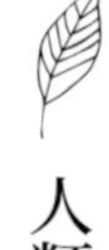

人類祖先的那朵花

人類對花的愛是從何而來呢？知名演化心理學家史蒂芬．平克認爲，人類最初受花朵吸引，是因爲它們預示了未來的食物來源。一些採集狩獵者留意花與它們所在的地點，過一段時間後就可以再回來採收堅果與果實，這有助於他們的生存。另外，花朵也可以代表立即的好處，因爲有花的地方就很可能有蜜蜂，有蜜蜂的地方就很可能有蜂蜜。我們的遠祖就和我們一樣，無法抗拒糖的誘惑。

世界各地的採集狩獵者聚落遺址中，研究者找到最古老的花朵源自兩萬三千年前，是在加利利海邊的奧哈洛二遺址出土的。一幢小屋裡累積了不少花的殘留物，表示過去住在小屋裡的人收集了大量的千里光。這種黃色小花長得像菊花，是這個地區的原生種。就我們所知，千里光花並沒有食用、藥用或其他實用價值，所以它們被人帶回營地，可能是爲了某種儀式做準備，或供其他特殊活動使用。

目前已知最早的花墳墓，是以色列境內的納圖夫文化（Natufian）在一萬四千年前的墳地。那些墳裡的花朵應該是從野外摘回來的，不過研究者認爲，人類從滿早以前——大約五千年前——就開始栽種花卉了。紐澤西州羅格斯大學心理學教授吉娜特．哈維蘭－瓊斯（Jeannette Haviland-Jones）與遺傳學教授泰瑞．麥桂爾（Terry McGuire）認爲，人類遠祖種花的動機，一大部分可能是爲了讓心情愉悅。我們最初種植的花卉之中，很多都是土地受到擾動後會長出來的品種。吉娜特與泰瑞表示，人類爲了農耕而清出一片空地後，有些花卉可能會自己長出來，而人們會因爲喜歡它們而任其生長。一段時間後，人類成了幫最香、最美的花卉散播種子的媒介。由此看來，人爲栽植的花卉在生態系統中的生態位，等同它們在人類心目中的情緒地位。

花朵能改善我們的心情，豐富我們的情感生活，檸檬樹慈善機構（Lemon Tree charity）近期發現花卉在這方面的價值。該組織在敘利亞難民營設置花園時，儘管難民亟需糧食，他們選擇栽種的植物當中，卻有約七〇%都是花卉，可見他們多麼渴望美化周遭環境。

人類遠祖最先在生活中得到的安慰，很可能就是來自花卉。史前人類發展出自我意識的同時，也意識到了離別與生死。從那之後，這些生命問題就一直跟著我們，讓我們一再提問：生命究竟有什麼道理？該怎麼面對生命的痛苦？面對死亡時，人們感受到支離破碎的恐懼，而花的生命成了一種支柱與守護。花朵的生命雖然短暫又脆弱，卻是植物存續的關鍵角色。再怎麼美豔的花都注定死亡，這樣它的果實才能獲得生命、散播種子，誕下更多美麗的花。

對早期人類文明而言，花朵無疑具有深刻的意義，古埃及人更是把花視爲天神的使者，所以在神殿裡擺放許多花環與花束，有時規模更大得不可思議。古埃及人栽種的花卉包括茉莉、矢車菊、鳶尾花與鈴蘭，不過對他們來說，最神聖的絕對是藍睡蓮。古埃及人的宗教信仰中，睡蓮藏有重生的祕密，他們也認爲睡蓮甜蜜、馥郁的芳香能將心神帶到更高層次的世界，彷彿它就是連接感官與精神世界的橋梁。

佛洛伊德的花

花朵在生命中唯一的存在意義，就是生育下一代。它們之所以可以顯得性感，是因爲「性」就是它們主要的工作，而在人類看來，一些花朵的形態更具有情色意味。翻開某些植物學讀物便可以發現，有些繽紛豔麗的生殖器官圖確實有點性感。

佛洛伊德和古往今來許多小情人一樣，在追求年輕的瑪莎．伯尼斯時，先用一朵紅玫瑰打頭陣。兩人訂婚後的第一個夏季，瑪莎出門度假，住在一幢附有美麗花園的屋子裡。一天深夜，佛洛伊德寫了封信給她，開頭先提到她的東道主：「園藝師運氣眞好，可以招待我親愛的甜心！我怎麼會選擇當醫師或作家，而不是園藝師呢？妳也許會需要一個年輕小夥子替妳在花園裡工作，我願意當那個小夥子，對小公主說聲早安，甚至用一束花換來一個吻。」寫這段文字時，佛洛伊德二十七歲，才剛開始他的醫學事業，等到十九年後，他才會發表關於夢境的開創性著作，從此成爲家喻戶曉的人物。

佛洛伊德說他想成爲園藝師，可能只是年輕戀人在某個炎熱夏夜裡的想像，不過他確實深愛花園。翻開《夢的解析》，我們可以找到形形色色的花朵：仙客來、朝鮮薊、鈴蘭、紫羅蘭、石竹、康乃馨、櫻花、鬱金香與玫瑰。佛洛伊德對植物生命的形象很感興趣，認爲這能象徵夢境中的性內容，同時掩藏性相關的內容。他描述道：「性生活中最醜陋、最私密的細節，可能會以看似單純的暗示形式被人想到與夢到。」他也指出，這些細節可以一路往回追溯到遠古時期，包括《聖經》雅歌中處女的花園。

想改變房間氣氛的話，最簡單的方法就是擺放鮮花。它們能影響我們的心情，讓我們放鬆身心。此外，花朵還帶有一種美好的暗示，像是在保證事情能圓滿結果，也許還能讓人的思想像花朵般綻放。佛洛伊德在維也納的家裡只有一座小中庭花園，從他的書房往外望去，可以看到園子裡生長的萊姆樹與七葉樹。瑪莎會在他們家裝了玻璃的陽臺種花，也會從市場買鮮花回來裝飾家裡，所以佛洛伊德的許多病人第一次來到他們家，都驚訝地表示諮商室比自己想像中舒適、溫馨許多。佛洛伊德在一張桌上展示寶貝古董，而同一張桌上，還經常擺放了當令的鮮花——紅鬱金香、水仙花或蘭花。

號稱「狼人」（Wolf Man）的謝爾吉・潘克傑夫（Sergei Pankejeff）從一九一〇年開始找佛洛伊德看病，他回憶道，植物讓房間裡有了生氣，而且「這裡的一切都讓人有種遠離現代忙碌生活的感覺，像是和自己每天的煩惱之間有了一層遮蔽」。

佛洛伊德去世後，精神分析學家與牧師奧斯卡・普菲斯特寫了封信給瑪莎，在信中回憶自己一九〇九年初次拜訪佛洛伊德的情景：「在你們家，我彷彿身在陽光明媚的春季花園裡，聽到雲雀與黑鶇歡快地歌唱、看見明豔的花圃，還預見了夏季繁茂的祝福。」

人們認為，「看著花朵能令人心情平復下來，它們沒有情緒，也沒有衝突」這句名言，就是佛洛伊德說的。他平時費盡心思探尋病人心中的衝突與情緒，看見單純的花朵，想必輕鬆許多。而花朵也讓他回想起自己遊歷的經驗——他曾寫道，書房裡的一盆蘭花，給了他「榮光與明豔陽光的幻覺」。

縱放一夜卻依舊美麗

在佛洛伊德的時代，奧地利人深信大自然有幫助人恢復健康的力量。佛洛伊德自己也經常往山裡跑，更表示那是「一種藥物」。而且大自然除了能療癒身體，還有療癒心靈的效果。對佛洛伊德來說，沉浸在自然環境時，他總是能恢復精神，也能重新找到生命的動力。

一九一三年夏季，佛洛伊德和詩人里爾克及其情人露．安德烈亞斯－莎樂美在山裡散步時，曾有過一段對話，事後被佛洛伊德記錄在標題為〈論無常〉（On Transience）的文章中。

他描述道，里爾克很喜歡山中美景，但無法因這份美麗而感受到愉悅的心情，因為美景必定會在冬季來臨時消亡。里爾克看著大自然的美好，卻只看得見失去與傷痛的前兆。佛洛伊德試著說服兩位同伴，無常能強化我們對生命的享受：「只綻放一夜的花朵，並不會因此顯得較不美麗。」然而，里爾克與安德烈亞斯－莎樂美都沒有被他說服。

事後回顧那時的對話，佛洛伊德認為兩位同伴「敏感的心中」，必然受到某種強力的情緒因素影響。他指出，我們必須接受失去珍視事物的感受，才有辦法欣賞短暫的美麗。無論是在欣賞花朵短暫的美，或是在經歷四季交替時，我們都會面對這個問題，所以每年冬季到來之際，都必須稍稍為逝去的事物哀悼。佛洛伊德把這稱為「愛對失去之痛的反叛」。他認為，哀悼和傷痛脫不了關係，而人心會「本能地退離任何痛苦的事物」。他得到的結論是，里爾克與安德烈亞斯－莎樂美那天無法和他共享欣賞美麗事物的愉悅，是因為「他們對哀悼產生了反抗心理」。

當我們在生命中經歷重大的失去與傷痛，往往會產生幾乎是不由自主的反應：立刻退縮、不想要、也沒辦法接受太過痛苦的現實。我們一生中所有的情緒中，哀悼也許是最困難的一種，而在這種時候，我們需要同情自身的存在，需要借助某個東西、某個人或某個地方，在悲痛中尋求慰藉。

但是，哀悼也有輕重之分，失去的人事物越重要，就哀悼得更深。佛洛伊德寫道，我們在生命中遭遇形形色色的失去，似乎總是在為什麼東西而哀悼。生命循環之所以能幫助我們，是因為在深冬時節，我們相信春天終會回來，這份信念能成為支持我們走下去的支柱。

「至於大自然之美，」佛洛伊德評論道，「每次被冬季摧毀又於來年再次回歸，所以相對我們生命的長度，它可以被視爲永恆之物。」

生活中，我們總是走在失去與找尋之間的界線上，總是跳著時間的舞蹈，隨著它周而復始的循環失而復得、得而復失。我們在孩子身上看見了這點——孩子在公園玩耍時突然找不到母親，於是匆匆跑去尋找，找到後卻又匆匆跑去玩；某個年紀的小孩沉迷躲貓貓，也是相同的道理。不只是小孩子，即使長大之後，我們生命中也充滿了破壞與修復的規律，我們最親近的依附關係會一再破裂與修復，無論是所愛之物或所恨之物，我們的滿足或失望，都符合生命循環的道理。這，就是依附與珍視生命時，我們這份珍愛核心的悖論。愛能讓我們的心隨之膨脹，卻也讓我們暴露在失去與傷痛的風險中。

動植物的生死本能

佛洛伊德在〈論無常〉中記述的對話，發生在第一次世界大戰爆發的前一年。在寫下那篇文章時，他有兩個兒子正在前線作戰。自然界轉瞬即逝的美麗可能帶來傷痛，但戰爭帶來的損傷遠大於尋常自然規律。面對失去與傷痛的人，生命受到了更大的衝擊。佛洛伊德寫道，戰爭破壞了「它行經的美麗鄉村」，毀了文明成就的驕傲，也證明了「我們心目中許多永恆不變的事物，其實再短暫不過」。佛洛伊德觀察大自然的恢復力，找到了一絲希望，期盼戰爭結束後，人們有機會重建被摧毀的一切。他的兩個兒子——恩斯特與馬汀——活著從前線回來了，然而佛洛伊德一家卻在戰後襲捲歐洲的西班牙流感疫情中，失去了女兒蘇菲。

無論造成創傷、改變人生的傷痛以什麼形式存在，都會擾亂我們所在的情緒環境，掃空我們珍愛的事物、希望能永遠留存的一切。在這種危急時刻，我們會感覺世界發生了永久的變化，不再能確定哪些事物可以復原、哪些事物可以回歸。在一切都感覺危如累卵、沒有任何事物可以依靠之時，你的信念、你的愛和你的希望，又該何去何從？有時，這個問題會急切地冒出來，然後我們就會看見大自然許下的承諾，知道春季將會來臨。這顆埋在我們內心深處的種子悄悄萌芽——這，就是我們得到的答案。

戰時，佛洛伊德不太有辦法外出旅遊，不過戰後那幾年，他又回到了山中，沉浸在自然環境裡。這段時期，他致力發展自己的心理學理論，推敲生死本能在心理扮演的角色。他在寫給女兒安娜的信中，提到獨自散步採植物的事：「今天雖然下雨，我還是去到了特別的地方，採摘外貌華美、芳香無比的白色細距舌唇蘭。」佛洛伊德這是在重新找尋自己與生命的連結，並滋養自己心中的生命本能。

這段時期，佛洛伊德也提出了「生之本能」（Eros）與「死亡本能」（Thanatos）的理論，描述生死本能是如何驅動所有生物，並透過所有生物表現出來。這是他對一戰的回應。

在《文明與缺憾》中，他引用了歌德《浮士德》的一段文字，強調自己的論點：「魔鬼所說的敵人並非神聖與良善之物，而是大自然創造與增加生命的力量——即生之本能。」至於死亡本能，則可以透過暴力與毀滅表現出來，或是在心中默默現形，帶我們走向消極與情緒上的痲木。人們有時會把「Eros」用來指性愛或性欲，但其實佛洛伊德定義的生之本能沒這麼狹隘，它含括了我們的創造力，以及我們對生命的愛。

到了一九六〇年代，精神分析學家暨社會心理學家埃里希·弗羅姆修改了生之本能的概念，把「親生命」一詞定義爲「對生命與所有活物的熱愛」。在弗羅姆看來，「無論是人類、植物、想法或社會群體」，只要是心理健康的人事物，都會希望持續成長。他提出與親生命相反的「戀死心理」（necrophilia），這是一種反成長的態度，有戀死心理的人事物會趨向死物或死亡。親生命與戀死，和佛洛伊德提出的生死本能一樣，是連續光譜的兩個極端，而我們親生命的力量能幫助我們「在生命中堅持下去」。弗羅姆相信，許多現代疾患都和人類失去與自然世界的潛意識親屬關係有關。我們因爲失去和大自然的連結，而產生未被診斷出來的分離焦慮。「土壤、動物與植物都仍是人類的世界，」他寫道，「人類越是脫離這些原初的連結、越是和自然世界分離，找尋逃避分離新方法的需求就越是強烈。」

前面也提過，到了一九八〇年代，艾德華·威爾森再次使用「親生命」一詞，這從此成了環境心理學的基石。從威爾森提出的演化視角，我們越來越能夠看出，人類天生會對自然世界的特定面向產生反應，也有越來越多人接受這件事。

在演化路上，人類物種變得越來越擅長建立關係，我們這方面的能力十分優秀，以致有人把大腦稱爲「關係器官」。植物世界也一樣，在演化路上朝建立關係的方向邁進，所以在史前時代，人類和植物與花卉形成如此強韌的連結，也很合情合理。然而，現代生活出現了問題，這不僅是人們很少和大自然接觸而已，我們還關閉了心扉，用其他事物填補了生活中的空缺。我們彷彿被擬態花朵誘騙的昆蟲，深受超常刺激吸引，也很容易偏離常軌，各種人爲刺激都能引起我們的注意，並劫持爲了在自然世界狩獵與採集而演化出來的多巴胺獎勵路徑。

我們在購物中心採集、在網路上探尋，原始的獎勵系統促使我們成癮。我們尋求的並不是獎勵本身，所以會永不滿足地不停尋覓下去，卻一再被抬高期望，實際上得到的獎勵又很少。這個過程會抽乾我們的荷包與儲備的多巴胺，同時抽乾我們的樂觀心態與能量。多巴胺系統太容易受到過度刺激，因此成了惡性循環，讓我們不停尋求更多刺激。結果，這個循環力量太強，最後我們甚至會渴望自己其實用不到也不想要的事物。

精神藥物與酒精也是透過類似的作用模式影響我們：先是攻占多巴胺獎勵路徑，最後導致身體上的依賴。在對藥物或酒精上癮時，我們會背離現實，最終背離生命。大自然溫和的刺激怎麼可能和超常刺激相抗衡呢？但是有時候，自然世界的美麗——尤其是花朵的美——能重新喚醒我們對生命的愛。

仙人掌花中看見求生本能

我遇過一個超凡的案例——蕾娜塔。她參加義大利一項毒品勒戒計畫，就在亞得里亞海岸附近的聖派崔納諾（San Patrignano）。過去兩年半，她都在和治療社區相鄰的育幼中心種花。蕾娜塔從小在問題重重又不穩定的家庭長大，不到二十歲時就開始使用藥物。她和許多藥物成癮的患者一樣，發現一開始用來治療心理傷痛的方法，後來卻成了一種疾病。結果到了二十出頭，她不得不想辦法滿足自己嚴重的用藥習慣。

這個治療社區共有一千三百名病人，分成五十個以不同技能爲主的單位，病人會在三、四年內學習新的技藝或專業技能，園藝不過只占整個治療計畫的一小部分。除此之外，社區還附設規模不小的葡萄園，這是他們的主要收入來源之一。計畫主辦人認爲，病人能在學習新技能的過程中建立新生活，爲此，他們必須離開以往的生活。參加計畫的第一年，他們大部分時間都不許和親友聯絡。

大部分的病人都將近三十歲，分成大約八人的小組，一起過家庭般的生活。工作人員鼓勵他們面對最初致使他們用藥的問題，也提供情緒上的支持，幫助他們面對心中的困難。

聖派崔納諾計畫背後的哲理十分簡單，卻也十分深刻：幫助人們成長的方法，不是把焦點放在他們的弱點上，而要放在他們的強項。每一天，全社區的人都會一起在大廳吃午餐。

我們坐在食堂長桌前，吃著用病人親自栽種的蔬果烹飪的三道菜，簡單卻非常美味。一千人在這寬敞的空間一同用餐，在熱鬧的同時，也令人聯想到修道院的清修生活。

花園生產的蔬果除了調理成病人的餐點之外，還會供應給當地餐廳與超市。那片五公頃半的土地上，男人栽種蔬果，女人則照料花卉。蕾娜塔年近三十，剪了一頭有稜有角的深棕色小精靈短髮。在和我談話時，她一開始比較沉默，但談到自己參與計畫期間從事的工作，卻意外地認眞。她告訴我，從參加計畫到現在，她自己身上最大的改變是：她發現自己想要活下去。

我陪她完成工作，在塑膠棚下替花卉澆水。我從沒見過這麼多牽牛花種在同一塊空間，在這之前也從沒想過牽牛花有這麼多值得喜愛的優點。塑膠棚的一邊，牽牛花分成紅、紫、黃、粉紅、淺紫與白色，鮮豔地生長在方形花圃裡。這個畫面無疑令人讚嘆，但眞正讓我移不開視線的，是另一邊的花朵，那一長排的亮粉色牽牛花。蕾娜塔澆水的同時，我站在那裡用眼睛收藏這片美麗。

我發現蕾娜塔從小就喜歡在室外活動。她認爲，這正是計畫工作人員爲她選擇這份訓練工作的原因。儘管如此，從開始工作到從中得到滿足感，她還是花了很長一段時間調適。她告訴我，一開始自己多「痛恨」這份工作，也「厭惡」自己照顧的植物。從初次參與計畫到第二個夏季，這些不善的感受仍占據了她園藝經驗的一大部分。

蕾娜塔和社區其他人的關係，就像她對植物的態度一樣。一開始她對其他人充滿憎惡與不信任，過很長一段時間才有所轉變。她大方地分析背後原因：「我以前非常驕傲自大，都不主動跟別人交流。」在來此之前，她受困於藥癮，沒耐心等任何事物。「我以前就像大教父一樣，」她說，「希望事情立刻完成。」

從有記憶以來，蕾娜塔心中就存在某種「醜陋」的東西。她總是想逃離那東西，結果這種感覺導致她藥物成癮。她解釋道：「當你產生不好的情緒，可以吃藥解決它；當你產生好情緒，吃藥還可以讓心情變得更好。」在這個社區，她漸漸發現自己以前那種醜陋的感覺，其實和自己「以前充滿了仇恨」有關。

走出塑膠棚、朝開放空間走去時，我注意到棚子入口旁一角，一些木製櫃子上擺著幾株小仙人掌。我提到那幾株植物，讚美它們鮮亮的橘色與粉紅色花朵。「我最喜歡它們了！」蕾娜塔興奮地說。聽她說起那些仙人掌在她心目中的重要性，我發覺自己無意間找到了某個重點——那些仙人掌是被人遺棄的，以前負責照顧它們的人離開了。有將近一年的時間，蕾娜塔都沒注意到它們，直到其中一株開了朵小小的橘花，這才吸引了她的目光。她首次想到，這些植物過得不是很好，於是決定拯救它們。

她說話的同時，清楚表現出自己對這些仙人掌的認同感。它們和過去的她一樣被人忽視，也同樣滿身是刺、很難和別人相處。仙人掌不容易死，擅於長久生存，用重重守備保護藏在深處的寶貴汁液。人類心中維繫生命的力量也許比較容易被擊潰，尤其在我們使用有害藥物之時更是如此。然而，蕾娜塔內心深處某個東西回應了那朵小橘花的呼喚，回應了那幾株萎靡不振的小仙人掌。那幾株仙人掌，是帶她回歸正途的關鍵角色。現在，有好幾株仙人掌都開花了，顯然活得欣欣向榮，蕾娜塔更爲拯救它們的事欣喜不已，她的喜悅也傳染給我。我們站在那裡欣賞仙人掌，兩人之間有了共享快樂所建立的連結。

以重建人生的浩大工程而言，這不過是小小一丁點修復而已，但這種經驗能在人心中培養信念，讓人相信自己也可以從頭來過。我們透過自己的行爲改變世界，在過程中，自己也改變了。

藥癮在愉悅與獎勵路徑上找到了捷徑，贏過了其他不同形式的依附，包括對生命本身的依附。過去許多年，蕾娜塔主要依附的就是那些藥物。戒毒中的病人很難讓自己再度和生命產生連結，尤其在過去的連結和破壞與負面事物脫不了關係時，他們更是無法回到原本的狀態。聖派崔納諾社區的原則是，提供讓新事物生長的條件，不過每個人復原的過程都不一樣。你可能不會一眼看出幾株病懨懨的仙人掌有什麼療癒效果，但不知爲何，蕾娜塔讓自己「收養」了它們，然後首次瞥見了她所謂「生命的平靜」。

回到開放的花園裡，我們談到她接下來的打算。蕾娜塔知道自己還沒有辦法離開社區，但她已經開始爲未來盤算了。她非常清楚一件事：絕不能像以前那樣回酒吧工作。她很清楚，讓人生「毀於一旦」是多麼容易的一件事。近來，她開始考慮受訓當社工，發現自己想做些「更有貢獻」的事，心裡的某個想法也逐漸成形——她想去癌症中心照顧小孩子。

「植物就像人一樣，」她告訴我，「它們需要你幫忙。少了你，它們就活不下去了。」她接著說道，「培育花卉就表示你一直在對某個東西做出貢獻。」這些花卉讓她、讓其他在花園裡工作的人感到快樂。社區裡其他人把這些鮮花擺在桌上當裝飾——蕾娜塔也興奮地補充，還有人在超市買這些花——大家都同樣能分享這份喜悅。她感覺到花朵散發出的美好感受，而這改變了她對工作的認知，開始感受到屬於園藝師的施與受。「如果你照顧植物，」她對我說，「它們就會回饋你。」

蕾娜塔心中轉了個彎。她逃離了藥物的控制，找到了新的求生希望，也看見了一種不同的生活方式。就在離別之際，我最後依依不捨地看了最初吸引我的那排亮粉色牽牛花一眼。蕾娜塔對我說的最後一句話，總結了她這一路上的經歷——她開心地帶著燦笑示意那排花朵：「妳看到了嗎？它們多美啊！」

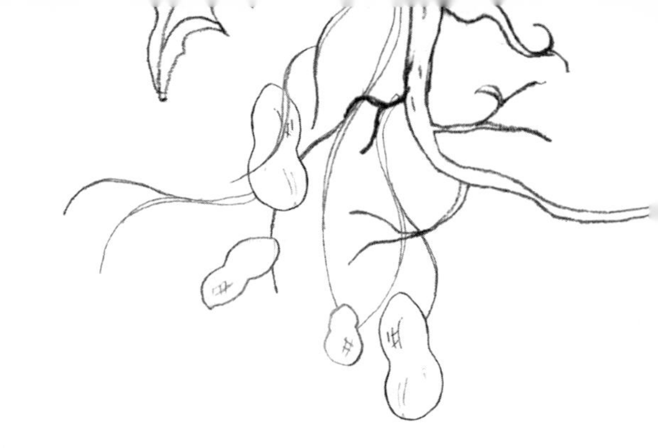

第八章

激進解法

忘卻耕地與照料土壤的方法，
就等同忘卻了自己。

——聖雄甘地

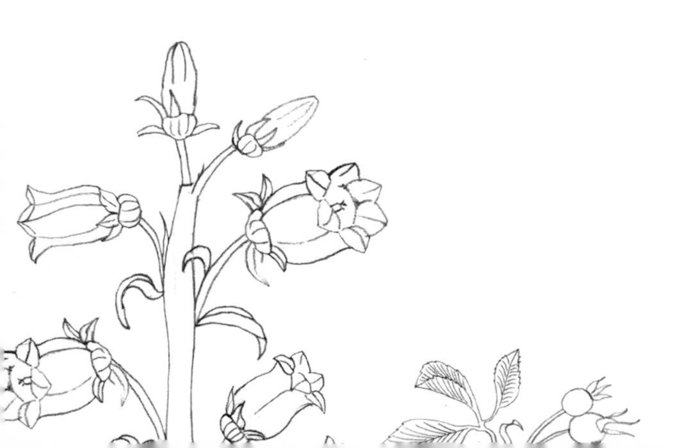

每到秋季，我就會赫然發現，再不去照顧我種的那些報春花，它們就沒救了。它們在這個時節總是顯得疲倦而狼狽，也因爲每一株植物基部都長出了新葉而顯得繁茂。這些新長出來的小寶寶又稱橫枝或旁枝，是一種基生葉，彷彿從根部頂端長出來一樣。如果放著不管，它們會越長越擠。換盆時，必須小心地把它們從母株身上分離下來，而且讓小芽保有自己的根。有些旁枝可以輕鬆分離，但也有一些不願離開母株。雖然在換盆過程中必然有傷亡，每株報春花通常還是能再生出三、四株，所以我每年都越種越多。

在報春花原生的山坡地，一年裡大部分時間的氣候條件都相對乾燥，這表示一旦花季結束，它們需要的水分就少得多。我花了幾年時間才掌握恰到好處的灌溉方式，結果在我摸索的過程中，有幾株植物病了，仔細檢查才發現根部爛掉了，唯一的解法就是切除腐壞的組織。爲了拯救它們，我準備了手術刀、外科醫師的精神與稱爲「硫華」的一些黃色粉末，在盆栽桌上架設了小小診所。說來奇怪，治療過程帶給我不少成就感。我切除跟胡蘿蔔很像的腐爛根部尖端，再把剩下的根包上一層硫華粉保護。這份任務結合了醫師與園藝師的專業呢。

那是我唯一一次的植物手術。後來我把報春花移植到赤陶土盆裡，它們的狀態就好多了。有次在線上拍賣會，有人售出三盒小陶盆，我沒多加考慮就下標，沒考慮到得標後還得開車來回約五百公里，到英格蘭北部去取貨。一週後，我行駛在通往雪菲爾的高速公路上，抵達取貨地址，那是位在都市外圍的一大片現代住宅區，其中有幢小小的連幢房屋，一名沉默寡言的男子前來應門。

我和他立刻開始把裝滿整齊疊好的陶盆、滿是灰塵的木箱裝上我的車，也向對方問起這批陶盆的來歷。原來，這些花盆原本是他父親的東西，這位熱愛園藝的父親不久前去世了，所以他才售出花盆。他問我打算怎麼用這些陶盆，我回答：「種報春花。」我問起他父親的事，得知其生前的興趣也是種報春花。過去兩個月，他都在整理父親的遺物，現在工作終於結束了，最後出清的就是這批陶盆。

說著說著，他的態度變得親切一些，發現我不是商人，不會把花盆分批轉賣，而會帶它們去到「好的新家」，讓他感到十分欣慰。離開時，我感覺自己承接了他父親的遺志，也想像他父親和我祖父一樣，在溫室裡栽培寧靜的美。每次用這些漂亮的舊花盆種花，我就會感受到一種不滅的喜悅，這是我們一代代的傳承。

勞工的花園

後來我才得知，英格蘭北部的男性勞工，從很久以前就有栽種報春花的習俗。這個習俗可以一路追溯到十八世紀中期，也就是英格蘭北部進入工業革命之時。當時，雪菲爾成了生產鐵器與餐具的製造業重鎮，工廠員工被稱為「刀匠」，和鄰近製造業城鎮的織布工同樣以園藝技巧聞名。最初把對花卉的熱愛帶過來的，其實是絲綢織布工，這些人被迫放棄了他們的手搖紡織機，離開他們在鄉村的家園，到機械化的紡織廠工作。

勞工的住所擠得密不透風，但小院子裡還有一些清涼的陰影處，很適合種植報春花。這些園藝工匠培育了有著美麗花紋的新種報春花，還栽培出天鵝絨般深沉的紅色與紫色品種。此外，他們還培育出澱粉密度較高的花種，葉片上的白色細粉比尋常報春花密一些。在報春花的自然生長環境中，高山的空氣比較稀薄，這層澱粉有防晒效果，保護植物不受嚴酷的陽光傷害。有趣的是，這種演化結果在工業城鎮也起了保護作用，幫助植物抵抗空氣中濃濃的煤灰與濃煙。

這之中也許存在某種協同作用：被迫遠離家園的人移植了花卉，後者卻成了前者心目中韌性與耐性的象徵。工業革命時代，大量製造踐踏了工匠的技藝，而他們在塑造與培育花卉的過程中，得以表現出自我與創意。

在當時，栽培花卉的技藝被稱爲「花藝」（floristry），這也成了社交生活的重心之一。由於人們大批遷徙到工業城鎮，離開了原本的社區，人際網路也弱化了。這時，花藝師社群讓業餘園藝師齊聚一堂，可以互相合作、互相競爭。不同的社團以種植不同種類的花卉爲主，其他還包括鬱金香、報春花、康乃馨、石竹與三色堇。就如刀匠與織布工擅長培育報春花，其他行業的勞工也有他們各自的專長。舉例來說，提到三色堇，人們一般會聯想到煤礦工。當時也很流行栽種醋栗，在蘭開夏郡更是盛行一時。大部分製造業城鎮更有醋栗俱樂部，人們的社交行事曆上也必然會寫上「年度醋栗種植競賽」這個活動。氣候寒涼的英格蘭北方很適合種植醋栗，而且它們和報春花一樣，就算在小小的後院，也能種出足以得獎的果實。

大自然並不會遷就我們的社會結構，無論一個人富裕或貧窮、處在社會上層或底層，花朵仍然會綻放，蔬果仍然會生長。既然一般的植物都會自己繁殖，我們就不必一直投注金錢在養護花園。問題是，你必須要有一塊地，才有辦法種出一座花園。許多早期製造業中心都有提供栽種植物用的土地，當醫師與作家威廉·巴肯（William Buchan）在一七六九年走訪雪菲爾時，他表示：「幾乎所有刀匠僱傭都有一塊份地，可以培育成花園。」他也注意到，這些人的園藝工作有許多「有益健康的效果」。

對低薪勞工來說，自己種的蔬果是很有價值的營養來源，耕種本身也是一種健康的運動，讓他們暫時遠離工廠吵雜的器械與單調的工作。「光是土地與新鮮香草的氣味，就能讓人恢復元氣、打起精神。」巴肯寫道，「而人們時時想到有東西即將成熟，內心就會感到快樂、受到娛樂。」相較於操勞的工作，耕作給了人們值得驕傲的成果，也是他們尊嚴的來源。

植物學研究也是和自然維繫連結的一種途徑：在曼徹斯特——規模最大的工業中心之一，工廠勞工經常在假日漫步到鄉村，運用自己的植物學知識採集植物樣本。隨著十九世紀到來，工業使都市中心成為園藝沙漠。而隨著製造業擴張，人們的居住空間越來越小，庭院與花園的空間逐漸消失。即使在仍有一點植物殘存的地方，人們看見的也只是它們的病態，勉強活在市中心的樹木都沾滿了烏黑的煤灰。維多利亞時期偉大的小說家伊莉莎白．蓋斯凱爾在描寫曼徹斯特時，哀傷地寫道：「唉！此處沒有花朵。」人們少了大自然的滋潤，只能在他處尋求慰藉，花展於是成了非常熱門的娛樂活動，在一八六〇年代到達高峰。那段時期，光是曼徹斯特當地，一年就辦了八場花展。人們短暫沉浸在花卉的王國，看見美麗的植物，從而達到恢復精力的效果。

我們經常低估人類對美的需求，但就如榮格所說：「我們所有人都需要精神上的養分，但在沒有一片綠地或開花樹木的都市廉價公寓，不可能找到這樣的養分。」在工業化發展下，勞工與工作之間的關係也逐漸失去了滋潤功能，生產線讓製造工作變得片片段段，人們只負責成果的一小部分。榮格表示，在過去注重工藝的時代，勞工「能看見自己勞作的果實，並從中獲得成就感，在這種工作當中找到足夠的自我表現」。

人們失去了兩種必要的穩定與平衡來源：與大自然的親密互動，以及帶來成就感的工作。榮格認為，這導致「意識的無根狀態」，進而形成「誇大的自尊」或相反的「自卑情結」。他完全相信人類存在應該以大地為本，因此也提倡園藝，希望人們能多多從事這份工作、從中恢復精力：「被捕獲的動物無法回歸自由，但我們的勞工可以；我們看到他們在份地與城市各處的花園裡回歸自由，這些花園是對自然的愛，以及深愛自己一片土地的一種表現。」

可食用的城鎮

今天，都市園藝運動復甦了。當初榮格描述的許多問題仍然存在，我們依舊缺乏和大自然的互動，我們照樣生活在光禿禿的都市環境，有意義的工作也還是很匱乏。我們生活在社會與科技變化的時代，貧富不均與不平等的問題逐漸惡化，這一切和都市耕作運動開始時很像。許多過去的工業中心到了今日都了無生氣，人們轉而靠土地維生。這不算是對工業化的反抗，而是反抗工業革命留下的破壞。

我們以曼徹斯特北方三十公里處，位在三座深谷交會處的托德摩登鎮爲例。這裡曾經是紡織業重鎮，但它的工廠與磨坊很久以前便關門了。過去數十年來，這座城鎮的一萬五千名居民一直面臨嚴重的失業問題。二〇〇八年的金融危機襲捲時，鎮上的廢墟與蚊子館越來越多，人們更是無法想像這裡能有恢復生機的一天。不久後，撙節政策對城鎮造成二度衝擊，公共福利減少了，城鎮各處累積了不少垃圾。一群好友坐在廚房餐桌邊談天，分享他們看見的糟糕環境。他們希望能爲下一代創造更好的未來，但究竟該怎麼打造更能永續發展的共同社會呢？

他們從一開始就明白一件事：一定得把重點放在食物上，因爲所有人都需要食物。這群好友想出來的口號——「只要你吃東西，你就是我們的一份子」——反映了他們理想的包容態度。他們試著想像，如果人們能在「可食用的城鎮風景」中生活與工作，那會是什麼樣的光景呢？他們抱持做實驗的態度，開始在位於城鎮中心、看上去像是大傷疤的一間廢棄健康中心院區，撒下花豆與其他蔬菜的種子，等到作物可以收成時，就架起寫著「自助採收」的大招牌。這是「不思議食物運動」（Incredible Edible）的伊始，潘姆．沃爾赫斯特（Pam Warhurst）與瑪莉．克利爾（Mary Clear）兩位女性主導了這場運動。發起公共會議時，他們發現有許多人支持這場運動，鎮民也開始報名當志工，幫忙在鎮上其他地點栽種蔬菜。

不思議食物運動爲這片灰暗、荒涼的土地帶來綠意，托德摩登各處按照需求種植了不同的作物：老人之家旁種的是草莓，因爲很多咀嚼不便的老人家還是愛吃軟嫩的水果；肉鋪外的花圃種著迷迭香、鼠尾草與百里香，肉鋪老闆可以請客人自助採香草回家料理。有些植物在當地有段歷史，例如「醋栗」，它們之所以受歡迎，是因爲店裡不會賣這些植物，人們會自己採收醋栗再烤成派來吃。托德摩登的新健康中心周圍，除了刺刺的樹叢，現在還多了座小小的藥草花園，裡頭種了甘菊、薰衣草、紫錐花等香草，門外還有櫻桃樹與梨樹，讓人自由採摘食用。

托德摩登各處多了七十幾塊栽種作物的菜圃，所有人都可以自助採摘。不管往哪裡望去，都可以看到有人照顧的花架、菜圃或小菜園。我漫步在「可食用曳船路」上，過了運河橋，行經色彩鮮亮的「不思議食物」大壁畫，看見門前種了果樹的健康中心、店外種了香草的肉鋪，以及外頭擺了一箱箱植物的警察局。我來到他們說服鎮議會改名的「授粉街」，看到社區園藝行動超脫了花園的範圍，使托德摩登成爲都市採集的一場激進實驗，不禁嘆爲觀止。

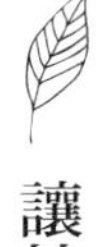

讓社區復活的園藝

激進政治與作物栽培很合得來，畢竟激進（radical）一詞的英文就是源自植物世界——拉丁文的「radix」是「根」的意思。現代人使用「激進」這個詞，往往是指影響深遠的社會或政治變化，但它還保有「處理根本問題」的意思。在過去的托德摩登，人們面臨缺乏新鮮食物的問題，但是在不思議食物運動栽種作物，並不是爲了解決食物問題，而是希望讓耕作成爲帶來變化的媒介。運動發起人希望人們在採收、烹煮與分享新鮮作物時，可以展開一些不一樣的討論，讓鎮民以不同的方式看待食物與他們的生活方式。此外，不思議食物也開始舉辦關於食物與園藝的社區活動，在當地學校進行一些計畫。沃爾赫斯特與克利爾常常提到「宣傳式園藝」（propaganda gardening），這種說法意外地貼切，因爲「宣傳」（propaganda）的英文同樣來自植物界。不思議食物運動的實驗證明了一件事：植物的栽種與宣傳，也可以是非常有效的溝通方式。

運動發起過後不久，我們就能在當地社會看到顯著的變化。首先，是鎮上的反社會行爲與破壞行爲減少了。對此，克利爾表示：「人們尊重食物，不會攻擊食物。」大街上深鎖的店家越來越少，也陸續開了一間間咖啡廳與餐廳，現在還有個熱鬧的市集，讓人們能購買當地栽種的作物。校園園藝活動也辦得很成功，因爲當地中學種了片果園，裡頭附有菜圃，還養了蜜蜂。另外，沃爾赫斯特與克利爾也辦了新的訓練課程，讓希望能考到園藝證照的年輕人受訓。地方政府也以行動支持不思議食物計畫，決定審查未使用的空地使用權，看看能不能多釋出幾塊地讓人耕作。這在托德摩登是非常重要的政策，因爲這座城鎮的住宅建得十分密集，花園空間有限。二〇〇八年，當地供人租用的園地只有少少十五塊。如今，托德摩登有四分之三的居民都在種植自己的部分食物，這也是鎮上發生變化的指標之一。

根據瑪莉．克利爾的說法，計畫背後的關鍵人物大多是「某位特定年紀的女性，都想爲社會正義出力」。她也補充：「我們從沒有這麼奮力工作過。」他們確實十分賣力，我和他們見面時，克利爾和朋友才剛種完五千顆蔬菜、花卉與香草種子，長條花盆整齊地排在克利爾家的廚房窗檯上。這場運動並不仰賴任何外來資金，組織者想看看衆人的團結與善心能走得多遠。「一旦拿了補助金，」克利爾說，「就必須做出別人要求的成果。」他們雖然和鎮議會、警方與當地學校建立了匪淺的連結，大部分時候還是不會先得到許可。因爲他們明白，那會牽扯上一層又一層繁瑣的官僚政治。克利爾這麼說：「人們也不是想拒絕，只是不知道該怎麼同意而已。」如果有人提出異議，他們就會請對方原諒，但這種情況很少發生。

在托德摩登，人們會在隔週的星期日一起做園藝工作，通常會有三十個人來幫忙。志工從三歲到七十三歲都有，也含括不同層級的人物，分成小組在鎮上不同地點工作。一些人撿垃圾、一些人照顧花草蔬果。工作結束後，他們會一起在一間廢棄的教堂裡吃頓簡單的午餐。對一些志工而言，尤其是退休住宅或社會住宅的居民，這兩週一次的活動，甚至可以說是他們社交生活的主軸。克利爾表示，這場運動的精神是「讓人照自己的步調、自己的方法做事」。她解釋，改變的跡象有很多種，可能是「一個原本不說話的人開始說話，甚至是脫外套這種更簡單的動作」。她把這種改變稱爲「人的生長」。

在這裡，克利爾指的是我們現代人越來越常罹患的「孤獨」病。它以前所未見的規模蔓延，現在每四人就有一個人因孤單而苦。在不久前，人們認爲孤獨造成的負面影響主要作用在精神層面，但現在我們得知，這也可能造成身體健康上的問題。研究顯示，缺乏社會連結的人，因各種原因早逝的風險比別人高三〇%，等同過胖或一天抽十五根菸的早逝風險。孤獨成了重大的公共衛生問題。

從古至今，人類想到各種方法在地球上最不宜人居的氣候與地區生活。但不論是在北極圈、高海拔地區、叢林或沙漠，人們總是形成團結的小聚落，過著團體生活。現在，是人類物種從誕生至今，有如此高比例的人離群而居。我們不僅遠離大自然，還遠離了彼此。社區園藝計畫能處理這兩種疏遠問題，人們能和一個地方形成連結，並和一個團體建立情誼，而這兩種都會讓人產生歸屬感——現代生活的危機，說到底就是缺乏歸屬感的危機。

不思議食物運動的模式在托德摩登發揚光大，散播到了其他地區。英國現在有一百二十個類似的非營利團體，全都在「不思議食物」名下展開行動。世界各個大陸上都展開了不思議食物運動，目前已經有一千多個類似的團體了。在法國，這個理念非常受歡迎，當地團體的口號則是「分享食物」（Nourriture à partager）。不思議食物的組織網並沒有密切合作，不同團體都以各自的方式營運，但它們有個共同的目標，那就是創造更友善、更自然，並且更和睦的社會。

園藝運動會在英格蘭蓬勃發展，也許不值得大驚小怪，畢竟這裡是工業革命的起源地。當年展開工業化的地方，如今領先全球處理後工業化衰退問題，也是相當適合。過去與現在的都市園藝活動有許多共同點，但有個值得注意的差異：在過去，園藝相關的社交活動主要是廣受歡迎的地方花展與競賽；現在，競爭幾乎滲透了生活的每一個角落，所以社區園藝活動滿足了不同的需求。很多人都想暫時遠離競爭，尋求現代生活缺乏的合作與團結。

綠色反叛者

回顧歷史，我們會發現，人類對耕作的重視程度，過分遷就於我們自己製造出的經濟循環——在經濟衰退、社會迅速變遷的時期，人們往往會回歸大地與農耕。園藝會成爲全球性的社會運動，也是我們生活的這個時代所致。世界各地都可以看到都市造成的問題，以及科技占據工業界的種種後果。如社區園藝師馬克·哈汀（Mark Harding）所說，即使你被工業吐出來，「自然界總是有你的一席之地」。

哈汀從二〇一四年開始幫忙經營開普敦的奧蘭傑濟希特（Oranjezicht）都市農場，在那之前，他當了二十年的焊工，後來卻被機械取而代之。經過三年憂鬱的無業生活，直到開始在農場工作，他的生活才有所改善。年輕時他受「城市的幻景」吸引，但問題是，照他的話來說，「它不會留任何後路給你」。現在，他感覺自己的生活踏實許多：「我現在擁有稱得上現實的東西了。」耕作的同時，他得到了一種韌性與安全感，知道自己的能力永遠都派得上用場。他說：「我有自己種食物的能力，不管去到哪裡，這份技能都會跟著我走。」

這座都市農場原本是滾木球草坪，後來因爲無人使用而成了垃圾場。每年會有一千多個孩子造訪這座都市花園，學習播種、做堆肥與營養知識。開普敦還處在步調迅速的都市化過程中，市民失業率高，跨國速食公司在都市裡迅速增生，販售便宜但高糖、高脂肪的速食，導致都市的貧窮現象與過胖、糖尿病與心臟病的關聯越來越顯著。都市農場生產平價的有機作物，喚醒當地人在食物政治的運動中扮演重要角色，也在接連受旱災衝擊的地區，推廣了順應時節的觀念。這項計畫最大的成功，就是它們的食物市集。一開始不過是農場上幾個小攤，後來成了每週一次、大受歡迎的活動，現在辦在城市的水岸地區，支撐當地四十多座有機花園與農場的生計，也讓一些小型食物生產商販售麵包與其他手工製作的食物。

農場共同創辦人——雪柔．奧金斯基（Sheryl Ozinsky）——如此描述這座都市農場的願景成長：「都市農耕不只是種蔬菜而已，我們還想教育民眾、打造共同社會、建立不同模式的食物市集；我們想拆除近郊的高牆，創造鄰居可以見面與互動的空間，讓人們使用公共的公園與綠色空間，讓社區住民一起散步、騎腳踏車與搭公車。」這項計畫的重點是建立連結，以及拆除種族與社會隔閡。對哈汀來說，自己栽種食物是一種「健康的反抗方法」。他表示，「大企業選的都是耐放的品種，可是比較不營養」，他也為自己活了這麼久才意識到這些議題感到惋惜不已。他透過農場上的工作，找到了「綠色反叛者」這個新身分。

在現代社區園藝活動中，食物政治成了我們不得不面對的議題。洛杉磯南區的非裔美國人藝術家暨園藝社運人士羅恩．芬利（Ron Finley）也是個「綠色反叛者」。洛杉磯南區是美國最大的「食物沙漠」之一，舉目望去都是速食店與酒品專賣店，很少有機會買到新鮮農產品。此外，這個地區也頻頻發生幫派暴力事件與駕車槍擊案。不過芬利認為，駕車槍擊事件雖然曝光度比較高，實際上害死更多人的卻是速食得來速。這點，數據都寫得清清楚楚：這個地區有超過三〇%的人過胖，電動輪椅與洗腎中心也越來越常見了。

每次想買新鮮食材，芬利都必須開四十五分鐘的車去很遠的地方買菜。最後他真的受夠了，開始在自家外與行道樹間那一小塊邊界土地栽種蔬菜與果樹。幾個月過後，原本被當成垃圾堆的一小塊地，開始生產蔬果了。芬利把自己收成的羽衣甘藍、甜玉米、青椒、南瓜與甜瓜類分送給住在同一條街上的鄰居。第二年，他因爲未受准許在市政府的土地上種植作物而被逮捕，也被迫移除他的植物。但他沒有就此放棄，而是立刻發起連署，要求市政府允許他繼續種植。

那是二〇一〇年的事了。在前一年，美國第一夫人蜜雪兒．歐巴馬把白宮南草坪的一塊地挖了，用來教小學生怎麼種植物與採收蔬菜。她更推動了「讓我們動起來」運動（Let's Move），目標是處理兒童肥胖與糖尿病患者人數激增的問題。

時代精神漸漸變了——《洛杉磯時報》報導了芬利的倡議行動，他的行動也成功了，市政府後來修改了關於都市種植的規定。現在，芬利經營的計畫是幫助人們在空地栽種植物。他自稱「匪幫園藝師」，口號是「讓鏟子成爲你的武器」。現在有很多學童的父母，甚至是祖父母輩都從沒碰過園藝工作，芬利希望能讓「園藝」在這些孩子眼中成爲又酷又有意義的活動。

芬利主要的目標之一，就是消除人們對務農與耕作的偏見。在美國，農業歷史上充滿了奴隸與佃農制度等種族迫害，這段歷史直至今日成了一種先入為主的想法。照芬利的話來說就是：「你一定是遇到了什麼很慘的事，才不得不自己種食物吃——但其實，你是在自給自足。」他認為，人們失去了餵飽自己的基本本能，而且沒人問：「那些速食連鎖店為什麼能擴張到這種程度？」自己栽種食物的能力也許不算是人權，但它絕對是我們基本的自由。芬利也說：「如果你沒有自己動手準備自己的食物，那你就是奴隸。」他認為，食物沙漠應該被稱為「食物監獄」，因為想找到健康的食物，就必須逃獄。芬利想製造社會的動力，帶來改變。

綠色游擊隊

這其實不是人們第一次以園藝做為政治抗爭手段。早在十七世紀的英格蘭，面對社會動盪與食物價格高漲的情勢，就有「挖掘派」（Diggers）提出了訴求，表示人民應該有權在公共土地上種植食物。現代「游擊園藝」（guerilla gardening）則是在一九七〇年代早期得名。當時紐約市瀕臨破產，城市不停走下坡，自稱「綠色游擊隊」（Green Guerillas）的一群人把荒廢的都市空地廢物利用，設立社區花園，還以美國在一戰與二戰時期生產糧食的「勝利花園」爲榜樣。一些游擊園藝師專門種花，而不是食用植物。他們之中，有一人就是二十世紀末、二十一世紀初在倫敦發起運動，夜裡暗中在倫敦南區自家摩天樓外種花的理查．雷諾茲（Richard Reynolds）。在他行動過後，一群群志工集結起來，試圖將大自然的美好帶到倫敦最破敗的區域。

時至今日，綠色游擊隊仍在美國紐約活躍著。和這個組織有關聯的花園多達八百座，這可是不容小覷的成就。這場運動和「不思議食物」一樣，受到市政府認可。不過，後續當然還有持續爭取認同的必要。社區園藝活動的缺點就是，在都市裡創造一片漂亮的綠色空間之後，那個區域很可能被中產階級化，而在最糟的情況下，園藝計畫本該幫助的貧困居民，可能會沒錢繼續在社區住下去。在一九九○年代，市政府開始出售開發用地，威脅到六百座社區花園時，綠色游擊隊爲了避免上述情況而發動抗爭，漫長的對抗過後，好不容易才救下那些花園，讓綠色空間得以存續下去。

最初的綠色游擊隊員之一——泰瑞．凱勒（Terry Keller）——後來和紐約植物園合作辦了非常成功的推廣計畫「布朗克斯綠起來」（Bronx Green-Up）。他們在資源匱乏的南布朗克斯區空地栽種植物，讓這個地區恢復生機。近期，這裡的主幹道旁開發了社區農場。原本沒有任何綠意的荒地，經由眾人的辛苦與努力，變成了占地超過六百坪的繁榮農場。那塊地很陡，二○一二年夏季時，許多志工幫忙在那裡挖引導暴風雨水用的溝渠，才能避免土壤被侵蝕。紐約市環衛局提供了大量的免費堆肥，紐約植物園則提供製造堆肥的專業知識，人們在農場種下櫻桃、無花果、柿子與石榴等果樹，還裝了蜂窩。他們預先在土壤方面下的工夫有了成果，新耕好的堆高菜圃很快就種了番茄、羽衣甘藍、西瓜與椒類等蔬果，而過了不久，野生動物也住進來了——除了蜻蜓以外，小紅蛺蝶、珀鳳蝶、優紅蛺蝶等蝴蝶都開始出現在農園裡。

「布朗克斯綠起來」計畫和國際難民救援組織合作，讓來自不同地方與不同文化的人在農園裡協力耕作。逃離甘比亞或阿富汗的新移民，和來自中美洲或加勒比海、在紐約住得比較久的居民並肩工作。剛來到一座陌生的城市，人們會面對種種巨大的挑戰，如果是像社區農場許多難民一樣經歷了創傷或患有憂鬱症的人，那就更不容易了。園藝活動能在許多層面幫助他們，但最重要的是，農場給了他們一個歸屬地。

研究顯示，這樣的都市花園能非常有效地推動社會融合。它們往往會成爲社區的文化與社交中心，爲人們提供家與工作場所以外的安全「第三空間」，有助於減緩社群中的張力。在種族多樣的社區，居民可能很難達到群體融合，這種時候，社區花園就能派上用場了。根據約翰霍普金斯宜居未來中心，食物在社區融合方面扮演了關鍵角色：「種植、烹飪與分享食物有極強的社會文化價值，這能使花園成爲社會橋梁。」都市農園能創造合作的文化，人們不僅共享作物，還共享耕作的快樂。園藝工作能改變人與人之間的關係、帶來社會變化，很大一部分就是多虧了這種互益的效果。

改造都市荒野

所有生物都有塑造生活環境的基本生物需求，但是在城市裡，塑造者的角色卻反了過來。都市居民沒有改變環境的力量，只能被環境改變。但是，都市環境崩解時，會變得越來越野。都市中的荒野有廢棄房屋、垃圾堆、碎玻璃、生鏽的金屬，以及長得和人一樣高的雜草，而最要命的是，這些都是危險的地域。一個地區惡化得越嚴重，居民就越不想在戶外逗留，幫派因此控制了大街小巷，暴力漸增的惡性循環只會讓條件更加惡化。

這時候，唯一的解法就是改善周遭環境。美國許多大城市都以減少槍枝犯罪事件為首要目標之一，人口數據也清楚顯示，致命的槍擊案多集中在最貧窮、最破敗的地區。舉例來說，在芝加哥發生的暴力事件主要集中在城市南部與西部，這裡不僅失業人口比率高，主要由非裔美國人組成的一個個社區，也已經數十年無人投資。

二〇一四年，芝加哥有超過兩萬塊空地，其中一萬三千塊是市政府的土地。於二〇一四年開始試營運、二〇一六年正式推出的「大空地計畫」（Large Lots），目標是改善狀況最嚴重的社區，允許居民花一美元在家附近買下一塊空地，但前提是至少五年後才能把那塊地轉賣出去。而在那之前，他們必須照顧那塊地。芝加哥市政府透過這項計畫，一共售出四千塊地，打算將荒廢的土地轉變成花園，強化附近破碎的社區。

這類都市「淨化與綠化」計畫，都受到過去二十年在費城進行的一系列開創性研究所啓發。研究主持人是哥倫比亞大學流行病學教授查爾斯．布拉納斯（Charles Branas），這可能是目前唯一在都市進行的環境控制隨機對照實驗。一九九九年，他們和賓州園藝協會合作的「土地關懷計畫」（LandCare Program）在費城誕生了。此研究隨機選了幾個社區，進行改造干預：志工淨空了城市各處數百塊遭到破壞與廢棄的空地，清除垃圾與破瓦殘礫，種下青草、樹木，並架起矮木籬。

這是場耗時多年的研究計畫，研究團隊比較了類似人口組成地區的暴力犯罪率，發現經過改造與綠化的街道與未經改造的街道上，犯罪率的差異相當驚人。最近一篇研究結果是在二〇一八年發布的，研究數據顯示，在低於貧窮標準的社區，空地綠化的益處最明顯，犯罪率下降了超過一三％，槍枝暴力發生率下降了將近三〇％。研究者監測城市整體的狀況，確認這些是確實減少，並不是把問題轉移到隔壁或鄰近地區。

在研究過程中，他們發現：用鐵絲網圍欄保護綠化的空地時，人們會覺得自己被拒之門外，就把空地當成垃圾場；但是使用橫木籬笆時，提升居民社交互動的功能就十分明顯。這種簡單的圍籬很好爬，人們也可以坐在橫木上，所以大家開始把這些空間用在休閒與社交方面。原本沒機會碰面的鄰居可以開始交談，當地的孩子也可以在戶外的安全空地上玩耍。由於花園結構簡單，就只有草坪和幾棵樹而已，人們能清楚看到周遭情況，這在可能出現威脅的地區特別重要。另外，也因爲花園簡單，人們可以自在地投入勞力與心力改造。

布拉納斯的研究團隊發現，住在新綠地附近的人表示對出門的恐懼下降了六〇％，而這顯著的反應也符合這個團隊的其他研究結果——人們經過住家附近的廢棄空地時，心率會以每分鐘九次的幅度加快。這份研究顯示，人們並不會習慣都市環境的腐壞，糟糕的環境會時時帶來威脅感。此外，破敗的環境也會成爲一面鏡子，降低居民的自我價值，帶來一種「沒有人在乎自己」的感覺。當人們時時覺得被遺棄與遺忘，很可能會進而產生憂鬱感。後續研究也證實，住在新綠化空地附近的人，憂鬱傾向與心理健康不佳的狀況幾乎減半了。

無論用什麼標準來看，這些都是可觀的影響。然而，政府制定都市計畫時，卻一再忽視居民對社區綠色空間的需求。費城研究就顯示，相對低成本的環境干預，可以深深影響居民的健康與附近的犯罪率。

青年農場計畫

如果想打破以都市資源匱乏爲養分來源的暴力與藥癮循環，就必須爲年輕人提供安全的綠色空間，這對他們特別重要。都市農場的青年計畫就是達到這個目標的一種好方法。舉例來說，芝加哥植物園從以前就致力於社區推廣計畫。過去十五年來，他們在芝加哥資源匱乏的地區設立了十一座農場，以處理健康與教育不平等的問題。這幾座農場中，有一些爲退學年輕人提供的訓練課程，讓有意願學習怎麼種食物與創業的年輕人受訓。芝加哥植物園每年在五月到十月，還會僱用一百名十五到十八歲的學童，讓他們參加風城豐收青年農場計畫（Windy City Harvest Youth Farm Program）、接受訓練。

青年計畫的主持人伊萊莎·傅尼爾（Eliza Fournier）解釋，青少年開始參與計畫時，大多數人都處於「植物盲」的狀態。他們家裡很少有花園或戶外空間，連自己會不會喜歡栽種植物都不曉得。新一批年輕人加入計畫時，傅尼爾會先問他們：你們愛吃披薩嗎？他們當然都愛吃。「如果你們喜歡披薩，那就是喜歡植物。」她會這麼告訴年輕人，接著說明我們所有的食物其實都是從植物來的。對大多數參與者來說，這是他們第一次親手觸碰土壤，可能得花一些時間才能習慣傅尼爾教他們的觀念。一名參與計畫的女孩子就說：「從土裡長出來的食物很健康。」

華盛頓公園是芝加哥南區的食物沙漠之一。這裡的青年農場位在公園一角，用鑄鐵柵欄圍起來，四周是高高的樹木，裡頭有草地，也有堆高的菜圃，比起都市農場更像是花園。傅尼爾觀察到，年輕人加入計畫數週後已經變得健壯一些，飲食也變得比較健康了。她認爲，除了工作以外，他們也該有機會當小孩子。所以在每次活動開始時，大家會先玩一些簡單的團隊遊戲，給年輕人玩樂的機會。

這些年輕人之中，很多人都得不到最基本的安全。花園邊界種了一些果樹，就是爲了紀念那些死於槍枝暴力的同儕。很多計畫參與者不僅住在不安全的社區，就連家裡也不安全，還有人幾乎算是無家可歸，只能到處借住別人家。對這些年輕人來說，農場會成爲他們的安全空間。他們也明白，如果自己需要幫忙，農場工作人員願意聽他們傾訴。在這樣的綠色樂土工作時，青少年可以得到各種「豐富環境」的好處，包括降低壓力、促進學習，以及促進社交互動。學生分成小組從事園藝活動，學會和其他人合作，也懂得在發生衝突時解決問題。到了夏季，農場每週舉辦一次市集時，他們也可以學到公關技能。每一季的結尾，工作人員會「直言不諱」地給每個年輕人回饋，這是大多數參與者從沒得到過的關心與關注。透過這項計畫，他們能逐漸得到自信，也逐漸放下心防。

青年農場計畫的大目標，是透過園藝促進社會與情緒方面的學習。這類計畫可以改變人們的生活，也有機會減少暴力、上癮與青少年懷孕的發生率。這些結果很難準確地評估與分析，但值得注意的是，參加風城豐收青年農場計畫的年輕人當中，有九一%的人會留在學校繼續接受教育或參加職業訓練。以資源匱乏地區的人口組成來說，這個比例已經非常高了。

伊利諾大學近期評估了各種青年計畫的成效，得到的結論是：風城豐收青年農場計畫在教導生活技能、提供就業機會與強化家庭關係這方面十分成功——從強化家庭關係這一項看來，計畫的影響非常深遠。如傅尼爾所說：「照顧植物時，我們能得到有意義的機會去討論怎麼照顧別人。」花園達到了模範的功用，幫助青少年找到為自己建立新生活的信念。

除了人類以外，沒有別的物種會像我們這樣分享食物。從演化的角度來看，這是我們身為人類的核心行為之一，然而現代生活侵蝕了人與人之間這強而有力的連結。簡便食品越來越多，人們的生活也越來越忙碌、壓力越來越大，現代家庭很少像過去那樣一起用餐了。傅尼爾強調，食物是一種「強大的連結者」，所以也在計畫中扮演關鍵角色。每週活動結束時，參與者會在花園裡一起煮飯，享受共同烹飪的樂趣。對許多人來說，這是試吃新料理的機會，但除了吃以外，一起烹飪還有更重要的效果。

知識信任

人類經過長久的演化，適應了相對小團體的共同生活，假如把規模放大太多，我們就會失去維持生活的關鍵連結。根據「自然教學法」（natural pedagogy），這不但對我們的情緒與心理健康很重要，對認知發育也非常關鍵。提出此一概念的認知科學家喬吉・格格利（György Gergely）與格格利・斯布拉（Gergely Csibra）認為，在生存這方面，團體或部族中關係親近者分享知識的這個動作實在太重要了，以致大腦演化出「特殊管道」，可以像高速公路一樣傳達這些文化資訊。在我們信任對方時，特殊管道就會開啓，讓大腦更快地吸收新知。格格利與斯布拉把這種現象稱爲「知識信任」，他們相信是這種信任讓人類遠祖發展出製作工具、準備與烹飪食物等複雜的技能。

社會學習是十分有力的學習方式，但是從小在充滿危險與恐懼環境下長大的孩子，會漸漸學著壓抑好奇心。人抱持不信任的心態生活，就會背離他人，不再向別人學習；相反地，如果能建立信任，大腦就比較有辦法建立新的神經網路。風城青年農場這類以土地爲本的計畫，提倡耕種、收成與分享食物，之所以成效這麼好，是因爲它們重現了基本生活技能與活動，重現了人類演化出社會學習的環境。

現在的標準教育形式，大大低估了人際關係在學習過程中扮演的關鍵角色。現代人之所以不重視人類生物本源，多少也是受到「我們可以重新創造新的自己」這個現代觀念影響。榮格指出：「如果有人說植物或動物能創造新的自己，我們會笑他，卻有許多人相信是精神或內心創造了自己、創造了自己的存在。」然而，大腦其實是數千年來演化與適應的產物。「人腦成長到現在的意識狀態，」榮格寫道，「就像是橡實長成橡樹一樣。」

對我們的採集狩獵者祖先而言，辨認當地植物的能力很重要。他們學到哪些植物可以吃、哪些可以當藥草使用、哪些植物有毒，這成了建構複雜知識的第一層基礎。這些文化資訊代代相傳，允許人類累積與提煉知識。假如知識鏈斷了，人類社會或許就失去了知識與技能，而且這是一、兩代人傳承失敗就可能造成的問題。照顧與工作的文化這麼快就變了，人類與土地的關係也這麼快就消失了。

植物導師

十九世紀時相當盛行植物學，然而二十世紀以後，植物學卻逐漸衰頹。對許多從小在城市長大的現代人來說，植物幾乎完全失去了重要性或價值。傳尼爾說的「植物盲」一詞，最初是在一九九八年由美國植物學家詹姆斯・汪德希（James Wandersee）與伊莉莎白・舒斯勒（Elisabeth Schussler）提出。他們擔心人們與大自然漸行漸遠，植物在養育生命這方面扮演的根本角色就會從眾人的意識中消失，而且問題只會越來越嚴重，因爲人腦習慣過濾掉植物的存在。

我們的感知系統對特定規律極爲敏感，對長得像人臉的東西特別關心，大部分植物都不具有人臉特質，倒是花朵有那麼點像，能吸引我們的目光。而且，人腦的視覺皮層會優先注意到移動或可能構成威脅的刺激。由於植物相對靜止、變化也很慢，往往會成爲背景。綜上所述，除非人們在別人的幫助下對植物「張開眼睛」，否則可能永遠都不會眞正看見植物的世界。

汪德希與舒斯勒觀察到，人們往往是在「植物導師」的影響下，養成對植物的愛：我們大多數人都需要一個重視植物、了解它們的人，引導我們認識植物的世界。

我之前採訪了丹尼爾，這位年輕男性對我描述了自己參加社區園藝計畫時，對植物「張開眼睛」的體驗。

他的青少年時期大多都在玩線上遊戲，好一段時間都感到迷惘。最初來到離家幾條街的這座社區花園時，他感到更加迷惘了。對他來說，植物似乎是「美麗但陌生的世界」，他完全不知道該怎麼理解它們。其中一名花園協調者是個只比丹尼爾大幾歲的男人，讓他親手觸碰土壤，教他怎麼做最基本的園藝照顧。丹尼爾表示，那個過程讓他「打開心扉」，之後他就喜歡上了植物。還深刻記得自己有一天來到花園，感覺「現在了解它們了」，花在整理花園上的時間也越來越長。

花園給他的一大動力是，相較於電玩遊戲，園藝工作給他「眞正」的事情可做。照顧植物的過程中，丹尼爾自己也有了很大的改變，有一段時間他當志工到國外服務，在希臘一座難民營的臨時學校教園藝，自己也成了植物導師。他透過園藝工作，發現自己可以做一些改變世界的事。

丹尼爾原本是科技世界土生土長的居民，自然世界對他反而很是「陌生」；他在電玩的世界找到了自己的容身之所，卻長期失去對生命的興趣。現在很多男孩子面對的選項有兩個：花時間在網路上玩各式各樣的格鬥遊戲，不然就是在幫派與暴力長存的街上閒晃。都市環境並沒有提供太多選項給他們，低收入戶的孩子能選的又更少了。

我問風城豐收青年農場的孩子們，如果沒參加這項計畫的話，他們會做些什麼？他們給我的答案主要是：躺在床上、上網，不然就是到處惹事生非。

有時候，男孩子會排斥園藝，是因爲他們認爲這種活動太溫柔了，不夠陽剛。爲了克服這個問題，有些青年計畫特地取名叫「農場」而非「花園」。但無論取什麼名字，耕作這份工作在溫柔滋養的同時，也是需要力量的。在古希臘神話中，司掌生殖的男神普里阿普斯，同時也是果園、菜園與葡萄園的守護神，他的形象有時是個有著巨大下體、身邊帶著花園作物的男人。

在傑克與豌豆的故事中，我們也能看到蔬菜的力量。故事中，家境貧窮的傑克以牛交換所謂的「魔法」種子，顯得像個愚蠢又天眞的孩子，但沒想到種子卻長成了巨大的豌豆藤。而他爬上豌豆藤，勇敢面對殘暴的巨人。

這是個男孩認識到自己的力量，成長爲男人的故事，同時也是社會正義的寓言故事。以激進解法而言，園藝能幫助人克服形形色色的「殘暴巨人」，有些是壓力或失去動力等個人問題，有些是社會破碎、缺乏新鮮食物，還有都市敗壞等社會與經濟議題。無論在世界的哪個角落，內城區耕作計畫就是想解決這些問題，人們也透過這些計畫，讓大家知道栽種食物可以是發展出更好社會的方法。

耕作可以給人力量，分享作物則能非常有效地促進信任與合作。我們所有人都需要力量，也需要給予並獲得溫柔滋養，這是人性的雙重特質，而園藝能結合這兩者。事實上，如果把每座城市、每座城鎮都當成花園，允許並鼓勵居民照顧自己社區的一小部分，無論是居民或植物都能長得更旺盛、活得更好。

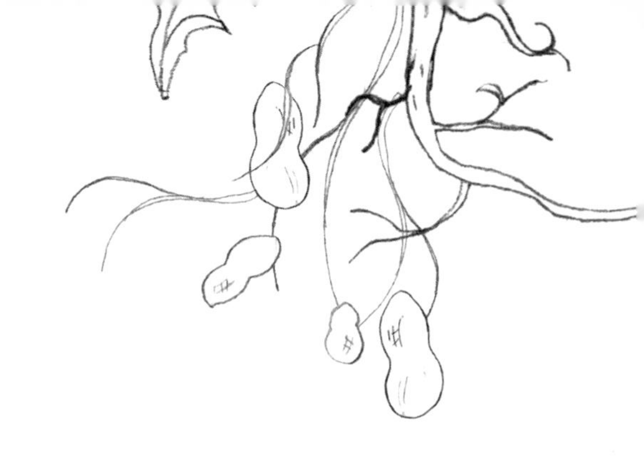

第九章

戰爭與園藝

然花園與戰爭狀態巧妙地對比，
微小的努力守住優雅與禮數
與可怕荒野相抗。

——維塔・薩克維爾・韋斯特

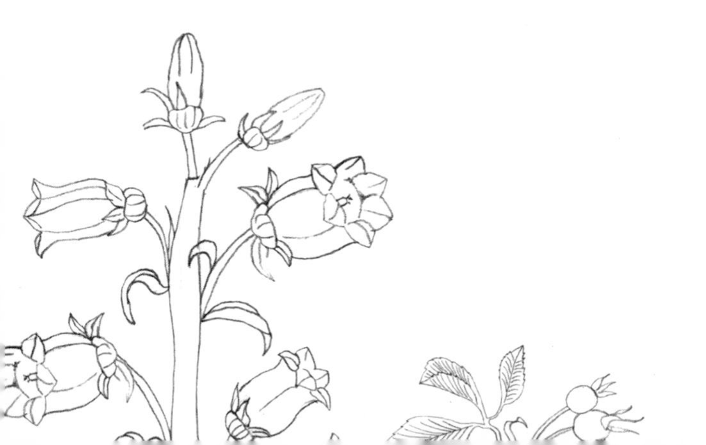

在寫這本書的過程中，我不只一次懊恨地坐在書桌前。想到湯姆可以在外頭的陽光下照顧花園，我就嫉妒不已。某年秋天，這種感覺更是無比強烈。

那年，我花了一整個夏季鑽研園藝療法的起源和第一次世界大戰的關係：一戰期間，各國採用的工業化戰爭達到前所未見的規模，毀滅性的後果強化人們的理念，覺得非得回去耕作大地不可。除此之外，我還在調查外公泰德的生平，並深深震撼於他和其他戰俘在土耳其遭受的殘忍虐待與屈辱。我花了太多時間思考戰爭的事，開始感受到一點負面影響了。秋季來臨時，我發覺自己暫時必須把研究放到一邊，花一些時間在花園裡做事。

棚屋裡堆了幾大箱鱗莖，我扛起幾袋綿棗兒，和湯姆一起在花園裡工作。能重新觸摸土壤的感覺眞是太好了！我用挖洞器挖土，呼吸新鮮、乾淨的泥土氣味，不久後就找到了節奏感，全身、全心投入工作。這時的天氣相當和煦，溫暖的陽光驅散了我心中的陰霾與寒冷。繼續在花園裡工作下去時，我突然覺得種植鱗莖，就像種下充滿希望的定時炸彈。一整個冬季它都會埋在漆黑的土裡，一到春季就突然無聲地爆炸，讓地面覆滿明豔的藍花。

種子、鱗莖與球莖會自地底發芽，從乍看沒有生命的東西，搖身變成花花草草。這是我們平時習以爲常的事。然而，你無法對戰爭的任何一部分習以爲常。在戰爭中，讓生命運作下去的一切都不再是理所當然，而與此同時，自然之美與人類善意都會被放大與強化。在前線與戰俘營的極端情境中，人們往往能看透生命，看見其他情況下可能看不見的價值，並學會重視某些經歷。

就很多方面來說，戰爭和園藝是截然相反的。兩者都和領地有關，但戰爭是為了領地而攻擊或防守，園藝則是在照料與滋養土地。從很久以前，人們就相信這兩者能互相平衡，在美索不達米亞的古老文明中，人們更認為戰鬥與耕作的技能同樣重要。色諾芬在西元前三二九年寫道，對波斯諸位國王來說，戰爭的藝術與農事的藝術，都是「最崇高、最必要的事務」。舉例而言，小居魯士（424－401 BC）不僅自己設計了花園，裡頭許多樹更都是他自己種下的。

戰士與栽培者代表人性的兩面：戰鬥與破壞，對上和平與創造。一九一八年，第一次世界大戰期間，溫斯頓．邱吉爾在由詩人齊格弗里德．沙遜報導的訪談中，提到這古老的二分法。

沙遜在戰鬥中因表現英勇而有軍功，但他同時也是知名的反戰人士。在戰爭最後幾個月，當時擔任軍需大臣的邱吉爾召沙遜前來，在訪談過程中，沙遜發現邱吉爾想和他「一決雌雄」。兩人的對話長達一小時，最後邱吉爾叼著大雪茄在房裡來回踱步，激動地為軍事主義辯護。事後回想這段對話，沙遜寫道：「我很好奇，他說『戰爭是人類正常的事務』時是認真的嗎？他也補充了一句，修飾這句論述：『戰爭——還有園藝』。」

邱吉爾對戰爭與園藝都再認真不過了，更終其一生都十分看重園藝。在和沙遜對話的兩年前，他因為達達尼爾海峽的海軍戰事與加里波利半島登陸作戰失敗，失去了第一海軍大臣的職位。那年夏天，戰爭的「屠殺與破壞」不斷侵蝕他的心，是他在薩里郡的農場花園救了他。

前線花園

大自然讓人暫時遠離戰爭、暫時喘口氣是一回事，但在戰爭中創造花園，又是另一回事了。然而，漫長的西方戰線中，就有人種起了花草。在彈殼頻頻落地的戰場上，漂亮的花朵可能顯得微不足道，不過在殘破不全的地方，大自然的美麗——尤其是花朵的美——能成為援助人心的救生索，達到無可比擬的效果。軍人、牧師、醫師與護士都開始種花，有些是小花園，有些規模頗大，有些是裝飾用的，有些用來生產作物。無論當地氣候、肥沃的土壤、冗長的僵持狀態或漫長的等待，都允許人們栽種植物；壕溝戰顯示了花園的力量，回應了人類最深層的存在需求。

西方戰線的花園之一，是由索姆河畔第二十一號傷亡急救站的醫院牧師約翰·史坦霍普·沃克（John Stanhope Walker）種植的。他在一九一五年十二月來到西方戰線，隔年春季開始建造花園，希望能創造一個避世所。一九一六年七月初，索姆河戰役爆發，傷亡急救站很快就住滿傷兵，幾乎每天都有上千名身受重傷的軍人被帶進來，短短三個月內，沃克埋了其中九百人。索姆河戰役持續了一百四十一天，成了史上最血腥的戰役之一，參加那場戰鬥的三百萬人當中，有超過一百萬人喪命或就此殘廢。

在沃克寫給家人的信中，描述了傷亡急救站的窘境：他們幾乎沒有資源醫治每天送進來的傷兵，傷患是真的「疊在一起」。床位都用完了，能在帳篷、小屋或病房地上找到空間給人躺，就已經很不錯了。沃克日日夜夜工作，只要自己還撐得下去，就把力氣都用來照顧傷患：「受了恐怖重傷的男人痛苦地躺著，很多人都很有耐心，有些人會發出聲音。我走到擔架前，把手放在一個人額頭上，發現額頭一片冰涼，我點燃火柴查看，發現他死了——這裡辦聖餐禮、那裡辦赦罪儀式、這裡喝一杯、那裡一個瘋子、那裡一個熱水壺等等。」面對這一切，他栽種的花卉派上了用場：「花園真的非常美麗，我們放下側面的帳篷，讓病人看著外面的花園。」

沃克和「破碎的人性」朝夕相處，有時會覺得自己很沒用，而且康復中的軍人只有一小部分會花力氣參加他主持的禮拜，這更令他感到失望。雖然沃克的布道沒吸引他們，他的花園倒是十分引人入勝。他在七月中旬的家書中寫道：「花園現在開了鮮豔的花，第一排豌豆成熟了，滿身血汙的戰士們很喜歡欣賞那些大豆莢。綠色番茄長出來了，還有一些小葫蘆，我們也種了一些很美味的胡蘿蔔。」除了傷兵以外，其他人也很欣賞沃克的花園，軍醫處長更對花園讚譽有加，讓沃克非常開心：「他對我的花印象深刻，表示會在調遣人力時提到我的豆子和豌豆長得有多大。」

到了八月，英軍向前推進後，沃克和同事休息一天，第一次去戰場探視。他如此描寫行經不久前還是無主戰場的土地時心中的感想：「啊，那個畫面，散在廣闊大地上的許多人。現在顯露出戰爭的龐大……那是絕對的毀滅，好幾公里的鄉野被打擊到面目全非。」他們繼續往前走，進入剛拿下的新地盤：「德軍壕溝被打到變成一堆堆土和有刺鐵絲網，巨大的地雷坑形成了小湖和山區。這裡，磚頭與灰泥和泥濘混融，是弗里庫爾；那裡，沒了樹枝的枯槁樹木殘缺不全地立著，是馬梅斯。」

一些德軍壕溝沒被英軍完全破壞，沃克和同事爬下去，只見牆壁架了木板，像是「瑞士農舍」，裡頭還鋪了地毯、放了張小床，意外地溫馨。洞外也有人維護，他們找到一座「花園」，桶子裡、窗盒裡和花盆裡都種了報春花、小樹叢與玫瑰。沃克在傷亡急救站種植的花園位在前線後方，沒想到在戰場上，還有人小心翼翼地照料花草。

其實壕溝花園並不稀奇，雙方軍人都會種花種草。美國記者卡麗塔．斯賓塞（Carita Spencer）走訪伊珀爾附近的德帕內戰場時，就記錄了一些英國軍人的園藝活動。在那裡的壕溝後側，一些軍人種了一排小花園。斯賓塞寫道：「第一個是座小菜園，接著是美麗的小花園，那之後是一座小墓園，然後再重複下去。軍人每週生活在炮火中，生與死都有了新的關係。死亡隨時可能來臨，但在那之前，他們必須生活。」

西方戰線步道

年輕軍官亞歷山大・道格拉斯・格里斯佩（Alexander Douglas Gillespie）在一九一五年二月抵達法國時，他弟弟不久前才剛陣亡。那年三月，格里斯佩在一條淹水的壕溝旁找到幾株香堇菜和其他花卉，他移植花卉，自己創造了花園，一些花就種在用德軍彈殼做的花盆裡。過去數週，他和部下被連日的雨水淋成落湯雞，其中一個彈殼花盆讓他們心情好了些：「現在我在裡頭種了香堇菜，放在壕溝外，高地士兵們看了很開心。」

格里斯佩和他那排士兵並不是一直待在同一道壕溝，但那年春季和初夏，他們在大部分地方繼續種花，格里斯佩還請父母寄旱金蓮種子來。他在三月底某一晚趁著天黑，把種子撒了出去。到了初夏，他寫道自己在戰場上種萬壽菊、罌粟與紫羅蘭，那也是有人寄給另一位低階軍官的種子。

只要是在戰線上，田園、果園與花園裡都會被軍隊挖出一條條溝道。有時，被他們挖過的花卉會從壕溝土壁長出來，為溝裡眾人帶來一些色彩，他們也從附近荒廢的花園挖植物過來，移植到壕溝花園裡。到了五月初，格里斯佩在被分配住宿的村莊裡，花了一個下午把植物——桂竹香、牡丹花、三色堇和其他各種花——從被摧毀的村莊移到他們的壕溝花園。一些植物到了新家長得不是很好，但重點是種植它們的過程。

幾天後，格里斯佩回到壕溝。他寫道：「我們脖子上掛著防毒面具，也在觀察風向，以免毒氣飄過來。花都長得很旺盛，鈴蘭、三色堇、勿忘草還有我們最愛的那幾種花。我們忙著幫它們澆水。」

到六月中，格里斯佩被調遣到離德軍前線很近的壕溝。那裡炮火密集，他們沒辦法繼續種花。但是過了幾週，他又回到以前待過的一條壕溝。在這裡，某些位置離德軍前線只有三百公尺，兩軍之間是「一大片血紅色罌粟花」。他之前在這裡種的花也長得很好：「我們的花園裡有一排漂亮的聖母百合，在早晨和傍晚天色昏暗的時候，它們好像會發光，那時候它們最美，在我寫字的時候閃耀著。」然後，就在他寫完這封信之前，他請別人給他幾張捕蠅紙對付成群的蒼蠅，同時寫下了壞消息：「今天，在陽光明媚的平靜下午，一顆大砲彈突然從天而降，掉進壕溝裡，有五個人陣亡，四個人受傷。」

百合花的美麗與致命的炮擊，這種生命與死亡的對比令人困惑，但也許是因爲我們從外部看去才覺得奇怪。據說軍人在壕溝裡睡著時，會夢到母親與家中的花園——夢境顯現出他們渴望安全的家。在瘋狂與恐怖的戰爭中，花朵帶來一種親切感與理智，而在如此極端創傷與疏遠的情境下，花朵也成爲人心的救生索。

九月被調到附近一座村莊暫居時，格里斯佩動身尋找弟弟死前待過的花園。他走了好幾公里才找到那座莊園，並發現還有主人。從陽臺望向花園，那風景和弟弟寄回家的最後一張明信片一樣。格里斯佩感謝莊園女主人款待去年被發配過來的弟弟。他寫道，那是個「非常迷人的地方……水池裡有鴨子和水鳥在游泳，園子裡還有一些花圃」。這是格里斯佩最後一次離開壕溝了，不久後，他在洛斯戰役（Battle of Loos）第一天率兵衝鋒，二十六歲便戰死沙場。

在他死前不久，格里斯佩寫了封信給以前的校長，提出再造計畫，他的提案現在成了戰後百年紀念計畫「西方戰線步道」（Western Front Walk）的一部分。格里斯佩希望在恢復和平時，戰時的無主之地可以種一些果樹與遮蔭樹，形成一條從瑞士通往英吉利海峽的朝聖步道。在他的想像中，那可能是全世界最美的一條路，人們走在路上，可以想到、學到戰爭的意義。

戰爭進入第三年，軍方開始統整最初屬於自發行為的園藝活動，前線後方建起大規模的菜圃，以致到了一九一八年，西方戰線完全能自給自足，提供軍人所須的新鮮作物。戰爭中的第一個春季，士兵栽種壕溝花園不是為了食物，而是如維塔在史詩《花園》（*The Garden*）中寫的那樣，為了「守住優雅與禮數」。士兵透過花園，展現出對人性與文明的渴望，他們不希望自己成為生活在滿是泥濘的地道中的動物，或是巨大戰爭機器的一個小零件。

某方面來說，壕溝花園是劍與犁頭的對比，士兵把汽油罐當灑水壺使用，還把刺刀用來耕作。花園象徵著和戰爭截然相反的價值，歷史學家肯尼斯．赫爾芬（Kenneth Helphand）更從中找到了可能是反戰訊息的東西。他在《反抗的花園》（*Defiant Gardens*）中寫道：「和平不只是無戰爭狀態，而是正面、肯定的狀態……花園不只是避世與暫時休息的場所，也是對狀態的肯定，是可被效仿的楷模。」赫爾芬相信，在戰爭時期，園藝扮演的角色能讓我們恢復欣賞花園的能力，幫助我們看見花園「美化、安慰與傳達意義」的改變性力量。

我們覺得什麼東西溫馨、什麼東西可以帶來希望、什麼東西在我們眼中顯得美麗，全都取決於我們周遭的環境。在戰場上耕作，就是在許多事物都遭受毀壞的環境下，將花園的力量放在聚光燈下，顯現改變與改善一件事的能力非常、非常重要。

社會生態學家凱思·田堡爾（Keith Tidball）在《紅區綠化》（*Greening the Red Zone*）一書中寫道，在衝突地區與自然災害過境後，人們會本能地轉而求助於自然。在這些情況下，人們投入園藝、植樹與其他簡單的綠化活動似乎有違直覺，但很多紀錄都顯示，人們能從大自然的療癒效果獲益。田堡爾把這種本能，視爲他所謂的「急迫親生命」（urgent biophilia）表現。

許多在壕溝裡面對恐怖戰爭的軍人，都迫切需要確保自己對大自然的愛——以及對生命的愛——能夠活下去，這對他們來說是十分重要的生存策略。就如佛洛伊德相對死亡本能的生之本能，花朵能爲這些士兵提供對抗恐懼與絕望的彈藥。至於花草是否能減少士兵受創後的長期影響，就不得而知了，畢竟這是雙方勢力懸殊的一場戰鬥，許多軍人面對的大量死亡與破壞，已經超出了人類能承受的極限。

我們必須栽培花園

偉大的戰爭詩人威爾弗雷德．歐文（Wilfred Owen）在精神崩潰的幾個月前寫信給母親，表示他能忍受刺骨的寒冷，以及其他許許多多的困難與不適，但無法忍受在「不自然、破碎、燒焦」的環境中生活，每天和「無所不在的」醜陋共處。他接著寫道，最糟的是「扭曲的死者，無法掩埋的屍體整天坐在壕溝外面……這抽乾了士兵的精神」。

歐文的詩作〈精神病〉（Mental Cases）就是改編自己的經歷：在一九一七年五月被送到傷亡急救站的他，精神錯亂、全身顫抖，說話還結結巴巴的。對詩中受到創傷的軍人來說，大自然給不了安慰，就連東昇的朝陽也顯得恐怖：「黎明破曉，宛如再次滲血的傷口。」歐文為恐怖的噩夢所苦，有時相信自己和自然規律已經形同陌路。

接下來那一個月，歐文被診斷出「神經衰弱」，轉到愛丁堡郊外的克雷格洛哈特戰爭醫院（Craiglockhart War Hospital）。神經衰弱是喬治．比爾德在這數十年前提出的病名，指的是居住在城市裡的知識分子失去活力。此時，神經衰弱在戰爭中有了新的定義。「炮彈休克症」（shellshock）充滿情緒，勾起社會大眾的想像力。隨著戰火延燒，官方越來越不鼓勵醫官使用這些詞語，於是「神經衰弱」成了概括受創軍人種種症狀的診斷——但人們聽到神經衰弱症就會聯想到神經脆弱，所以這種診斷沒能公平地描述軍人的病況。這些軍人是因爲長期接觸壓力與恐懼而失去了生命力，其中許多人更永遠喪失了內心的安寧。

歐文運氣不錯，被送到了克雷格洛哈特，如果是去其他軍事醫院，他接受的就會是電擊療法，以及床上靜養與牛奶飲食療法了。克雷格洛哈特的治療方針和其他醫院不同，醫護人員相信和大自然互動也有療效，而歐文的主治醫師亞瑟·布羅克（Arthur Brock）認爲，「給大自然一次機會」十分重要。他相信戰爭創傷會使人激烈地和環境分離，而爲了扭轉創傷造成的分離狀態，病人必須在肢體上和環境互動。他的主要療法是在醫院院區準備一塊塊土地，讓病人在院區種蔬菜與養雞。這所醫院曾經是水療地，而病人除了種菜與養雞之外，還包括養護網球場、槌球場與滾木球場等工作，他們也能在休閒時間使用這些場地。布羅克還鼓勵病人以其他方式和環境互動，例如到丘陵上散步，還有外出研究當地的植物與地質。

布羅克的這些想法，來自他的良師益友——蘇格蘭社會改革運動人士，同時也是環境教育與城鎮設計先驅的派屈克·葛德斯（Patrick Geddes）。葛德斯十分重視園藝，他在戰前將愛丁堡貧民區的荒地轉變成社區花園，爲這些地區重新帶來生機。他也相信，人們必須依伏爾泰的格言——「我們必須栽培花園」——生活。葛德斯提出「地點、工作、民衆」的觀念，認爲這三者是社會的基石，它們的三角關係包括了栽培人與地點的部分。他觀察到工業化與都市生活加總的效果，弱化了人與地之間的連結，對社會與個人的健康造成了負面效果。在葛德斯看來，園藝工作能重建這些連結。

除了葛德斯，對克雷格洛哈特醫院造成影響的人，還有佛洛伊德。布羅克與同事威廉·利維斯（William Rivers）相信，很多人建議受創的人從腦中驅逐那些恐怖的回憶，但那只會延緩康復。布羅克與利維斯反而鼓勵病人以他們可接受的方式面對恐怖回憶，布羅克也在一封給佛洛伊德的信中提到：「神經衰弱的典型症狀……是缺乏團結感，是各部分的分離。」他接著描述病人無法在群體中工作的狀況，「他們成了孤立的碎片，在空間與時間中都沒有交集，像他們的心智一樣」。

布羅克認爲，病人可以透過對群體做出貢獻，重拾自我價值，並得到融入群體的感覺。他基於各個病人的興趣與技能，制定了個別的治療計畫與活動，而他和當時其他醫師不同的地方在於，他相信醫師主要的工作是輔佐病人幫助自己（但根據記載，他也會逼病人在清晨下床散步）。至於比較有個人魅力的利維斯，其主要治療方針是個人精神治療（布羅克的方針則是創造治療社群）。儘管治療方法不同，克雷格洛哈特醫院的整體治療目標是一樣的：醫師希望能幫助病人面對現實。但是，醫師不怎麼贊同看電影等帶有逃避意味的活動，布羅克認爲「電影院」提供「遠比眞實世界美好的前景」，對病人沒有幫助。

對抗心魔不是一朝一夕就能結束的事，即使在身體的戰鬥結束以後，人們還是得花很長的時間在心中作戰。克雷格洛哈特醫院白天提供了各種活動與智力刺激，但對許多病人來說，夜晚仍然是恐怖的戰役，他們的創傷與恐懼會在黑暗中來訪。身爲古典主義者，布羅克用安泰俄斯的神話故事提供持續掙扎的病人一些尊嚴。

巨人安泰俄斯擁有恐怖的巨大力量，但只有腳踩在地時才無人能敵，結果海克力斯發現了這個祕密，在角力時把安泰俄斯舉到空中，打敗了他。布羅克解釋：「來克雷格洛哈特的每個軍官都明白，就某方面而言，他們就是被帶離大地母親的安泰俄斯，幾乎被戰爭巨人或軍事機械壓死了……安泰俄斯是克雷格洛哈特工作療法的代表，他的故事，就是我們從事這些活動的理由。」

從事戶外勞動，或以各種方式影響環境，都是賦予病人力量的方法。布羅克希望病人獲得力量後，可以面對他們「心中的恐怖幻象」。他提到，這些病人抽離了周遭環境，就是目前所謂的「解離狀態」。現在，我們也知道在經歷創傷之後，接地活動的確有其療效。肢體勞動與對身體的意識，有助於扭轉解離導致的分離感與不眞實感，波士頓創傷中心主任與精神學教授貝塞爾．范德寇認爲，創傷的經歷在本質上會剝奪人的力量，所以人們必須重新建立身爲生物的身體效力，才有辦法復原。

在威爾弗雷德．歐文的傳記中，多米尼克．希伯特（Dominic Hibberd）提到歐文在睡夢中被迫擊砲炸飛的經歷，表示布羅克提出的理論——創傷病人必須重新接地——很是合理。

歐文的母親是園藝師，他小時候也曾和祖父在花園裡工作，在園藝這方面更有相當充足的知識，可以不準備講稿，就以「植物會不會思考？」為標題發表公開演說。在演說中，歐文表示植物會對陽光、水與溫度產生反應，所以擁有類似人類感知系統的東西。

歐文在克雷格洛哈特醫院住了四個月，布羅克醫師打從一開始就注意到他的藝術精神，還建議他以安泰俄斯為主題寫一首詩。歐文後來發表了〈摔角者〉（The Wrestlers），詩中把安泰俄斯的腳描寫成類似植物的根部，可以吸取「土地祕密的功效」。隨著歐文的文筆漸趨成熟，布羅克鼓勵他把自己在戰爭中的經歷寫成詩，讓創傷與噩夢成為寫作的創意。歐文的好友沙遜後來回憶道：「他的主治醫師布羅克完全成功地讓他恢復了神經的平衡」。歐文自己則寫道，如此「危險地接近康復」的問題在於，他復原後就必須回歸前線。雖然他回去作戰的時間延後了，後來還是在戰爭結束前一週陣亡。

潛艇兵的冒險

壕溝戰是第一次世界大戰的標誌之一，甚至是最具代表性的標誌。從小到大，我對威爾弗雷德．歐文經歷的戰爭，了解得比外公泰德經歷的戰爭還要多。小時候，我只知道外公曾經是戰俘，但這對我來說不過是事實，我根本就不知道「戰俘」一詞背後隱含的意義，也根本不了解潛艇兵的經歷。

泰德在一九一〇年加入皇家海軍時才十五歲，他應該是非常想要入伍，所以才說服父親浮報他的年齡，幫他多加一歲。第二年，他受訓成爲馬可尼無線電操作員，他使用的晶體收音機、用摩斯密碼傳遞訊息的火花式發射機，都是新電信溝通時代的開端。在生命的那個階段，泰德應該絲毫不像個以後會成爲園藝師的人——我甚至懷疑他是故意遠離農耕工作。對他來說，當時最新的聯絡科技與海洋生活，應該比較有吸引力吧。

在那個年代，潛艇和無線電報一樣是新發明，之前從沒有人在戰爭中測試過它們的效用，當然海軍也沒測試過，以致這些新科技在海軍上下成了爭議的來源。第一海務大臣海軍上將亞瑟．威爾遜爵士（Admiral Sir Arthur Wilson）反對使用這些新技術，認爲它們「卑鄙、不公平，而且可惡又不英國」。據說他和邱吉爾把潛艇兵視爲海盜，潛艇兵自己也養成了海盜般神氣活現的形象，不因循守舊的行事風格更使他們惡名昭彰。想當潛艇兵的話，你就必須有「孤注一擲」的心態，因爲如果在深海遇到敵軍，你幾乎沒有活命的希望，而在戰爭過程中，更是每三名潛艇兵就有一人葬身大海。吉卜林十分欣賞他們，在詩作〈行業〉（The Trade）中寫到他們的冒險，還把穿著骯髒白羊毛衣的潛艇軍官描寫成「沒洗澡的司機」。

早期的潛水艇非常簡陋，引擎也吵得要命，潛到水下後，裡頭的空氣很快就會變得又熱又悶，還夾雜著機油、汗水與柴油的臭味。潛艇裡沒有衛生設備可言，只有一個裝了油的桶子，裡頭的照明也很差，只有潛艇電池點亮的昏暗燈光。潛艇兵在海上不會刷牙，也經常因爲缺氧而便祕與頭痛。海象條件比較差時，潛艇還會時時翻滾與「灌注」（pumping）——突然下沉——下沉幅度可以一次多達六公尺，讓船上三十名船員十分難受。士兵在這麼擁擠、這麼悶熱的環境工作，培養出深刻的同袍精神，這也許有助於他們日後在不同的幽禁中還能存活下來。

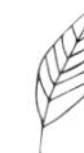

穿越達達尼爾海峽

泰德那本褪色的小日記本裡，用鉛筆整齊記下戰爭開始時，他在北海E9號潛艇上當無線電操作員時發生的事情。一九一四年，E9號參與了黑爾戈蘭海戰與襲擊庫克斯港行動，成了第一艘擊沉德國戰艦的英國潛艇。一九一五年年初，泰德被調到另一艘潛艇E15號，在馬爾他與希臘群島附近的海域巡邏，這時英法艦隊正試圖攻占達達尼爾海峽。這條五十六公里長、蜿蜒又狹窄的海峽，透過馬摩拉海與博斯普魯斯海峽連接了愛琴海與黑海，在第一次世界大戰中是關鍵的戰略位置。

達達尼爾海峽的海岸有重兵防守，海峽本身也布滿水雷。一九一五年三月十八日，此區爆發大型海戰，協約國轟炸海峽，英法艦隊損失慘重，三艘戰艦被擊沉、三艘被破壞，協約國損失了一千名士兵。這時，關鍵的問題是，英國是否能派一艘E級潛艇穿過海峽，擾亂土耳其的通訊系統，幫助協約軍在加里波利發動路上攻擊。幾個月前，法國一艘潛艇撞上水雷，在海峽沉沒了，英國潛艇必須在深達二十七公尺的海裡航行，從下方穿過十個雷區，才有辦法逃過沉船的命運。

E15號的艦長西奧多．布羅迪（Theodore Brodie）自告奮勇，想試著穿過海峽。在任務開始的幾個小時前，布羅迪的雙胞胎兄弟，海軍少校查爾斯．布羅迪（Charles Brodie）前來送行，當時E15號「塞滿了巡邏三週所須的裝備與食物」，查爾斯看了，直覺這將是場「混亂與不適的噩夢」。他觀察到，船上的士兵「工作了一整晚，每個人都又累又髒卻又非常積極。在我看來，他們都還很年輕」，其中最年輕的船員就是泰德了。查爾斯．布羅迪表示，穿行海峽是六個鐘頭的「盲目死亡航程」，潛艇大部分時間都必須潛在水下，船員得靠感覺與聲音駕駛潛艇，如果聽見水雷的鎖鏈碰到船身的金屬聲就改變方向。但是，水雷並不是海峽裡唯一的威脅，那附近的水域以水流急促且多亂流聞名，上層是淡水、下層是鹹水，而且兩層的流速還不一樣。

一九一五年四月十七日，天明時，E15號才穿過海峽的三分之一而已，就在凱佩茲附近被捲入強勁的渦流，直接暴露在達達諾斯堡（Fort Dardanos）的炮口下。泰德在日記中寫道：「我們很快就擱淺了，一艘魚雷艇馬上就鎖定我們，土耳其的炮臺接著對我們開火，一顆大炮彈打進我們的潛望塔，把準備進駕駛臺的艦長打死了。又有幾顆炮彈穿過潛艇，其中一顆打進引擎，打爆了好幾條油管，濃煙開始從船尾飄過來，但我們看不到那邊發生了什麼事。」實際上，電池裡的酸液碰到水時，釋放出了氯氣，六名船員就這麼被嗆死了。

還活著的潛艇兵不但得面對敵軍炮火，還必須游一．二公里才能到岸。泰德寫道：「有好幾個人都不敢嘗試。我猜那時候有那麼多人受傷，就是因爲他們不敢游。但我們到了海灘上，就被拿走所有衣服了。我們拿到舊的軍服，衣服髒兮兮的，還爬滿了蟲子。然後，他們叫我們行軍，但我們沒有靴子、帽子，也沒有內衣褲。受傷的人被一輛輛小車送去醫院。」被押著沿君士坦丁堡走了一段路後，他們被帶到伊斯坦堡監獄。後來，四月二十五日，協約軍在加里波利的海灘登陸並遭到屠殺時，泰德等人就是被囚禁在監獄裡。

隔週，被俘虜的潛艇兵被迫搭了三天的火車，來到安納托利亞高原上的「鴉片黑堡」——阿菲永卡拉希薩爾（Afyon Kara Hissar）——泰德把那地方稱爲「卡拉」，那是各監獄營的清算與分配中心。「在這裡，我們被關進一個無法描述的房間，」他寫道，「我看過家鄉的馬廄和豬圈，可是我從來沒看過有人把人類放在這種地方。」他們一天有二十三小時都被關在裡頭，所有男人都擠在一間小房間裡，裡頭沒有家具或床鋪，而且到處都是蝨子、跳蚤與其他寄生蟲。被關在惡劣的環境一個月後，他們被迫每天工作十一到十二個小時，在馬路上把一顆又一顆石頭敲碎。

戰俘營管理者是名土耳其海軍軍官，喜歡用牛皮鞭鞭打犯錯的戰俘，即使只是犯下小錯也逃不過他的懲罰。戰俘們除了一小份乾巴巴的黑麵包以外，什麼都拿不到，無論是食物或衣服都必須自己買。泰德在日記中寫道，「美國大使給他們一人一土耳其鎊，我從沒看過什麼人收到這麼一點錢就感激涕零」。泰德記錄的最後一件事，發生在第一年仲夏，戰俘被迫徒步走到鄉村，在崎嶇的地域一路走到天黑，然後露宿原野。「我們一群人的裝備加起來，應該湊不出一套像樣的衣服或一雙靴子。」戰爭再三年才會結束，而在那漫長、寒冷的夜晚，泰德在荒郊野外寫日記，預示了他們將在接下來數月、數年經歷的磨難。

展開脫逃計畫

被俘虜的英國與印度軍人總共超過一萬六千人。他們身為戰俘，在土耳其度過的生活卻沒有被完整記載，只有少數幾名戰俘有寫日記，我就是從這些日記勉強拼湊出當時的情況。

一九一六年一月，E15號與澳洲AE2號潛艇被俘虜的士兵，被迫行軍四天，每天在荒蕪、險惡的環境走三十二公里。那時天氣嚴寒，大多數人沒有鞋穿，有些人腳上穿著舊靴子或土耳其軟鞋，還有一些人用破布把腳裹起來。這些人飢餓難耐、全身凍僵，還動不動就滑進水池或泥灘，更有些人直接倒在路邊。最後，戰俘們走到了安哥拉，這裡海拔九百公尺、氣候不宜人居，那年地上還積了厚厚一層雪。此時又有許多人被送到貝雷美迪克村（Belemedik），被迫建造穿過土耳其南部托魯斯山脈的鐵路隧道，讓新的鐵路可以從柏林直通巴格達。在貝雷美迪克的日子一天天、一月月過去了，營區爆發瘧疾與斑疹傷寒，還有許多人染上痢疾。戰爭結束時，被土耳其俘虜的協約軍戰俘中，將近七〇%的人都死了。

在戰俘營裡寫任何文字紀錄都極度危險，戰俘們必須想方設法把自己的日記藏起來。泰德雖然不再寫日記了，還是守著自己的小日記本，那是他過去的紀錄，幾乎像是護身符，他想必把保護日記當成了第一要務，說什麼也得守住敵軍想殘忍剝奪的身分與自我。日記裡記載了泰德過去的快樂時光：E9號在北海作戰成功，他為那份成就感到驕傲；他們在希臘群島享受和煦的春季；還有他在馬爾他記錄的冒險：「我上岸，好好享受了一番。」

戰俘們只能制定脫逃計畫，努力提振士氣、保留心中的一絲希望。逃離土耳其守衛並不困難，問題是在逃出戰俘營之後，他們還必須穿行附近遼闊的山區。他們沒有地圖，而且無論是水源或食物都少得可憐，有些人脫逃以後，過幾個星期又自己回來了。泰德在戰時兩度被誤報陣亡，可能就是因為他試圖逃離戰俘營，卻在脫逃失敗後失蹤了。

到了戰爭最後一年，泰德身在馬摩拉海岸的蓋布澤戰俘營，在水泥工廠中做牛做馬，這裡離他三年半前被俘虜的地點不遠。他在這裡和一小群戰俘終於乘船逃走了，那之後的二十三天，他們除了水，沒有吃喝任何東西。後來，停泊在東地中海的醫療船——蘇格蘭聖瑪格莉特號（St. Margaret of Scotland）把泰德救了起來。

安全獲救後，泰德躺在床上，看著一名美國護理員拿著一大罐湯出現了，眼見護理員開罐、暫時離開去拿鍋子。飢餓的人不可能錯失任何進食的機會，他一躍而起、抓起罐頭，一口就把湯灌下肚。結果突然喝下這麼多湯，身體受不了。泰德全身痙攣，身體強行把剛剛喝下的湯全部吐出來。他後來說，這是一種前所未有的感覺。他對我母親回顧那天的往事，說起自己當時有多麼難受，但卻從沒提過自己在那之前經歷好幾年的折磨，還有他目睹的恐怖景象。

一段時間後，泰德在醫療船上恢復了一些力氣，穿行歐陸回到英格蘭，和未婚妻凡妮重聚。看到未婚夫骨瘦如柴、歷經滄桑的模樣，看到他穿著破爛的雨衣、頭戴土耳其氈帽出現在家門口，凡妮不知道是怎麼想的？

泰德做了好幾年苦工，也過了好幾年營養不良的生活，那之後還經歷了六千多公里的舟車勞頓，回到家時虛弱到瀕近死亡。在如此極端的經歷過後，要讓身體活起來是非常困難的，讓心理復活又得花更長的時間了。在凡妮的耐心照料下，泰德開始增重，但在一九一九年九月，他還是因爲診斷出神經衰弱而從海軍退伍。

退伍軍人的園藝訓練

很多人敘說戰爭的恐怖與光榮，卻少有人描寫戰後復原與重建那漫長、痛苦的過程。這必須是一段緩慢的過程，不能做得太快、太多。就像泰德把湯喝下肚之後，飢餓的身體痛苦地痙攣一樣，受創的內心無法接受太多刺激，只要是突然或出乎意料的事情，都可能吞噬他的感官知覺，就算是最微小的含糊也可能會被誤解、激起恐怖回憶，甚至是導致崩潰。受過創傷的人需要安全感與庇護，如果要接受新體驗，就必須用沒有威脅性且容易消化的方式去體驗，這樣對他們才有長遠的助益。

一戰時期，瑞士醫師阿道夫．維雪（Adolf Vischer）參觀了英國與德國的戰俘營，提出名為「刺鐵絲症候群」（barbed-wire syndrome）的病症，症狀包括慌亂、失意、缺乏動力與嚴重到令人虛弱的焦慮。戰俘們感到無助與無力，同時也感到羞愧，以及一股身為倖存者的罪惡感。刺鐵絲症候群和炮彈休克症同樣被視為一種神經衰弱。

歸鄉以後，重獲自由的戰俘們想到自己有很多同伴都殘廢或死亡，會很難接受自己也同樣受盡苦難的事實。前一戰戰俘的狀況都很差，在一九二〇年代與一九三〇年代，他們的死亡率是其他退伍軍人的六倍。許多人因為營養不良與受到感染導致身體狀況變差，也容易出現憂鬱、情緒不穩定、焦慮與自殺。

維雪認爲，除了讓前戰俘盡早和家人重聚以外，幫助他們恢復過去生命力的最佳方法，就是讓他們回歸某種形式的工作。他認爲製造業是「毫無樂趣的單調工作」，所以不鼓勵前戰俘從事製造業，倒是認爲農耕有「無限的價值」。維雪寫道，「農耕能成爲獲釋戰俘的理想工作，是因爲它把人和家鄉的土壤連結在一起。他們不必和其他人成群工作，也不會意外地遇到他人，這份工作不會令人激動，也不因人類而有所影響。」維雪和布羅克一樣，認爲退伍軍人必須先度過重新產生依附的過程。

對戰俘與戰後歸來的軍人來說，他們必須做很多調適才有辦法回歸原本的生活。他們離鄉時，關於家鄉的回憶都會染上理想的色彩、固著不變；然而歸鄉時，他們看到的幾乎必然是與回憶不同的現實。除此之外，戰爭還推動了大規模的社會與文化變化，讓人產生一種毫無助益的懷舊之情。退伍軍人也許還想念著戰前的家鄉，也可能是懷念戰爭時期的同袍情誼。這些人如果不重新建立情感關係，就有不想生活、變得無法就業、在社會上失去立足之地的風險。到了一九二〇年代，全國都開始擔心退伍軍人的失業與患病狀況，英國報紙更經常報導相關的復職計畫，政府也冀望開課訓練退伍軍人從事其他行業。

勞動部、救世軍、英國郡農場協會等慈善組織皆開設訓練計畫，其中許多都和園藝與農藝相關，而這些計畫的目標都是改善退伍軍人的「健康與前途」。國會議員與農業部祕書亞瑟・格里菲斯－博斯卡溫爵士（Sir Arthur Griffith-Boscawen）在肯特設置新的訓練中心時，說出了民眾的心聲，表示要「讓我們英勇的軍人得以在土地上擁有一席之地」。他提到「美麗鄉村的生活與新鮮空氣」對健康的益處，也表示這些退伍軍人「急著耕作一片小農田，耕作他們奮力守衛的土地當中的一小部分，所以正規訓練十分重要」。

一九二〇年初夏，泰德參加了類似的訓練課程。關於他的復職經歷，我的主要線索是封一九二一年五月二十四日的手寫信。那封信被摺過很多次，寄件人是泰德在薩利斯貝利庭園藝組（Horticulture Section, Sarisbury Court）的導師──柯爾先生（W. H. Cole）。那封信證明泰德接受了十二個月「園藝各分支」的訓練，學到了優秀的實務知識，懂得栽培耐寒的蔬果，也懂得在溫室裡栽種藤類、水蜜桃、番茄、瓜類與小黃瓜，以及香草與玫瑰的培育方法。

薩利斯貝利庭的宅邸（Holly Hill House，又稱冬青丘屋）在戰時屬於美國政府，被當成軍事醫院使用，直接接收附近南安普敦碼頭下船的傷兵。戰爭結束後，英國政府把這幢大宅買了回來，勞動部在這裡為退伍軍人開設了各式各樣的課程，讓退伍軍人住校受訓。大宅位在漢布爾河畔，附有大花園，還有一系列的梯狀湖泊與小瀑布、一間避暑洞室，以及一座有著圍牆的大花園。據說是由約瑟夫．帕克斯頓設計的，他曾在一八五一年為萬國工業博覽會設計了倫敦水晶宮。

從一九二七年的拍賣手冊可以看出，泰德在那裡受訓時的花園模樣。拍賣手冊列出十間栽培各式外來植物的加溫大溫室：兩間水蜜桃溫室、兩間葡萄溫室、一間種植黑漢布羅藤

（Black Hambro vines）的溫室、棕櫚溫室、番茄溫室、小黃瓜溫室，還有康乃馨溫室及菇類溫室，除此之外還有一間水果店。園區一共近兩公頃的花園，其中近一公頃建有圍牆，手冊上的描述爲「栽種了足量的果樹與樹叢」。

現在，名叫冬青丘的地區設有公共公園，圍牆花園的原址有了其他建物，溫室也都在很久以前就拆除了。但是我漫步在湖泊花園中，欣賞園裡繁盛的植物、瀑布及長著樹木蕨類的小島，感受到了深深的平靜。離開公園之前，我無意間來到被稱爲「下沉花園」的地區，中間是兩棵盛開、壯觀的山茶花，花樹高到我能站在樹下仰望上方的深粉色花朵。然後，我看到長在山茶樹旁的蒲葵，赫然發現這是一間加溫溫室的原址。

泰德剛開始受訓時，溫室中的溫暖與陽光，應該非常吸引他吧？能在大地的果實簇擁下，在花園裡工作，學著幫助草木結實，想必能促進他康復吧？在我心目中，泰德是個會本能地抓住生命的人，當初年輕的他毫不猶豫地跳進了波濤洶湧的達達尼爾海峽、毫不猶豫地把握機會喝下那罐湯、毫不猶豫地走陸路歸鄉，展開漫長的旅程。我想，他應該也是憑著同樣的本能，把握機會參加這場園藝訓練吧？

長期來看，泰德在薩利斯貝利庭待的那一年，並沒有幫助他找到園藝工作，但這一年訓練確實有短期效果。受訓過後不久，他就帶著柯爾先生的信前往加拿大，信中還這麼對未來的僱主推薦：「我很樂意聲明，他是個聰明、勤奮、可信且認眞的男人，因此我十分願意將他推薦給任何需要一個好人力的人。」泰德在一九二三年夏季抵達溫尼伯，幫忙作物收成，後來在亞伯達省的一座牧場上找到園丁工作。他在那裡做了兩年的戶外勞動，恢復了部分的體力與精力。

布羅克與維雪等臨床醫師相信，耕作對泰德這樣的退伍軍人來說特別有幫助。但是在戰爭結束後，少有人做後續的研究，探討這類療法的效果。另外，回歸大地懷抱的夢想，很容易受到不幸的經濟現實衝擊。英國爲了在戰爭時期提升殖民地的糧食產量，創造了大量的廉價進口食品，導致一九二〇年代食物價格崩盤，讓許多小農都遇上了經濟困難。農耕這份工作並不容易，在一戰結束、二戰開始前的那幾年，許多人經歷了辛勞的耕作最後卻一無所獲，眼見夢想化成了泡影。

關於農藝與園藝有助於身心的研究當中，最有力的證據是美國醫師諾曼·芬頓（Norman Fenton）的研究。一九一七年時，他在法國一所軍醫院工作。一九二四到一九五五年間，他對之前被診斷出神經衰弱且受過他治療的七百五十人進行調查，發現在戰後七年，許多病人仍然因神經問題所苦。這些人歸鄉後得到的幫助，能大幅影響他們康復的程度。得到情感支持、找到動力來源的人，狀態比其他人好得多。芬頓特別想研究的是，退伍軍人恢復平民生活之後，在哪一行做得最自在。答案是——農業，而且其差異遠超過其他行業。他蒐集的資料顯示，很多在城鎮或城市製造業工作不順的人，相當成功地重新適應了農業工作，有些人甚至進步到能自己維生，症狀也都漸漸消失了。

兩年後，泰德從加拿大回到英國時，他在戶外工作的生活就這麼結束了。當時的園藝工作應該不好找，但是他受過收發電報的訓練，所以找到了郵政相關的工作。幾年後，泰德和凡妮買下自己的一小塊地。但是，小時候回外公家玩時，最吸引我和弟弟並不是泰德種的花卉與蔬菜。那時我們最愛跟著進泰德在花園裡蓋的鳥屋，最愛幫他餵鳥或偷看剛孵化的雛鳥。現在回想起來，泰德對那些籠中鳥的照顧，和他自己被囚禁時遭受的虐待形成鮮明對比。

創傷會從根本令人迷失，改變人的內心世界，所以在這種情況下，園藝工作的肢體勞動非常重要——在用手指與指甲挖掘、把自己種在土裡時，你會重建自己對這個地點的連結，並在過程中重建自己與生命的連結。泰德在薩利斯貝利庭受訓的那一年，在水蜜桃溫室、葡萄溫室、棕櫚溫室、番茄、小黃瓜溫室及水果店工作時，他的人生獲得改變，讓他從此愛上栽種植物與照料土地。

設立花園經常是一種再創造的過程，我們試圖尋回另一個在我們心中留下深刻印象、啟發我們的地方，泰德曾經在薩利斯貝利庭的好幾間溫室工作並一步步康復，後來還能如此專業又認眞地照料自己的溫室與蘭花的原因，正是如此。

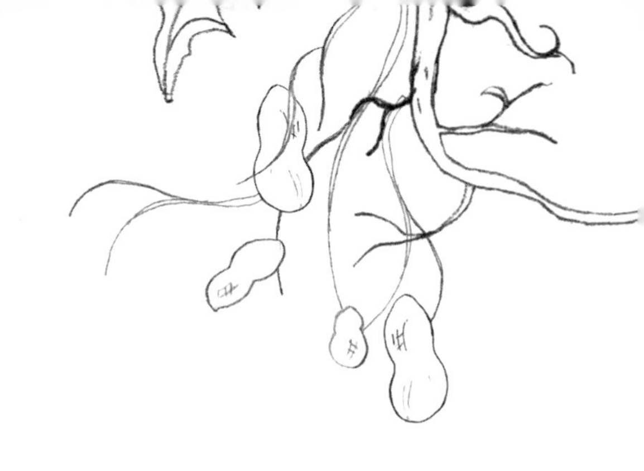

第十章

生命最後的季節

願我能每日走在水畔，
願我的靈魂在我種下的樹木枝上休息，
願我在我的無花果樹蔭下休憩。

——埃及墓誌銘

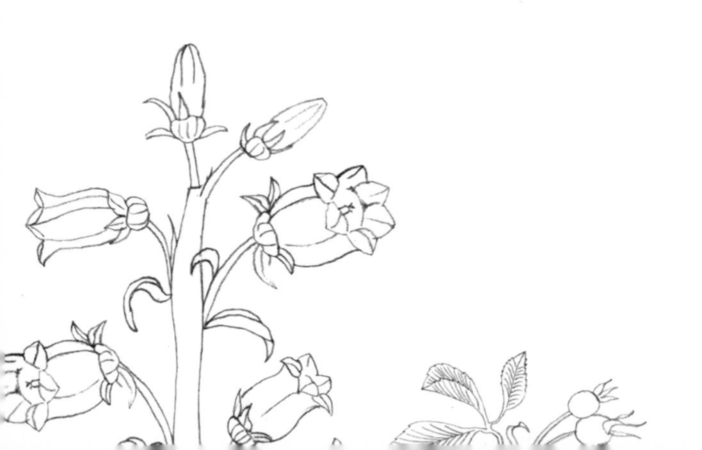

在灰暗的冬季，花園有四分之三在沉睡。這是放手與忘卻的時節，需要照料的生命暫時鬆手，不再時時等著你的呵護。但這段時間不會持續太久，不久後，又會有新芽長出來，你又會繼續照護與滋養它們了。即使在十二月，新芽也已經蓄勢待發。枯葉堆下，新鮮的綠芽已從土裡冒出來。

一年間，植物能走遍生命的每一個階段，從種子到繁殖、到死亡。但植物和人類的死亡不一樣，因為植物世界十分擅長在死後復甦。人類的生死則會打破時間的延續，讓我們預見化為烏有的未來，預見我們所愛的一切被硬生生奪走，難怪我們會想方設法從生命中驅逐死亡。但是，就如十六世紀散文作家與哲學家蒙田所說，這是錯誤的做法，只會放大我們對死亡的恐懼。蒙田認為，我們不該把死亡當成須兵戎相見的死敵，而是視其為更平常的事物：「我們必須消除對它的陌生，學著認識它、習慣它。」蒙田自己也無法完美做到這一點，反而在年輕時因為害怕死亡，沒能好好享受人生。

在思索自己的生命可能會以什麼方式終結時，蒙田希望能死在自己的花園裡：「我希望死亡在我種甘藍菜時來訪，希望自己到時不把死亡或未完成的花園放在心上。」他明白，生活是一種過程，我們再怎麼渴望事物保持原樣，也沒有任何一件事會永恆不變；無論我們的生命是長是短，都沒有人能完成我們的計畫或希望達成的一切。蒙田的甘藍菜象徵未完成的生命，但也令人聯想到生命的連續性，如同我們在話說到一半時停下來，話語與想法還是能憑藉我們栽種的甘藍菜（也許是真正的蔬菜，也可能是蔬菜譬喻的某種事物），繼續活下去。

我拿到醫師資格的一年後發生了一件事，讓我聯想到希望能死在自家甘藍菜圃的蒙田。當時我在心臟科上班，每天在病房裡工作，經常被緊急送來的病人打斷。某天上午，我的例行公事同樣被打斷了。警報響起，一個將近八十歲的男人心臟病發，正在送往急診室的路上，於是我直接下樓去心肺復甦室。急救小組的其他人已經在那邊集合了，我們站在復甦室等待，牆上的時鐘滴答滴答地轉動，寶貴的時間一分一秒過去。

接著，救護車急救人員從門口衝進來，病房裡的眾人開始行動。擡進來的擔架上，躺著一名到了人生冬季的男人，留著白髮與長長的灰色鬍子，在我看來像是童話繪本中的時間老人（Old Father Time）。死亡在他割草時找上門，他想必是倒在剛除完草的草地上，外套、褲子與靴子都沾了層細碎的草屑，加深了他給我的時間老人印象。他被從擔架搬到手推床上時，一些綠草掉到地上，我們剪開他的衣服，地上到處是四散的草屑。剛割完的青草氣味充斥著急診室，我們照著心肺復甦嚴謹又明快的步調進行。

事後，在訓專科醫師去和男人的妻子談話，我瞥見看上去嬌小、脆弱的她，以及她身旁一位較年輕的女性，可能是女兒吧。也許男人在花園裡割草時，妻子就在屋裡準備一家人的午餐？明明感覺是如此正常的一天，誰知道死亡會選在這時候帶來迅雷不及掩耳的殘酷永別。

那天，草屑撒在無菌的白色病房地上，我彷彿看見了兩個版本的死亡。醫院裡到處是高科技螢幕與嗶嗶作響的機器，在這裡，我們的目標是征服熄滅生命之火的力量，把人類身體當損壞的機器看待。但是最終，我們還是會回歸大地，地上那一片片草葉正告訴我們：沒有人能躲過這再自然不過的事實。

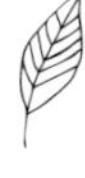

你欠大自然一死

人類和大自然走得太遠了，甚至忘了自己所屬的那個龐大、活生生的連續系統。組成我們身體的原子來自土地的產物，經過或長或短的一段時間後，這些原子又會回到生命的鏈鎖。我們和自然世界的連續性不只存在於死亡，就算是在日常生活中，我們身上脫落的皮屑會化為灰塵，我們呼出去的二氧化碳也會被植物吸收、用於成長。雖然我們生活在科技時代並躲在機器背後，但無法接受這樣的死亡，也不是現代人才有的問題。也許從古至今，人類就一直無法接納死亡這件事？我們只不過是找到了更強、更複雜的手段，盡量遠離了死亡。

第一次想到我們是自然的一部分時，佛洛伊德大為震驚。當時他只有六歲，才剛聽母親解釋所有人都是塵土組成的，最後也必然會回歸大地。佛洛伊德堅決不信這個說法，為了說服他，母親像在包餃子似地搓了搓手，只不過這次她搓的不是麵團，而是自己的皮膚。佛洛伊德回憶道：「母親給我看因摩擦而生的灰黑表皮屑，證明我們是塵土組成的。母親達到了她要的效果。看到這玄妙的示範，我大感震驚，默默接受了後來聽人以這句話表達的信念——『你欠大自然一死』。」

佛洛伊德才剛滿兩歲時，弟弟朱利葉斯過世了。他一生中不時會爲所謂「對死亡的恐懼」所苦，但後來也漸漸明白，這種恐懼感和「殺或被殺」的本能息息相關。他更注意到，在採集狩獵者部落當中，人們不一定會把死亡視爲自然事件，卻往往將之歸咎於敵人或邪靈。

此外，佛洛伊德也認爲，所有人都在內心深處相信自己能永生不死，因爲潛意識無法表現出自己的死亡。他表示，「所有人都難逃一死」這句話雖符合邏輯，對我們自己卻毫無意義。即使想像自己死去的模樣，我們也是以旁觀者的形式存在。

近期在以色列巴伊蘭大學進行的一場研究，就證實了佛洛伊德所說的現象：大腦的預測系統往往會把死亡歸類成發生在別人身上，而不是發生在自己身上的事。我們抗拒自己與死亡直接相關的想法，也許能保護自己不受排山倒海的焦慮侵蝕，但這也表示，我們大部分時候都在否定自己生命的有限。我們可以忽視死亡，也可以生活在恐懼中——難就難在找到兩者之間的中間地帶。太常把死亡掛在心上，我們就沒辦法好好過活；若從不考慮死亡，那就準備得太少了。

人們從以前就一直想自然化人類的起源與終結，世界上許許多多的神話傳說中，最初的人類就是泥土或陶土塑造出來的。古希臘神話中，普羅米修斯用泥巴捏出了人形，雅典娜吹一口氣，讓泥人有了生命；《聖經》故事中，上帝則是用塵土創造了亞當。這些不只是第一個人如何誕生在世界上的故事，還帶有佛洛伊德母親試著告訴他的道理——無論我們和土壤、和植物差得多遠，人類和它們終究是以同樣的東西做出來的，最終也必然會回歸本源。

這種對死亡的理解方式，可以追溯到史前時代人類剛開始栽種植物的時期。考古學家提姆西．泰勒（Timothy Taylor）認為，園藝技術不僅帶來了不同的生活方式，還帶給人類一組新的象徵：「這段時期，人類第一次廣泛把大地視為母親。大地母親提供了子宮，死者可以像等待新春的種子一樣，埋入大地母親的子宮。」泰勒在《埋葬的靈魂》（*The Buried Soul*）中，討論了死後世界的信念、對於種子萌芽的觀察，以及兩者之間的關聯：「乾燥的種子埋在地下，少了陽光和雨水的力量或『神靈』恰當的施力，就不會重生。同樣地，死者需要神靈的認可，才得以重生。」換句話說，種子再生的過程，可能成了人類信仰的一種模範，人類就是藉由對植物的觀察，發展出關於死後復甦與重生的觀念。

《聖經》裡可以找到發芽種子與死後世界的比喻，但主要是一種暗示。不過在遠比《聖經》古老的古埃及宗教裡，倒是能找到這樣的明示。舉例而言，路克索西岸的「藤蔓墓」（編按：Tomb of the Vines。因為埋葬室大部分天花板及其前廳頂棚都經過裝飾，給人一種站在葡萄樹藤蔓下的感覺）裡，寫著一句墓誌銘：「願他的屍身在下界如種子發芽。」這座裝飾華美的陵墓，屬於負責監管城市各座花園的貴族森內弗（Sennefer），所以又稱為「園藝師之墓」。那句墓誌銘是對歐西里斯寫的，祂是引導死者去往死後世界的神，同時也和新芽的成長有關，春季種子發芽的儀式更象徵著這位神明死後的復甦。

走進陵墓，沿著狹窄的陡梯往下走，會發現這個私密地下空間的天花板畫滿了藤與葡萄串。壁畫保存得非常完好，葡萄串似乎低低垂下來，信手就能摘下一串。雕琢過的柱子上，描繪森內弗的生平，一根柱子上畫著在死後世界的他，只見他坐在一棵神聖的無花果樹下，呼吸蓮花的芬芳。從森內弗的陵寢看來，古埃及人的信仰當中，死亡占有很大一部分。

古埃及人有製作木乃伊的習俗，這不僅是保存遺體與防腐的工序，他們還會把遺體像種子般放入有如殼的棺槨，並在墓裡撒下眞正的植物種子，更強化人體與種子的象徵。古埃及人會把種子撒在所謂的「歐西里斯床」（Osiris bed）——裝著土壤、形狀像歐西里斯（編按：古埃及反覆重生、最重要的神祇之一）的容器，可大可小，有些甚至和圖坦卡門墓裡裝在一個大箱子裡的歐西里斯床一樣，是眞人大小。那張床在一九二〇年代被打開時，發現裡頭有幾根枯萎的大麥，麥芽在容器裡長了超過七公分。

古埃及陵墓的牆上，還可能出現花園的壁畫。花園象徵休憩之地，也是死者在前往死後世界路上的力量來源。這些壁畫並沒有畫得太過華麗或理想，而是一個個長方形的花圃，由渠道灌溉，就像眞實的花園。一般在花園壁畫的中心會是個養魚的池子，園子裡還有椰棗樹、無花果與番石榴的樹廊，一旁則種植藤蔓與花卉。

人類對死亡的恐懼出自原始本能，是從我們求生的本能而生，面對這份恐懼，古埃及人把焦點放在死後的旅程。不過活著的時候，我們也必須走過一段心靈旅程，從而接受死亡。在踏上這段路時，花園的象徵能帶給我們能量與寬慰。園藝工作平衡了各種人類與自然、生與死的不同力量。我們會思考腐爛與腐朽的必然性，而花園大部分的力量都直接來自大地與腐敗事物的連結。如果你不是園藝師，也許會認爲在園子裡挖土能找到存在意義這件事很奇怪，但園藝能衍生出自己的一套哲理，這也是我們在花圃工作時可以推敲出的道理。

在花園找回心靈寧靜

親愛之人的死，會對我們造成創傷。我們無法理解那種無可逆轉、非人的永別，而死亡會打破我們對時間連續性的感受：未來這個人將不再陪在身旁，我們必須重新調整一切，而在這個過程中，更必須克服重重難關——而且每一次失去親愛之人，我們都必須面對不同的難關。也許是死亡到來的方式，使得這最自然、最無可避免的生物現象，顯得如此不自然；我們內心深處的本性會擡起頭來，忍不住想要反抗它，彷彿死亡不該發生。

美國詩人史坦利．庫尼茲（Stanley Kunitz）在二〇〇五年——他的百歲生日之前不久——出版了《野辮子》（*The Wild Brai*）這本了不起的書。當時是他妻子去世的一年後，也是他自己與世長辭的一年前。書中記錄了一些訪談，以及他一生寫作、教書與園藝工作的心得。庫尼茲在書中描述，因爲父親在他出生前自殺，讓他的童年蒙上了一層陰影。後來繼父因爲心臟病發而突然去世，使他的青少年時期又蒙上相同的苦澀。面對突如其來的喪親之痛，庫尼茲心裡充滿了原始本能的恐懼，害怕入睡，因爲在他心裡，失去意識和死亡有著緊密的關聯。他周遭世界的架構被深深撼動了，他也深深意識到生命的脆弱：「我身邊與家裡存在太多死亡，我必須接受它，否則就得承擔心理後果。我不可能每日每夜帶著那種恐懼過活。」

繼父去世後數年，庫尼茲開始在隔壁的農場工作。他寫道：耕作創造了自己與「自然宇宙其他事物」的連結。他見證了生長與腐敗的循環，首次理解到：「生命在這顆星球上存續下去，就必然不能缺少死亡」。

就如蒙田所說，當我們把死亡視爲死敵、用盡全力與之抗衡，生活就會變得困難許多。如果抽離死亡中陌生的成分，把它視爲尋常的一件事，死亡就會顯得沒那麼恐怖了。庫尼茲漸漸明白，死亡是生命中必要的一部分，理解這件事之後，他的焦慮減少了，也感受到一股新的力量：「發現那件事之後，我感覺彷彿重獲新生，這是內心純粹的體驗。」

將近六十歲時，庫尼茲開始在普羅威斯頓的鱈魚角建造花園，就座落在他家屋外一片坡度較陡的沙丘上。他在生命早期經歷了對死亡的恐懼，後來漸漸找回心靈的寧靜，而他在海邊建造花園，也是一種失而復得的行爲，替自己打造了對生命的一點掌握。首先，他用磚塊建了三層梯田，然後用碎貝殼鋪了走道。接著，他用土壤與堆肥讓沙地變得肥沃一些，還在土裡添加他從海邊撿來的海草。庫尼茲花了好幾年打造花園，隨著時間過去，花園漸漸能種植多達六十九種各式各樣的植物了，也成了野生動物的樂土。園子裡長滿明豔的花卉，簡直像是珠寶盒。

花園裡的生命必然有死亡的一天，而如庫尼茲所說，我們終有一死這件事是「不可改變的事實，也許是我們必須面對的所有事情當中，最不可改變的一件」。他寫道：開花植物的生命有些「如此短暫」，因季節變化而顯得如此短促，彷彿壓縮過的人類生命。對他來說，就連堆肥也提醒他，也可以用人類來製作堆肥。我們在理解自己與自身存在本質間的關係時，可能會用上創意；庫尼茲認爲，園藝工作就像寫詩一樣，他甚至把自己的花園視爲一首「活著的詩」，兩者都能讓我們以富有想像力的方式活在世界上，只不過花園與園藝工作存在於物質世界。

園藝工作和許多人爲與自然力量相關，所以對庫尼茲來說，他的花園是「共同創造」的作品。他會對花園產生反應，花園也會對他做出反應。到了老年，他感覺自己的生命力量逐漸衰頽，對這時的他來說，照料植物成了一種繁殖的過程：「當一個人年紀越來越大，就有必要更新和性事衝動相關的能量。」在他心目中，花園成了一個「不變的同伴」，甚至是靈感來源。「就算遠離花園，我也從不離開它。」庫尼茲寫道。二〇〇三年他罹患重病而差點死在醫院時，他相信是自己回歸花園的渴望幫助他康復。

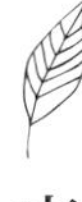

享受花園帶來的喜悅

花園是眞實存在的地方，但也是個想像出來的地方。我們會夢想自己的花園，也會爲它們制定無限的計畫；許多人想著花園的時間，反而比他們實際在園子裡休閒或工作的時間要多。即使是照料窗檯上的花草，也能開啓通往另一個世界的大門。

作家戴安娜．阿特爾（Diana Athill）在六十多歲時開始從事園藝活動，在生命的這個階段，她也開創了「回憶錄作家」的第二份事業。在親戚意外地把花園託付給她之前，她「連一根草都沒拔過」。面對突如其來的責任，她成功地開啓了園藝生活：「我這輩子第一次種植物，它眞的長出來時，我就上癮了，到現在還無可自拔。」直到七、八十歲時，阿特爾仍然勤快地在花園裡工作。她非常喜歡沉浸在園藝工作的感覺，喜歡那種「脫離自身、令人精神振奮、對人有益的體驗」。對她來說，園藝工作的兩大樂趣，分別是讓事情發生的樂趣，還有與植物相處的樂趣——植物「充滿了生命的神祕，和我們自己一樣」。

我和阿特爾初次見面時，她高齡九十七歲，帶著姪子菲爾與姪媳婦安娜貝爾在仲夏時節來訪我們的花園。對她而言，繞我們家花園一圈的路有點難走，所以菲爾推著坐在輪椅上的她，安娜貝爾則撐著陽傘替她遮陽。阿特爾一下就注意到各種細節，我們頻頻停下來觀看一株株植物與樹木。她的打扮相當時髦，直截了當的評語有時也令人意外地放下心防。和她相處時，我發現她找到了接受老年限制的方法，同時也堅決不讓這些限制貶低自己。

九十多歲時，阿特爾搬進倫敦北部一間綠意盎然的社區安養院，裡頭附設了一座大花園。她的窗戶外面就種了一棵美麗的木蘭樹，房間裡還有陽臺。她在陽臺上擺了兩個大花盆和三個窗檯花盆。她表示，自己已經非常老，沒辦法再像以前那樣親手照料花園了，只能從較遠處欣賞，但還是會自己照顧盆栽。照阿特爾的說法，她爲花朵與色彩「瘋狂」，她茂盛的盆栽裡種著百子蓮、香豌豆與牽牛花，甚至種了她年輕時沒那麼喜歡的秋海棠。夏季的那幾個月，阿特爾都會在它們的陪伴下坐在陽臺，享受「意料之外的一點陽光」。

到了秋季，她種下堇菜——「可愛又堅強的堇菜，看上去那麼嬌弱，卻從十月持續開花到五月，遇到嚴重的霜害時會稍微萎縮，但總是英勇地復原」。堇菜似乎就和阿特爾本人一樣。她清楚地表示，活到這麼老的歲數，生活並不容易。雖然老年奪走了許多樂趣，花朵與樹木還是能給她一種誰也無法奪走的喜悅。

傳承創新

阿特爾與庫尼茲都是在中年過後才開始照顧花園。我們可以想見，他們能夠如此健康長壽，有一部分是多虧了園藝工作。通常到了中年，死亡的命運逐漸逼近，我們有時會和他們一樣感受到一股創造力。發育心理學家與精神分析學家愛利克·艾瑞克森把這種現象稱爲「傳承創新」（generativity），指的是從超越自身生命的視角看事情、傳承下一代人技能、知識，以及在我們死後仍會存續下去並持續往前看的事物。他也相信，在生命後半擁有各方面傳承創新的能力，對我們的情緒健康非常重要。相較之下，如果我們經歷時間的流逝，卻只感覺「這有什麼意義？」那我們可能會進入「遲滯不前」（stagnation）的狀態，在這種狀態下，生命會失去意義。

史上規模最大的老化與生活品質心理學研究，是「哈佛大學格蘭特終生研究」（Harvard Grant Study），研究對象超過一千人，而且持續了好幾十年。這項研究最驚人的結果是，在五十多歲時找到傳承創新方法的男女，八十歲時活得蓬勃向上的機率比其他人高出三倍。研究者對這份研究結果十分驚訝，他們本以爲經濟因素會扮演重要角色，沒想到它和老年生活品質的關係卻沒那麼明顯。同樣驚人的是，身體健康本身和人們面對老年變化與失去之痛的關係並不深，這之中的關鍵因素其實是人們的情感生活，以及他們從事的活動種類。而造成老年生活品質低下的因素，包括孤獨、不快樂的人際關係，以及目標的缺乏。

在哈佛大學格蘭特終生研究擔任三十年研究領袖的精神科醫師喬治．華倫特，在《哈佛教你幸福一輩子》中寫道，重點並不是生命丟給我們的逆境，而是我們處理逆境的方法。他再三強調，最重要的是我們必須栽培和自己最親近的人際關係，因爲這些關係給我們的支持力遠超過其他因素。第二重要的因素，是我們利用時間的方式——這裡的重點不是生產力，而是傳承創新，以及不同形式的「創意遊戲」。能做到這些的方法當然很多，園藝無疑是其中之一。

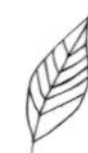

藉園藝找回立足之地

溫尼考特也在精神分析理論與自己的生活中加入玩樂與創意，並且以此聞名。溫尼考特也愛照料植物，並以自己在倫敦住家屋頂上的花園爲傲，也喜歡照料在德文郡的小屋花園。他太太克蕾爾表示，他即使到了老年也沒失去玩樂的天分，甚至還會把雙腳架在腳踏車龍頭上，從坡頂溜到山坡下。滿七十歲後不久，溫尼考特發生了幾次嚴重的心臟病發，並以此爲契機開始寫自傳。他在筆記的頁邊寫下這句乞求：「上帝啊！希望我在死時能夠活著。」（Oh God! May I be alive when I die.）我們之中，有多少人懷抱著相同的願望？溫尼考特發自內心的吶喊，表達了他完整生活在世界上的願望，也希望自己能避免人們臨終前常見的憂鬱與衰頹。

克蕾爾表示，歷經大約六次冠狀動脈血栓問題，每一次都康復的溫尼考特，從不阻止自己做任何事情。他到了七十四歲，也就是他去世前數月，克蕾爾有天在德文郡家中的花園，找到爬上樹的丈夫。克蕾爾高呼：「你在樹上做什麼啊？」溫尼考特回答：「我一直很想砍掉這棵樹的樹頂，它擋到我們窗外的風景了。」這也許是他從之前就想完成的工作，但就在時間即將用盡之際，他做到了。這明顯象徵著：他還不準備死，他還想望向前方長遠的人生。當然，在釋放一些鬥爭情緒的同時，我們也會更深刻地感覺到自己活著。

那年秋季，溫尼考特越來越常想到死亡的事。在他最後的幾場演講開頭，他都這麼談論自己的處境：「很多時候，成長都是在往下的。如果我活得夠久，我希望自己能萎縮，小到能穿過名為死亡的小孔洞。」對溫尼考特來說，死亡這份任務牽扯上一個關鍵問題：該怎麼在往下成長的同時，感覺自己完完全全活著？他用選擇權的幻覺構想老年與死亡，也把我們最終離開世界的過程，描述成進入世界的相反；面對無助的情勢，他用標誌性的幽默感稍微取回了一點掌控權。

溫尼考特所謂的「向下成長」，是我們每個人都會遇到的問題，這種成長也必然會帶來失去的傷痛。在我們走下坡之時，生命的畫布必然會縮小，很多事物都會被奪走，或是再也無法搆到了。這時，我們的計畫與夢想也不得不縮減。面對這一切，園藝能幫助我們維持一種使命感，尋找自己在世界上的立足之地，找到自己在生命中的一點掌控權——至少，我們還能控制這麼一點東西，而不是眼睜睜看著生命中的一切從指縫溜走。這個過程中，對於生死的憂慮可能深埋在潛意識，但是在向下成長的老年期間，沒有比看到植物向上成長更能達到補償效果了。

爲了讓園藝達到這樣的肯定效果，我們就必須把園藝工作限縮在可控制的規模。往窗外望去，如果我們看到曾經令人驕傲的花園化爲一片荒蕪，可能會比沒有花園還要令人難過。面對這種情況，我們可以參加共享花園計畫。

改變死亡盡頭前的風景

以蘇格蘭的愛丁堡花園伙伴計畫爲例，能配對「想要栽種食物卻沒有土地的人」與「家裡有花園但自己照顧不來的人」。如此一來，雙方都能得到好處，而且他們的共同興趣能產生一種新的快樂，新建立的友誼也能用來對抗老年孤獨。倫敦南部的旺茲沃思自治市也有類似的計畫。一場費時多年的研究顯示，此計畫讓年老的花園主人生活品質顯著改善了。他們身體活動的頻率有所提升，焦慮與憂鬱等症狀也減輕了。

在現代社會，爲了對付老年問題，必須找到這種有創意的解決辦法，但我們目前還是缺乏可行的方式。隨著老年人的年齡增長，對他們的照護就越來越重要。如果生活品質很差，那多活一、二十年又有什麼意義？很多時候，老年人都被放到一旁，不是眼不見爲淨，就是不尊重他們的需求，也對他們能提供的人生智慧與回憶興致缺缺。戴安娜．阿特爾明白，自己能享有如此美麗的花園與陽臺上的植物，其實非常幸運。很多老人療養院都和她住的那間不同——甚至可以說，大部分的療養院都和她所在的環境不同。很多時候，老人家的療養生活都限制在室內，在相對不吸引人且毫無變化的環境中，每天過著一成不變的規律生活。對他們來說，存在就只剩下等待——等待下一劑藥物，等待下一頓飯。基本上，他們等待的，就是死亡。

葛文德在《凝視死亡》中解釋道，在我們走近人生終點之際，找到生命意義的來源是非常重要的一件事……可惜大部分安養院都沒提供這樣的照護。「隨著人們意識到自己人生的有限，」他寫道，「他們的要求不多。他們不求更多財富，不求更多權力，只求得到許可，盡量繼續塑造自己在世界上的生命故事。」一般療養機構不太允許個人「塑造生命故事」，但這也可以改變。葛文德接著寫道，在讓寵物與植物進入紐約的大通紀念療養院之後，那裡的環境變了——他們建了菜圃與花園，種了好幾百個盆栽，還用兔子、母雞、鸚鵡與貓狗爲安養院帶來活力。這些措施的結果十分戲劇化：原本幾乎沒對別人說過幾句話的人開始互動了、原本靜如死水的人開始參加新活動、原本焦慮緊張的人也變得平靜與快樂許多。

兩年間，研究者量測了大通紀念療養院的變化，並用附近一間尋常安養院做比較，發現大通紀念療養院的居民不但比較不憂鬱、比較清醒，死亡率還下降了一五％，藥物處方數量也減半了。以相對簡單的變化來說，這些結果非常可觀。葛文德寫道，居民自我輕視與被排擠的感覺消失了：「病痛與老年的恐懼，不只限於一個人被迫承受的失去，還包括孤獨。」

孤獨可能是進入老年期最痛苦的一部分。老年人可能會陷入低程度的分離憂慮，對健康造成負面影響。精神分析學家梅蘭妮．克萊恩在去世一年前發表的最後一篇論文，就是在討論孤獨這個議題：我們孤立時感受到的孤獨程度，有很大一部分取決於我們對過去生命經歷的看法。如果因為許多樂趣都不在了，而感到怨恨與悲傷，這些情緒可能會強化心中「生命很空虛」的感受，而這只會惡化我們孤獨的狀態。克萊恩又寫道，其實快樂時光的回憶可以成為一種情緒資源，如果我們能培養對過去的感激之情，效果就會更好。

佛洛伊德的極樂花園

對美麗事物的享受，可以成為一種減輕孤獨感的陪伴。哲學家羅傑．斯克魯頓（Roger Scruton）把我們對美產生的喜悅，描述為「像是贈予對象的禮物，轉成贈予我」。他也認爲，「從這方面而論，它像是人們在朋友身邊感受到的喜悅」。欣賞美麗事物的感覺和感激之情相關，這種經驗能讓我們在世界上找到歸屬感。

例如對佛洛伊德來說，他對花朵的喜愛給了他歸屬感。佛洛伊德八十歲那年，寫了封信給美國詩人希爾達・杜利特爾，感謝她在聖誕節送一盆曼陀羅花給他。信中寫道：「我的窗前傲然立著一株飄著甜香的植物。我只兩度看到這種植物在花園裡盛開，一次是在加爾達湖，一次是在盧加諾。它讓我想到過去那些時日，當時我還能到處走動，親自拜訪南方的大自然與陽光。」

佛洛伊德的遊歷經驗，給了他許多美好的回憶。像是他第一次造訪義大利時，來到一座令他難以忘懷的花園。

接近旅程的尾聲，他和弟弟亞歷山大來到佛羅倫斯郊外丘陵地的塔樓，疲憊又勞頓的兄弟倆在此停留四天。在給瑪莎的信中，佛洛伊德寫道，這個地方帶給他們超乎尋常的寧靜：「在這天堂般的美景中，我們什麼事都做不了。它美得讓人麻痺……極樂花園（Paradise Garden）扮演了這樣的角色，誘惑我們在無花果樹下沉睡好幾個鐘頭。」這個地方提供的感官滿足，還延伸到它出產的作物：「整頓飯的食材除了高品質的牛肉之外，都來自花園。我們這幾天認識的樹木，生產了新鮮的無花果、水蜜桃與杏仁。」從園區，佛洛伊德可以遠望佛羅倫斯，還能自由自在地於遼闊園區走動，將「令人眼花撩亂的南方美景」收入眼底。

樹上摘下來的新鮮水蜜桃，帶著芬芳把太陽的溫暖送入口舌，有什麼比這更加奢侈的嗎？躺在無花果樹下，處在有意識與無意識之間的狀態，任由半掩藏的思緒在腦海浮動，有什麼比這更休閒的嗎？在盛夏之日，在這樣的美麗花園裡，傾聽昆蟲溫和的嗡鳴聲，感受最細緻的微風悄悄進入白日夢的世界，是多麼簡單輕鬆——這裡沒有街道的喧囂，也不會有誰突然闖入，從夢中把你揪回現實。極樂花園能給人極為安全、極令人滿足的體驗，我們多麼想重拾這份美好啊——我們記得，在生命的最初階段就是這種感覺。我們能在被餵飽的嬰兒身上，看到這種極樂：嬰兒在安撫下睡意迷濛地躺著，熟悉的人聲漸漸淡去、化為背景音，什麼都不用怕。

佛洛伊德一直到老都沒失去對美的喜愛，隨著年齡增長，他在花園裡的時間變長了。接近七十歲時，醫師從他嘴裡移除癌症腫瘤，禁止他外出旅遊。佛洛伊德沒辦法接受這樣的活動限制，也無法接受「徒刑般的人生」。那之後，他每到春夏就會在維也納郊區租一座莊園，讓病人開車到莊園找他看病。佛洛伊德的主要需求是，莊園必須附設美麗的花園——讓人聯想到天堂樂土的花園。在波茨萊恩斯多夫（Pötzleinsdorf）的莊園，他找到了「不可思議的美麗、平靜及與大自然的親近」，他也十分喜歡貝西特斯加登的避暑別墅帶有「田園的寧靜與美麗」，不過最美的是格林津莊園的花園，佛洛伊德將那座花園描述為「擁有童話故事般的美」，找到這個地方之後，他就不想再住其他地方了。

他兒子馬汀的回憶中，格林津莊園的園區「大到可以稱之爲公園，你甚至會迷路」，它有「很棒的果園，出產美味的早熟杏子」。這座莊園用圍牆圍著四公頃的園區，還能從園子裡眺望牆外的葡萄園與鄉村風光。佛洛伊德命人在室外的涼棚下替他建一張搖床，他喜歡在那裡讀書、小睡與會客。他宣稱，這是個適合「在美麗簇擁下死亡」的好地方。到了人生的這個階段，佛洛伊德雖然沒有停止工作，卻幾乎退出了公衆生活。他因爲患病，總共接受了三十三次的口腔與下顎手術。這些治療雖能延長他的壽命，卻令他苦不堪言，更經歷了多次的併發症與感染。

在七十歲生日過後不久的一次訪談中，佛洛伊德說起他對花朵的喜愛。採訪者是名爲喬治．維爾克（George Viereck）的美國記者，他一面和佛洛伊德在花園裡散步，一面訪問他。「我喜歡很多東西，」佛洛伊德對維爾克說，「我和太太的同志情誼、我的孩子們，還有夕陽，以及在春季看著植物生長。」他補充道，經驗教他要「愉快又虛心地接受人生」。

維爾克注意到佛洛伊德的口舌不太靈便。由於動過移除口腔腫瘤的手術，佛洛伊德用一種機械裝置取代下顎的功能。他告訴維爾克，這個裝置幾乎耗盡他寶貴的能量。但佛洛伊德也強調，雖然身體狀況不佳，他還是能享受工作、家庭與花園——「我沒有痛苦，還得到了生命的小小喜悅，有我的孩子和我的花卉，我非常感激！」他不是很樂意談論自己的生平事蹟與遺贈物，在維爾克的追問下，他停下了腳步，溫柔地用敏感的雙手撫摸開花的樹叢，同時說：「比起死後發生在我身上的事，我對這朵花的興趣大得多。」。他們在散步與談話時，談遍了其他議題，於是訪談即將結束時，佛洛伊德又回到這個話題，臨別前對維爾克說：「幸好花朵沒有個性也不複雜，我愛我的花。我並不會不快樂——至少不會比其他人來得不快樂。」

老年與疾病限制了我們體驗新鮮事物的能力，但是在花園裡，我們看得越仔細，就能看到越多——一棵樹上的花苞在一夜間盛開、第一朵牡丹花綻放時，我們都會不由自主地用全新的眼光看世界。佛洛伊德的老朋友漢斯·薩克斯注意到，「佛洛伊德以同樣的熱情觀察花園裡每一個粒子，他說了許多關於花園的趣事，和他往昔精力充沛時研究過的異國藝術、文明與它們悠遠過去等等，說得一樣多」。

花園帶來的小確幸

接近八十歲時，佛洛伊德的病症惡化了，他有時會深陷「對新痛苦的畏懼」。當時納粹主義崛起，花園外的世界迅速變得恐怖且令人費解。一九三三年五月的柏林焚書事件中，也有人焚燒佛洛伊德的書，蓋世太保更持續到各家書店沒收他的著作。「我周遭的一切都變得更加黑暗、更具威脅性了。」佛洛伊德寫道。儘管一些朋友與同仁已經選擇逃亡，他卻不願意逃離家鄉。他問朋友阿諾爾德・茨威格：「我無法獨自生活，身體也如此無助，還能去哪裡？」即使能找到自己與家人的容身之所，他也不確定自己病弱的身體能熬過搬遷的過程，於是他決定先「聽天由命、等事情過去」。

佛洛伊德的八十歲生日過後不久，薩克斯到格林津拜訪他，發現佛洛伊德變了許多。不久前才因爲癌症復發而接受手術，讓他此時「彎腰駝背、呈冰涼的灰色，看似萎縮了」。儘管如此，佛洛伊德還是堅持每天到花園裡走動。「身體狀況好的日子，曾經能精力旺盛地行走的他，勉強能一步步爬上花園步道的階梯。而在其他時候，他坐在輪椅上，我則走在他身旁。」薩克斯寫道，「他很少談到自己的工作，倒是指出花園裡一些有趣的東西。」即使在孱弱的狀態下，佛洛伊德也有意識地引導自己去掛念著外在有趣與美麗的事物，而不是把心思放在自己身上。

在生命阻撓我們前行時，最難以面對的一件事，就是失去了未來的感覺。我們必須憑自己擁有的一點點東西撐下去，並在生活中找尋可以期盼的小確幸。蒙田也用過這種策略，他發現自己可以「略過不好的部分，停留在好的部分」，藉此應對老年的失去之痛。蒙田每天在果園裡散步，假如心思飄到一些負面的方向，他會有意識地把專注力轉移回自己身邊的事物。生命中的小確幸其實也沒那麼小，我們只不過是對它們習以爲常而已。

一九三八年春季，佛洛伊德沒辦法回到他在格林津的世外桃源。在納粹政權的統治下，他幾乎被軟禁在貝爾加賽街的公寓裡。許多外國代表替他說情，甚至連羅斯福總統也為他說話。漫長的幾個月內，佛洛伊德一直不確定自己將被如何處置，後來到六月初，他和直系家屬終於獲准去往英國。他雖然想方設法帶三個妹妹同行，納粹政府卻不放行，三個妹妹被迫留在維也納，後來都死在奧斯威辛集中營。

抵達倫敦時，人們熱情地歡迎佛洛伊德，令他不知所措。一些陌生人得知佛洛伊德珍貴的古董收藏與積蓄都被納粹收走時，寄了一件件古董給他。佛洛伊德愛花的事情也傳了開來，賣花的貨車載著大量的植物與花束過來。佛洛伊德還展現出他特有的黑色幽默，開玩笑道：「我們快被花朵活埋了。」

佛洛伊德一家人在櫻草花山公園旁的瑞士區租屋。那時是仲夏，花園裡五顏六色的花卉爭奇鬥豔，成了佛洛伊德的快樂泉源。「我的房間外面是陽臺，」他寫道，「陽臺外是我們自己的花園，邊界是花圃，外頭是一大片種著樹木的公園。」他的好友瑪麗．波拿巴公主——幫他錄了段影片。影片中，佛洛伊德一家人在陽臺上喝茶，然後鏡頭轉到佛洛伊德身上，只見他和兩個孫子站在一起，凝望蓮花池裡的魚兒。據說這座花園讓佛洛伊德重新有了活力，而在影片中，他走到水池另一邊時，步伐確實滿有精神的。

做為身在陌生國度的難民，佛洛伊德從路上熟悉的草木得到安慰。「我們彷彿住在格林津。」他寫道。除此之外，他還有一個象徵與家鄉連結的盆栽——我之所以知道有這個盆栽，是因爲一位朋友送我從那盆植物扦插種植的一枝。那是垂蕾樹，又稱家萊姆，據說是佛洛伊德一家從貝爾加賽街公寓溫室的樹上剪下來種植的，被他們一路帶到英國。垂蕾樹有著嫩綠色的大葉子與漂亮的白花。從它在我們家的子孫成長速率看來，到了隔年春天，佛洛伊德的盆栽應該已經長到幾公尺高了。

佛洛伊德一家在一九三八年九月，搬到了在漢普斯特德社區的新家。歐內斯特·瓊斯記述道，佛洛伊德「非常喜歡那裡的漂亮花園」。雖然這座花園比起他深愛的維也納花園規模小一些，卻是佛洛伊德一家擁有的第一座花園。佛洛伊德之前都是租用避暑莊園，沒機會看著花園中春夏秋冬的變化，現在他終於有機會了。他的女兒安娜和他一樣，最愛大自然，當時就是安娜負責照料植物；現在，安娜自己也是兒童精神分析學界的先驅了。

佛洛伊德的建築師兒子恩斯特，在屋子後側建了寬大的落地玻璃門，直接連通父親的書房與花園，讓佛洛伊德的書桌沐浴在陽光下，也讓他欣賞屋外的美景。在這座安全的小花園裡，他們重新架起從格林津帶來倫敦的搖床。那年十月拍攝的一段影片中，佛洛伊德被人扶上搖床、蓋上保暖用的毯子。薩克斯回憶道，鄰近花園裡的老樹「隔著圍牆對人打招呼」，給社區一種與世隔絕的感覺。包括鐵線蓮、玫瑰與繡球花在內，許多佛洛伊德在世時生長在花園裡的植物，至今仍生長在佛洛伊德博物館的花園裡。

佛洛伊德來到英國的幾個月後，納粹政府決定歸還他最寶貝的古董收藏。貨物寄到之後，佛洛伊德寫信給朋友與同事：「所有的埃及、中國與希臘文物都來了，這一趟過來它們幾乎沒有受損，而且比起在貝爾加賽，它們在這裡顯得更壯觀。」佛洛伊德一家因古董的到來而十分雀躍，他自己也大大鬆了口氣，但是他心裡也有一種乏味的感覺：「問題就只有一個，沒有增添新物的收藏，其實就已經死了。」

古董收藏將成爲佛洛伊德遺物中重要的一部分，但此時，他那個階段的生命已經結束了，他缺乏資金與找尋新文物的力氣，沒辦法再增加收藏。況且，物品有種靜止的特質，一個人行將就木之際，物品往往會失去對他們的吸引力。我們必須對物品投注重要性，讓它們獲得生命。而自然世界的美則截然相反，它能讓我們獲得生命力。花園和佛洛伊德的古董收藏不同，它能夠持續成長，佛洛伊德也能和安娜一起規畫花園的未來。

精神科醫師羅伯特．利夫頓（Robert Lifton）在他關於死亡心理學的著作中，提到尋獲永恆象徵的重要性。在這方面，他是以佛洛伊德提出的想法爲基礎：人的潛意識沒辦法象徵或表現出自己的死亡。利夫頓認爲，我們必須多多少少否定死亡，這種做法雖然矛盾，卻能幫助我們接受死亡的現實。毀滅的想法十分恐怖，人心無法接受這個想法，所以必須想辦法讓死亡顯得沒那麼絕對，而我們能透過利夫頓所謂「象徵性存活」（symbolical survival）的種種方法，達到這個目標。根據利夫頓的說法，象徵性存活除了讓我們的基因傳到下一代，還包括關於死後世界的信念、我們自己的創意，以及大自然的連續性。

我們深深需要象徵性存活，這也是爲什麼人類面臨死亡時，和大自然的關係往往會有種全新的重要性。大自然的這個面向不只能帶給將死之人慰藉，還能安慰哀悼者。我們可以種樹紀念逝去的人，這是一種有力的象徵性存活——我們知道，時間會讓我們淡忘，但這棵樹會帶來新的生命，也會深深扎根，彷彿與虛無相抗。

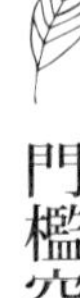

門檻空間

我們能和別人分享對花朵的愛，佛洛伊德也非常喜歡送花給欣賞的女性。維吉尼亞・吳爾芙拜訪他時，他也沒有錯過送花的機會。吳爾芙的丈夫記錄道，佛洛伊德表現出「老派、正式的禮儀」，並幾乎像在舉行儀式那般，送了一朵花給維吉尼亞。殘酷的重病與衰老不停侵蝕佛洛伊德的身體。那年冬季，維吉尼亞・吳爾芙在一九三九年一月二十九日的日記中，記錄了佛洛伊德憔悴而衰弱的模樣：「他麻痺、抽搐地動作，口齒不清，但神智清醒。」佛洛伊德也許很難說話了，但花朵有著自己的語言，他送給吳爾芙的是他最愛的花種之一：水仙花。

那年，對桑榆晚景的佛洛伊德來說，春季的到來萬分重要。那時天氣還太冷沒辦法架起搖床，但他可以坐在恩斯特於屋後建起的涼廊。這條涼廊一面對外開放，不過也有遮蔽功能，佛洛伊德能坐在這裡欣賞花園。涼廊、溫室、露臺與陽臺等建物被稱為「門檻空間」（threshold spaces），在這種空間，我們能同時享有室內與室外的好。

現在，越來越多人提倡門檻空間，它們對老人家與將死之人更是極其重要。當一個人的生命存在於生死交界，物質世界的交界空間對他們就會有所幫助。老人家可以坐在這種空間，觀看雲朵被風吹過天空，知道自己的生命還沒完全結束。花園能提供時時刻刻的動態與變化，令我們感到新奇，也能吸引我們。在行動不便時，我們的眼睛還是能轉動，耳朵還是能傾聽鳥兒的歌聲，心神也有時能飛到樹梢，和小鳥同在。

到了初夏，佛洛伊德和其他走到人生暮年的人一樣，花很多時間睡覺。他盡量在戶外休息，有時家人會坐在躺在日間睡床的他身邊。他從不孤單，因為他摯愛的狗時時陪伴著他。漢斯·薩克斯寫道，佛洛伊德「有時會躺著打盹，有時摸著他的狗，那條狗片刻也不離開他」。孟夏轉變成仲夏，佛洛伊德下顎的傷口嚴重感染，情況完全沒有好轉。過去多年來，佛洛伊德一直有進食困難的問題，現在他更沒辦法吃東西了，身體也因此變得更加衰弱。他的床從樓上的臥房搬到改裝成病房的書房，讓他躺在那裡看花園。

九月初，佛洛伊德臉頰上生了壞疽，開始散發惡臭。那隻狗感受到了本能的恐懼，不敢靠近佛洛伊德。被帶進書房時，牠總是瑟縮在最遠的角落，怎麼都不肯接近主人。這時，佛洛伊德至少還能向花園尋求慰藉。家人盡量開著落地玻璃門，也把佛洛伊德的床擺在看得到花草的位置，讓他欣賞他深愛的花朵。花朵絕不會拒絕我們。

佛洛伊德生命的最後那幾週，主要照顧者除了安娜，還多了恩斯特的妻子露西。她後來在一封信中寫道，儘管痛苦不堪，佛洛伊德的病房裡仍然瀰漫著「平靜、愉快，甚至是溫馨的氣氛」。醒著的時候，佛洛伊德「友善得不可思議，對我們所有人都充滿了愛，耐心地接受一切，到了令人感動的地步」。

佛洛伊德曾經寫道，死亡是一種成就——在我們聽到別人的死訊時，可以感覺到類似欽佩的情緒，佩服那個人完成了任務。畢竟，離開自己親愛的人、撒手人寰，可是存在上的一大成就。

一九三九年九月二十三日清晨，佛洛伊德一家人搬到漢普斯特德社區的一年又一週後，佛洛伊德去世了。剛來到這裡時，他希望能見證花園的春夏秋冬，他的願望實現了。花園陪伴他走過了生命的最後一年。

順著自然前行

在花園的庇護下，我們身邊都是最良善美麗的大自然守護著我們，替我們阻隔善變與帶有敵意的事物。在這種寧靜時刻，世界彷彿風平浪靜。面對準備迎接必要的死亡，人心需要找到可以休息的地方，而佛洛伊德找到的地方就是他的花園。

這個休息之處不只有大自然令人安心的安撫作用，花園還能勾起我們的種種回憶。佛洛伊德記憶中存有許多神聖而美麗的地方，他最愛在「童話故事」般的格林津花園散步，也在他勞頓疲憊時神往卡略塔旁那座「極樂花園」。除此之外，他還多次漫步山上，找尋蘭花與野草莓。在樹蔭密布的林中，他感到無比自在。他也記得童年曾在出生地附近的野花原遊蕩——以及當時還年輕、教他認識生死的母親，還有母親的懷抱。

我們生下來，認識到的第一個地方就是母親的懷抱。佛洛伊德也在年紀較輕時認知到這一點的重要性，寫到讓「大地母親」再次接納我們。「但是，」他補充道，「老人渴望女人的愛，就如他曾經獲得的母愛，卻是徒勞；只有第三個命運女神——沉默的死亡女神——會將他拉入懷抱。」

海倫・丁莫爾（Helen Dunmore）在她的最後一本詩集《浪潮之中》（*Inside the Wave*）裡，充分闡明了死亡等同回歸的概念。她在書中記載了自己邁向死亡的旅程，以及找到休息之處的需求。最後一首詩是在她去世十天前寫的，標題是〈張開雙臂〉（Hold Out Your Arms）。這首詩的開頭，她尋求死亡「母性的撫慰」，並將焦點放在花園裡的鳶尾花上：「德國鳶尾花的根莖／在牆邊烘烤」，它們的「香味洋溢著美好」。她好奇地想：死亡會怎麼帶她離開呢？然後，她發現：

沒必要提問
母親永遠會抱起孩子
就如根莖
必然會扶起一朵花。

她接著沿用前面的擬人寫法：

妳將我的頭髮往後撥
——頭髮是該梳一梳了
但沒關係——

妳悄聲說
「我們就快到了」

死亡沒有面容形體。任何這樣的事物都令人畏懼，因爲我們怕自己墜入深淵。當我們能向熟悉的事物伸出手，就會感覺安全許多，彷彿在握住一隻手的同時，我們能夠放開另一隻手。丁莫爾選擇信任鳶尾花與它的地下莖，是植物讓她感覺自己是順著自然的過程前行。

我們刻畫死亡象徵的方式各不相同，死亡有多麼恐怖或可親、生命的終結感覺有多麼自然或人工，也取決於我們選擇的象徵。從人類發展出最早期的文化開始，植物與花朵就影響了人們對於生死的理解。它們提供了一種思想的架構，幫助我們驅散恐懼與絕望。我們能信任四季的變遷，春季必然會年復一年地歸來，而大自然不會在我們離世時跟著死去，讓我們感覺美好的事物會不斷前行。

這，就是花園對我們的永恆安慰。

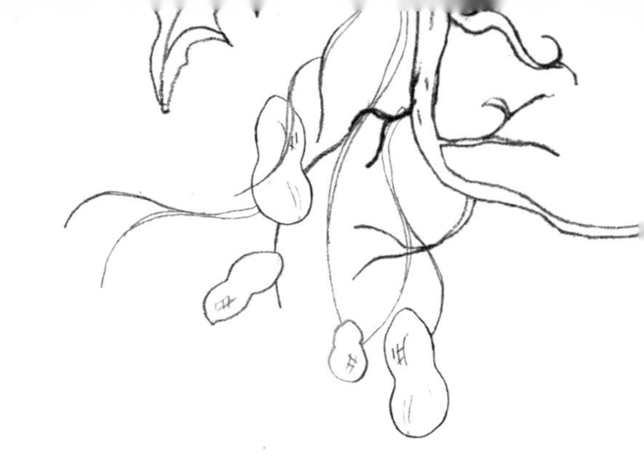

第十一章

園藝時間

園藝活動讓我們從自然的視角，
觀看時間的流逝。

——威廉・古柏

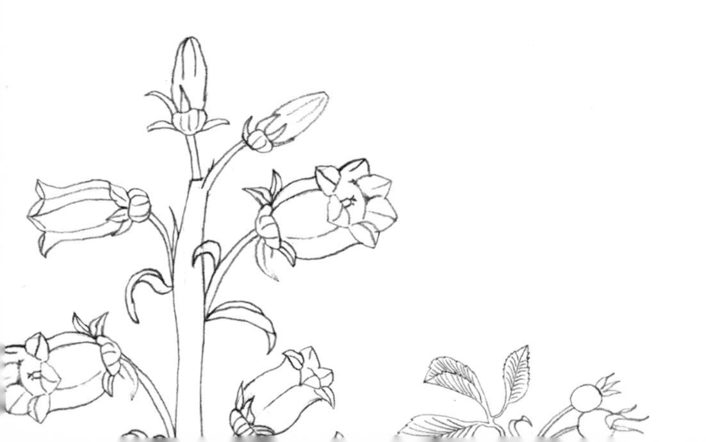

生命失去方向時，園藝時間能幫助你尋回動力。幾年前的某個春天，在經歷一段時間的病痛與沉重的工作壓力過後，我自己也體驗到了這件事。

做為顧問精神科醫師，我負責國民健保署的心理治療部門長達十三年。我們照料的病人常常病情嚴重又複雜，所以我習慣肩負沉重的責任，也習慣處理一定程度的壓力。但後來，我所在的機構突然必須大幅縮減經費，在四年內減去高達二〇%的經費。心理健康照護相關的經費本來就很少了，聽到我們部門的經費又要減少，我深深不以為然。

那之後，我們經歷了一段時間的組織重整，幾個專科團隊被迫解散，我經營的團隊也同樣散夥了。有幾個同事因為工作和別人重疊，在接下來數月內決定離職。心理治療團隊解散，再加上我自己的工作分量加重，令我感到無力又孤獨。儘管如此，我還是決定堅持下去。沒想到，隔年我突然染上了發炎性關節炎，沒辦法再撐下去了。我從以前就非常重視自己的工作，但那段時期我遠離工作、動彈不得了好一陣子，終於意識到不能再忽視工作對我身心健康的影響。在夏季離職後，我清楚看見工作對我的影響——才剛離職，我就受到帶狀疱疹的打擊，病倒了。

隨著夏去秋來，我滿心希望自己恢復活力，但缺乏活力的狀態一直延續到冬季，冬季的寒冷也一直拖到了三月。通常在春季來臨時，我都等不及去溫室裡種花種草，但那年和以往不同，我雖然很久以前就訂了很多種子，它們卻全都靜靜躺在包裝內。

一個週末上午，湯姆提議一起整理亟需清掃的溫室。我們掃除枯葉、清除破掉的花盆，也把去年所有垃圾與破瓦清掃乾淨。接著，我們重新整理架上的植物，在裝盆的桶子裡填滿新鮮堆肥。就在快要完工時，我首次在種子盒裡翻翻找找，開始計畫接下來要種什麼植物。

第二天，我一吃完早餐就出屋，準備進溫室開始在幾個盤子上播種。才剛出門沒多久，我就感受到急切的需要，必須馬上把植物種到土裡，儘管身體疲憊不堪，我還是不顧一切地開始工作。那天結束時，種子盤上與菜圃裡多了一排排甘藍菜、芝麻菜、胡蘿蔔、菠菜、甜菜、羽衣甘藍、香菜、歐芹、羅勒等種子或植苗。除了蔬菜以外，我還種了花——金盞花、飛燕草、甜豌豆與大波斯菊——這些植物不再悄悄存在我心中，而是種到了土裡，很快就會開始成長。之前幾個月，我一直擱淺在岸邊，像個運氣極差的衝浪者，看著一波波海浪捲過。可是在那一天，我搭上了時間的浪潮——園藝時間的浪潮——它用春季的拉力與新生命的能量，帶著我前進。

找回生命的節奏

種子裡存有內建的未來，能帶給我們計畫與新潛力的快樂，也能讓我們找到在未來的立足之地，而且是能輕易想像的未來。播種時，我們知道，無論其他事情如何發展，至少園子裡會長出甘藍菜與金盞花。儘管未來出現害蟲與壞天氣，你還是可以兩面下注；即使一些植物沒能成功生長，仍有些會成功活下來。

我們時時刻刻以各種方式投資未知的未來，但是發生意料之外的事件、感覺生命失控之時，就可能會不敢再懷有夢想。花園是個安全的起點，也能給我們一種架構與紀律。因爲花園裡的可能性並非無限，我們不可能和四季的變遷談判協商，也不可能改變自然生命力的步調。你不能讓大自然慢下來或加快腳步，而是必須接受花園裡的時間與節奏，在它的架構下工作。

花園的步調在春季與夏初最令人振奮。但是，這雖然能給我動力，有時卻還是會覺得一連串的任務實在太多了，光是看著花園就感到疲憊。我很想說：「你不能走慢一點嗎！這個月就不能多給我一個星期嗎？」不過在這時候，我會赫然發現，該慢下腳步的人其實是自己。

我們常常談到時間感，但人類並沒有專門感覺時間的中樞，更沒有感受時間流逝的感覺器官。神經科學家大衛．伊葛門專門研究時間感，並將之稱爲「大腦的分散資產」。他認爲時間感是一種「超感覺，存在於其他所有感官之上」。換句話說，我們是透過情緒、感官與記憶複雜的交織，感覺到時間的流逝。這就表示，時間感和我們的自我認知密切相關——有些人甚至把時間感視爲自我的產物。我們的感受確實能大幅改變時間流逝的感覺。

我們生活在現在、流連於過去，並且把自己投射到未來。時間是一種概念，而我們的生命經歷深受對時間的想法所影響，而圍繞時間建立起的種種習慣，也會影響生命的經歷。我們可以把時間理解爲一系列不斷重複的循環，也可以用現代大多數人的思考方式，把時間理解爲一條直線。

循環時間是人們最初對時間的理解，對那些生活與大地息息相關的人來說，這種概念十分合理。時間的循環不只存在於四季輪迴——就連最早期的故事也是以循環的形式存在。在神話、傳說與民間故事中，我們經常看到英雄出發冒險、回來述說冒險故事，亞瑟王傳說中的騎士就是經典的例子。故事繞了個圓，把英雄帶回起點，只有在英雄歸鄉時，故事才完整結束。這種循環式的故事結構深埋在我們遠祖的心理，可以追溯到採集狩獵者的生活模式，以及他們晚間在營火前談論的冒險故事。

人心並不會以直線方式看待時間，這是因爲大腦是習慣預測未來的器官，我們會一再回顧過去，希望能理解現在、預知未來。如果我們經歷一段時間的繁忙，或經歷了許多步調很快的事件，就終須回到比較平靜的狀態。這時，我們才有辦法回顧先前發生的事情，消化並吸收發生在自己身上的事件。負責休息與消化的副交感神經系統和生理上的消化有關，也和心理的消化有關，因爲我們必須吸收的不只有腹中食物，還有種種感受，我們就是透過這個過程建構屬於自己的故事。如果少了這樣的時間與心理空間，會感覺自己的經歷互不相干，就只是一個個毫無關聯的事件而已，生命也會因此漸漸失去意義。

花園能帶我們回到生命最基本的生物學節奏。生命的步調就是植物的步調。我們在花園裡不得不放慢腳步，被花木環繞的安全感與熟悉感，也幫助我們轉變到省思的心態。此外，花園也能給我們一種循環性的故事架構。季節再次變換，我們有種回到原點的感覺，有些事情變了，但也有些事情沒變。時間的季節性架構也有撫慰人心的效果，它對人心相當仁慈，願意讓你學習，因爲你可以在循環中得到第二次機會。就算今年有什麼事情失敗了，你也知道明年同一時間可以再試一次。

線性時間就比較沒有轉圜的餘地了，其有限的特性，也讓我們比較難依循它過活——它像是一枝有著固定軌道的箭矢，不會注意到我們的身體是否需要休息與復原，也不會留心到大地同樣需要休息的時間。當我們堅持要善用時間來將產出最大化，就會執著於不浪費時間，也會感覺自己的時間不夠用，最後只能追著我們拚命想超越的時鐘生活。

如果把生命當成一系列的刺激與一陣陣腎上腺素帶來的興奮，我們很容易就會成癮。而奇怪的是，在這種情況下，我們會因爲刺激背後的疲勞，難以在規律中找到休息時間。處於這樣的生活模式，我們可能會選擇逃避問題，而不是處理問題；我們會急於追上時間的腳步，而不會放慢腳步反思。

在這個速食、速配約會、一鍵訂貨與當日到貨的時代，各種需求都是能越快滿足越好。我們面對永無止盡的貼文、通知、信件與推文，需要吸收的新資訊量太過龐大，導致很難區分事情的相關性與輕重緩急。我們缺乏消化經歷的時間，甚至連理解或記得的時間也沒有，因爲我們越來越仰賴雲端空間，把個人或集體的記憶都外包給了它。

我們對時間流逝的感覺，和大腦記錄的記憶量息息相關。在新地點或需要注意大量細節的情況下，總感覺時間過得比較慢，因爲這時候我們忙著留存記憶。相反地，使用網路的時間感覺過得很快，因爲這種活動並不需要同樣的專注力，我們也沒存下什麼記憶。

我們自身生命的時間軸是由一個個回憶組成的，但我們對於時間流逝的感覺往往十分模糊，這是因爲記憶和地點的關係較緊密，和時間的次序反倒沒那麼相關。這就是爲什麼我們常常想不起一件事是多久以前發生的，卻一定知道事情發生在什麼地點。我們居住在野外的遠祖必須在腦中建立地圖，並回憶各種資源的所在處。所以演化上，地點會在記憶系統中扮演索引卡的角色。我們的生命中，地點之所以會和自我故事、自我認知密切交織，正是這個原因。

我們和時間與地點的關係都被擾亂了。數位世界的存在，讓我們很難完全處在當下——總是令我們微微分心，總是有一部分心思放在別的地方。而且，工作與休息的時間、日間與夜間的區別，也都因而遭到侵蝕。睡眠時，腦中的小神經膠質細胞會完成修復性的修剪與除草工作，但許多人都缺乏這最基本的休息與修復時間。

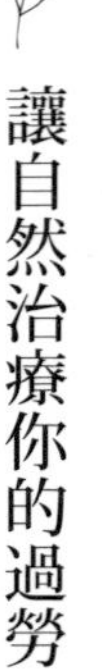

讓自然治療你的過勞

近幾十年來，隨著工作不安全感上升、過勞的競爭文化崛起，工作相關的壓力也逐漸上升。城市裡滿是在辦公室工作到晚上的人——而且在很多企業組織裡，員工不把有薪假請完，竟被視爲一種榮耀與成就。許多教師、醫師與護理師都必須承擔逐漸加重的負擔，在資源匱乏的服務業達成工作目標。無論是從事哪種行業，人們都面臨過勞的風險，甚至使之成了常態。近期，壓力成了人們最常用來請病假的理由。

過勞是指一個人在缺乏修復時間的情況下，失去調節壓力的能力。這會提高罹患憂鬱症的風險，也和心臟病、糖尿病等許多身體疾病的發生率提高有關。在一九七四年，心理學家赫伯特·佛洛伊登伯格（Herbert Freudenberger）給了過度操勞或壓力造成的身體或精神崩潰「過勞」這樣的名字。以園藝療法進行治療的重鎮之一是瑞典。過去十五多年來，派崔克·格蘭教授（Patrik Grahn）和他在安納普農業科學大學（University of Agricultural Sciences at Alnarp）的同事們，發展出密集的十二週園藝治療計畫，並發表好幾篇論文，證實所謂「安納普模型」（Alnarp model）的益處。

安納普模型的精神是多領域合作。格蘭本身有造景建築背景，他設計了花園，由職能治療師、物理治療師、精神動力心理治療師與園藝師一起設計治療計畫。他們的病人大多是從事教育、護理、醫學與法律工作的女性，不僅請了長時間的病假，曾接受過的其他治療都沒什麼效果。這些病人多是高成就且勤奮工作的人，因爲工作與家庭負擔過重而病倒，他們患有焦慮症，也缺乏身心能量，所以很難集中精神或做決定。這些人的自尊奠基於優秀的表現，所以會因爲請假不工作而感到羞愧，還懷有罪惡感。

安納普治療花園位在大學校園的邊緣，由紅褐色的柵欄圍起來。計畫的營運中心，則是這塊兩公頃花園中央的一幢傳統木製建築。建築裡，主要的房間有種簡潔、溫馨的感覺，它半對外開放，外頭是可以俯瞰菜圃的木製露臺。而在比菜圃更遠的地方，是一片原野與林地的開闊美景。站在露臺上，你不會覺得這是一所大學，也不會認爲附近就是忙碌的校園，只有高速公路遠遠傳來的車聲，會打破這份與世隔絕的幻覺。

花園裡包含野生的自然與人爲栽植的自然，因爲在接受不同階段的治療時，會有不同的需求。人爲栽植區包括兩間溫室，還有幾片堆高與下凹的菜圃，裡頭種著蔬菜、水果與香草；在花園裡比較野生的部分，則可以盡情享受大自然，什麼事情都不必做。除了上述兩個部分，花園裡還有幾間僻靜的「花園室」，讓人們能在房間裡尋求庇護。

計畫參與者大多沒有園藝經驗。他們每週有四天的上午會來接受治療，療程總共是十二週。讓參與者花幾天適應後，治療師會請他們選一個寧靜的地方獨處。有些人會把彈簧床搬到花園裡比較原始的地方，也有些人使用吊床、鞦韆椅，或是花園室裡的椅子。因爲疾病的關係，他們的心靈和身體與世界失去了連結，所以必須從最基本的感官與感受開始重新建立。

其中一座花園有個特別吸引人的角落，在兩棵樹之間掛了吊床。在五月，花園這一隅會顯得綠意盎然，白色鬱金香也會綻放，吊床就是那一週掛起來的。每一年，芒草都會在吊床前長高，形成一塊受到保護的私密空間，讓人躺在吊床上休息，一邊嗅著附近連香樹飄來的肉桂香。這個角落還有個池塘，圍著一圈長滿青苔的石頭，一旁還有顆大石頭。

在設計花園時，格蘭特別重視樹木、岩石與水的存在，也部分參考了美國精神科醫師暨精神分析學家哈羅德．塞爾斯的著作。塞爾斯在一九六〇年代寫了相關著作，而早在當時，他就擔心科技干擾了人們和大自然形成連結的能力。「近幾十年來，」他寫道，「我們從住在由自然生命支配或主導的世界裡，轉而進入到被極其強勢卻沒有生命的科技所主宰的世界。」塞爾斯相信，我們透過自然世界體會到深層意義的能力，很多時候只有在我們面對危機之時才會顯露出來，對一個和生命失去連結的人來說，如果想重新建立連結，就必須回歸到更簡單的生活模式。塞爾斯列出了最複雜到最簡單的一層層關係，其中人與人之間的關係最複雜，接著是與動物、與植物，最後是與岩石。

格蘭的合作伙伴約翰．奧托森（Johan Ottosson）在將近二十年前親自體驗到這件事：當時他被撞下腳踏車，頭部遭受重擊，因而留下永久殘疾。他後來在《在應對危機時，自然的重要性》（*The Importance of Nature in Coping with a Crisis*）這份論文中，分享了自己的經歷，這篇論文後來更成了安納普計畫的部分根基。

奧托森寫道，創傷讓他陷入深深的心理脫節。傷勢漸漸恢復後，他開始在醫院附近的公園散步。他看到岩石上「毯子般的地衣與苔蘚」，覺得岩石似乎以某種方式對自己「說話」，讓他在事故後第一次體驗到「平靜與和諧」。他一再回去看那顆岩石，和它建立了關係，認爲是這份關係讓他一步步再次對世界開啓心扉；在看到石頭的那一瞬間，奧托森生命中的一切都變了。

在奧托森的情況下，是岩石不受時間影響的特質安慰了他：「早在第一個人類經過之前，那顆岩石就在那裡了。無數世代人都曾經過它，過著不同人生、有著不同命運的人，都曾從旁走過。」他和岩石的接觸，令他深深地安下心來。

安納普的工作人員常在病人身上觀察到回歸簡單關係的需求，像是和樹木、水或岩石建立關係：計畫參與者能自由選擇自己想建立關係的對象，偶爾會有人爬上去坐在池塘邊的石頭上。參與者以這種方式找到了和世界建立關係的安全途徑，多少也能幫助他們走出閉鎖的狀態。一、兩週過後，他們會逐漸恢復好奇心，開始探索花園裡其他地方並盡情採集，像是園子裡的野草莓就特別受歡迎。

大約六週後，大部分參與者的睡眠品質都有所提升，身心能量也都增加了。請他們爲自己感受到的力量與情緒凝聚力評分，發現分數都有明顯的進步。這時候，參與者可以從事較長時間的園藝工作，有助於舒緩他們許多人都有的肌肉僵硬問題。他們之所以感覺和世界脫節，有一部分是因爲從很久以前就不再注意身體發出的警報。而現在，工作人員鼓勵他們傾聽身體的聲音，在感到疲憊時就好好休息。

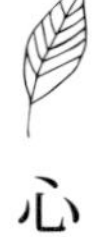

心流狀態

許多園藝工作都有重複性，讓計畫參與者能從中找到節奏感，進而使身心與環境能合而爲一，和諧地運作。就許多層面而言，進入所謂的「心流狀態」（flow state）有深度的修復力：它能強化副交感神經系統的功能，提升腦內啡、血清素與多巴胺等抗憂鬱神經傳導物質的分泌量，藉此促進腦部健康，並提升腦源性神經營養因子的分泌量。上述效果加總起來，可以讓人達到舒適又放鬆的專注狀態。

最早提出心流狀態一說的人，是心理學家米哈里．契克森米哈伊。一九八〇年代，他在研究令人情緒滿足的工作有哪些特質時，提出了這套理論：運動員、藝術家、音樂家、園藝師、工匠等人，從事的工作都能讓人進入「化境」狀態，感覺自己與工作合而爲一。他描述這時「自我會淡去，時間會飛逝，每一個行爲、每一個動作、每一個想法都自然而然地接續上一個」。並不是每一種有節奏的活動都能產生心流，因爲不夠令人投入的話，大腦還是可以思索其他事情。契克森米哈伊主張，心流狀態比較有可能發生在技能與挑戰相互契合時，所以任務不會太簡單，也不會太困難。

科技滲透了我們的生活，制定了生活步調，當我們不得不等機器回應，或是網路速度很慢時，實在很難找到自己的節奏。但是，如果我們動手做事，用身體行動，我們是和物質世界建立直接的關係，所以能夠自己設定速度。人們在完全投入某種活動時，常把那種狀態形容成「失去自我」的美好感覺，而之所以能夠進入這樣不受束縛的狀態，是因爲我們進入心流狀態時，大腦前額葉皮質的活動會放慢，所以被稱爲「暫時性次額葉」。這個時候，我們比較不會批判自己。所有人都需要超脫自我批評與評判的時間，對罹患憂鬱症與焦慮症的人來說，這種時候更是能鬆一口氣，因爲在他們腦中，連接額葉與杏仁核的自我監督迴路比一般人還要活躍。

隨著安納普花園計畫的參與者重新和身體與感受建立連結，他們也開始連結到自己內心深處痛苦的情緒。這些情緒和他們過去無法承認的一些面向有關。有些參與者可以在團體治療或一對一治療時說出這些感受，有些人則會去到花園的偏遠角落，在沒有人觀察他們、沒有人能聽到他們的地方釋放這些感受。

到了情感宣洩時期，參與者會進入新的階段，他們從園藝工作中得到的象徵意義會變得更加重要，使園藝治療的功效提升一個層次。每個人進入這個階段的方式都不一樣，也取決於個人的過往與他們面對的問題：照料幼苗時，他們可能會發現太少照顧自己了；拔雜草時，或許能放下心中有害的情感；製作堆肥時，也許可以相信發生壞事後，還是有發生好事的可能性。這項計畫的治療師都明白，這些過程大多發生在潛意識，因此會盡量幫助參與者說出自己的體驗。

安納普計畫的最後幾週，主要治療重點放在社交，因此大部分時間都用在團體活動上。而到這個階段，參與者也大多做好和其他人交際的準備了。後續研究顯示，在參與計畫的一年後，超過六〇%的參與者回到工作環境中或開始受訓，看家庭醫師的次數也從一年平均三十次減少到五次。由於安納普模型能幫助請長期病假的人回歸職場，所以被當地議會視爲成本效益高的干預手段，議會也十分支持這項計畫。

安納普花園的研究領導者之一，安娜·瑪麗亞·帕斯多特（Anna María Pálsdóttir）發表了一篇論文，引述研究者和參與者在治療期間與三個月後的深入訪談。這份研究顯示，對參與者來說，「無條件地接受大自然」對他們有重要的療效，安全感允許他們體驗並釋放自己情緒上的煩惱。當我們害怕被拒絕，罪惡感與羞恥感深深影響我們之時，很難在和別人互動當下允許自己表現出脆弱的一面。但是我們可以從在大自然找到安全的情緒容器開始，於治療過程中慢慢進步，最後達到可以和治療師進行深入對話的狀態。

帕斯多特表示，參與者花時間親近大自然，學到「每一件事都有它自己的時間」，也漸漸明白，在生活壓力過大的時候，生活會失去意義，這時候暫時停下手邊的工作並不算是浪費時間。如果能在暫停時找到和生命更深層的連結，那就值得了。一名女性參與者表示，光是觀察「一個迷你世界依循自己的步調運行」，就讓她產生「在醫院找不到的快樂」。植苗、樹木與岩石的生命週期既比我們短也比我們長得多。在花園裡可以體驗到的時間光譜，也是達成療效的重要環節。

唐諾·溫尼考特曾寫道，有時崩潰也可以造就突破。因爲人之所以會崩潰，是在此之前我們使用的應對策略與心理防禦失效。這時我們必須建立新的生活態度，而透過照料植物，我們可以學到如何生活。

照料花園能幫助我們自我同情，並用這種方式軟化失敗的挫折感，以及伴隨憂鬱症而來的自我批評。帕斯多特發現，在完成計畫的三個月後，參與者的生活模式全都變了。他們理解自己休息與恢復活力的節奏，也想辦法每週接觸大自然。有些人會花很長的時間散步、有些人則開始在家中花園種植物，還有些人申請租借土地，開始栽種植物。

沉浸自然

我們可以把園藝工作理解爲一種空間與時間的療方。在戶外工作能擴展我們的心理空間感，植物的生長循環也能改變我們和時間的關係。蘇珊．桑塔格曾引用一句「俗話」：「時間的存在，是不讓所有事情同時發生……而空間的存在，是不讓所有事情發生在你身上。」我們生病時卻和這句話所說的完全相反。憂鬱症、創傷與焦慮都會限縮我們的時間範圍與心理空間，絕望與恐懼的感覺更會縮短未來。這時候，我們會一再念著過去的傷痛，使過去與現在幾乎融合在一起，心思也會轉向自己，感覺「所有事情」眞的都發生在我們身上。

在抵銷這方面，能體驗放慢時間是非常重要的。放慢時間，不是指用比較慢的速度做事。有過勞與憂鬱問題的人就算大幅放慢速度，也不會恢復原狀。時間放慢，是指和現在這個時間建立有生命的關係。榮格就因自己待在湖畔的塔樓裡而建立了這樣的關係：在沒有電力的塔裡，他順著生命自然的節奏做事。上午寫作，睡完午覺後到戶外工作，除了照顧番茄園與玉米田之外，還會劈柴。在戰爭時期，榮格耕作的土地更大片。除了玉米與馬鈴薯之外，還種植了豆子、小麥與榨油用的罌粟。這些活動總是能讓他恢復精力、神清氣爽。他寫道：「因爲連接我們和土壤的，是身體、感受與本能。」他在自然環境下扎根，感受到生命龐大的聯繫：「有時，我感覺自己彷彿鋪展在風景與事物之內，活在每棵樹、水花、雲朵與來來去去的動物之中，活在季節的變遷裡。」對榮格來說，他可以透過這些體驗，接觸「所有人之中那個兩百萬歲的人類」。

艾塞克斯大學環境與社會學教授兼綠色運動大師朱爾斯．普利提認爲，這類沉浸性的體驗，是大自然對我們心理健康產生助益的關鍵。慢速觀看與慢速傾聽能滋養我們、讓我們重獲活力，但現代生活沒給我們太多這類機會——不過還是有很多人在閒暇時間尋求沉浸體驗，去爬山、釣魚、賞鳥或照顧花園。

普利提團隊進行的研究顯示，花時間和大自然相處，不僅能幫助我們從壓力狀態復原，還能協助處理後續的壓力。換句話說，大自然能提升人們的韌性。研究者還針對申請份地的園藝師進行研究，發現這些人和背景類似的非園藝師相比，身心狀況較佳。照顧土地幫助他們降低了緊張、憤怒與迷惘的程度，光是一週在花園裡工作一次、一次三十分鐘，就足以顯著改善心情與自尊。

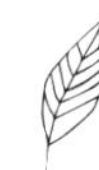

藉由耕作土地找回自尊

申請耕作一塊地，就是在扎根，是份長期承諾，必須投入不少勞力與心力。很多分配到份地的人，夏天每週花六到八小時做園藝工作，冬天則每週約投入兩個小時整理花園。數據顯示，一旦持續了兩年的園藝工作，通常就會一直做下去。

在離我住處不遠的一座城鎮外圍，鐵軌附近的田地就有幾塊份地。田裡那些小棚舍、堆肥桶、果籠與豆架，都給人一種溫和的勤勞感。在夏季，田裡種著滿滿的蔬菜，但也有一些人會種色彩鮮豔的植物，讓一朵朵粉色與紫色的甜豌豆花形成雲朵，搭上一株株明亮黃色的向日葵。

桃樂絲擁有這附近的一塊份地，三十出頭的她身材很纖細，還留了一頭金色長髮。她告訴我，她視自己爲回歸「低科技事物」的世代。她指的是社會上逐漸覺醒的一種認知：人們開始發現，當一切都被準備得好好的，會讓他們一點都不快樂。衆所周知份地的候補名單極長，桃樂絲等了好幾年才分配到一塊地。當時她懷了第一個孩子，取名叫羅賓。耕作份地一直是她的計畫，而不是她丈夫的夢想，夫妻倆也不確定懷孕的桃樂絲能不能承受這份負擔，但她已經等了這麼多年，不願意讓機會白白溜走。

桃樂絲分配到的是一片荒廢的土地，長滿了茅草。一開始看到那片地，她的心不停往下沉，但她找了個朋友幫忙，用拖拉機替她犁地。之後，她開始改善土質、製作堆肥，並讓肥料回歸土地。桃樂絲最先種下的植物之一是棵蘋果樹，接著是大量的草莓。現在那塊地大約有五分之一的空間都用來種植草莓。

土地周圍生了一排長得太過旺盛的橡樹與山楂樹籬，裡頭感覺安靜又與世隔絕，對桃樂絲與她的兩個小孩來說再適合不過。她相信孩子們就算跑得稍微遠一點，也還是能安全地在園地裡玩耍。不過孩子們很少跑遠，羅賓的妹妹波碧喜歡爬來爬去吃草莓，桃樂絲鋤草的同時，羅賓就拿著自己的挖土器，在桃樂絲用幾根藤條幫他標出來的一小塊區域玩耍。

無論我們年紀多大，園藝都可以是一種形式的玩樂。溫尼考特如此形容玩樂的能力對心理健康的重要性：「在玩樂之時——且只有在這個時候——每個孩子才有辦法發揮創意……也只有在這個時候，個人才有辦法找到自我。」如此說來，玩樂並不如我們想像中地令人分心，而是一種有助於恢復健康、充滿意義的活動。桃樂絲也這麼認爲，她發現：「如果生命中發生了眞的很重大的事情，可以在花園裡整理和理解它們。」

對桃樂絲來說，這種有助身心的效果部分來自於童年回憶。她還記得自己小時候和父親在份地裡相處的情景。有時候父親會推著坐在手推車裡的她，她自己也曾把大黃的葉子當雨傘用。過去一到夏季，她和姊姊會在大黃下鋪床，有一次父親發現姊妹倆就這麼一起蜷縮在巨大葉片的陰影下睡著了。

在家裡，桃樂絲和丈夫只有一小塊戶外空間。她兒子羅賓是個「非常好動」的小男孩，讓她覺得在份地上照顧羅賓反而容易得多。在田地裡，所有人都很友善，還有很多疼愛孩子們的爺爺奶奶，桃樂絲自己也在那裡交了幾個朋友。她喜歡園藝活動沒有競爭這件事，也能輕鬆地尋求別人的建議與分享自己的想法。但是雖然在份地工作可以和其他人交際，桃樂絲還是不想過度發展人際關係。人們通常會各忙各的，所以她可以輕鬆地在園子裡獨處。

生小孩是最能帶來人生成就感也最具創造力的經歷之一，但也是最累人、最吃力的經歷之一。在生下波碧之後，桃樂絲決定放棄工作，當個全職母親，然而過了大概六個月，她發現自己每天都以淚洗面。她陷入「向下的循環」，醫師開了抗憂鬱藥物，她也吃了一小段時間。最困擾的是，她失去了自尊：「妳是孩子的媽媽，妳沒在賺錢，會有一種被降級的感覺。」

份地幫助她脫離了惡性循環。她也特別注意到，大自然的時間範圍與機會窗口，是治療拖延習慣的良方。桃樂絲解釋道：「花園能給你目標和時程，它會管著妳，不讓你無所事事。」其他活動就沒有這樣的效果了。「如果我在縫百衲被，就沒有這種動力，它可能會在抽屜裡待好幾年都沒有完成。」

大地的時程會形成一股拉力，桃樂絲雖然再過一個小時就得去幼稚園接羅賓了，她還是設法在那之前種下蒜頭種。「那時候雨下得很大，但我還是做了——能在戶外感受日晒風吹，感覺眞好。當時天氣差到我差點笑出來，但是我把蒜頭全部種到土裡以後，還是有一種貨眞價實的滿足感。」

此外，花園也給了她屬於自己的一片空間——一個不在家裡，但又屬於她自己的空間。這種「離開家」的感覺對她來說很重要，而且「比純粹的修養更正向，因爲我可以完成一些工作」。在家裡，桃樂絲以家中狀況評量自己的表現，所以必須隨時隨地清掃、整理孩子們弄亂的東西。但每次剛完成一項任務，幾乎馬上就會恢復原狀，讓她又得再做一次。但是在花園裡，塵土不只是塵土，而是可以生產作物的土壤。如桃樂絲所說：「你沒辦法讓它變得多整齊，這就是爲什麼它對你有益的原因。你不能讓泥土變乾淨，但可以用它栽培植物。」

桃樂絲認為，相較於在家中吸地板與整理玩具，在花園工作的實體獎勵能給人更深刻的成就感。去年，她種了巨大的韭蔥與菾蓬菜、甜菜、南瓜等許多作物。她表示：「有能力播種、栽培它、採收它，然後用它餵飽自己和孩子，是非常令人滿足的一件事。」

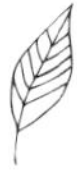

習慣性堅持

神經科學家凱莉．蘭伯特認為，我們在塑造周遭的物理環境時，能衍生出一種信念——自己的人生信念能由自己塑造。當我們的行動產出看得見、感受得到又摸得著的成果，我們會更能感覺到自己和周遭世界的連結，也更認為自己握有一定程度的控制權。「我們為了減少獲取自己想要與需要的事物，在過程中付出的肢體勞動量，造成我們失去對心理健康極為重要的東西。」

根據蘭伯特的說法，人腦平時會試著控制環境，在缺乏控制環境的機會時，我們對世界的控制感會減少，變得更容易被憂鬱症與焦慮症侵蝕。蘭伯特透過大鼠實驗，顯示在必須下些工夫才能弄到食物時，大鼠會表現得更加堅毅。蘭伯特把這種現象稱為「習得性堅持」（learned persistence）。她相信人類身上也有類似的現象，我們會因為習得性堅持，對自己影響生活情境的能力產生樂觀的感受。

和習得性堅持相對的現象是「習得性無助」（learned helplessness），在這種情況下，人們會覺得自己只能受外力左右，無法自己控制情勢。蘭伯特認為，我們需要時時鼓勵或提醒自己其實握有一定的控制權，這能改變她所謂「由努力驅動的獎勵迴路」的生理與化學狀態，活化並賦予它能量。

蘭伯特相信，用雙手做事對我們的健康十分重要，人腦也有很大一部分專門在處理手部動作。用手工作的方法有很多，包括做DIY與手工藝。不過園藝工作的好處就跟桃樂絲說的一樣，我們不能一再拖延。蘭伯特認為，事情的無可預測性也非常重要，我們必須用她所謂的「意外計畫」過程，為不同的結果制定下一步計畫。

現在，很多人在治療壓力相關病症時，會著重於發展出活在當下的能力。但除了學著活在當下，我們還必須學習未來導向的思考。在史前時代，人類最早開始規畫未來與相信自己努力的成果，是在開始耕作以後。在花園裡，總是有等著我們去規畫或期待的事情。隨著一個季節結束，下一個季節的工作就開始了。這類正面的期待能幫助我們感受到生命的連續性，造就穩定心神的效果。

去年，桃樂絲讓羅賓在她的份地上種一顆南瓜。「它長得超大，」桃樂絲告訴我，「那顆南瓜給了我們好多成就感和樂趣，羅賓好得意地把南瓜從車上抱回家，他爸爸還說：『好大一顆南瓜！』」他們把一些種子留了下來，這樣羅賓明年就可以種更多南瓜了。

桃樂絲栽種作物時所感受到的自豪，以及她在兒子身上看到的驕傲，照她的說法是「比較純粹」的感受。她認爲園藝和虛榮心比較沒有關係，因爲「這不只是你的功勞，是你和地球的功勞」。耕作給了她一種「和土地相連」的強烈感受。桃樂絲才剛說出這句話，就接著激動地說：「不對——是宇宙，因爲還有太陽和地球的關係。」她談論的事情，遠超出人類的時間觀：「我沒有信教，」她說，「但我還是從這之中得到了一些精神上的東西。」

榮格寫道：「人感覺自己孤立在宇宙之中，不再和大自然互動，也失去了在自然事件中的情感參與、失去了自然事件迄今帶給自己的象徵意義。」很多園藝師都了解桃樂絲說的那種精神連結感，但這種感覺很難用言語表達，導致在研究園藝對人的益處時，少有人進行這類的實驗。專精園藝治療研究的社會學家喬．塞皮克（Joe Sempik）認爲，我們必須考慮到這種精神層面的連結感，因爲它能爲人們的生活帶來非常重要的意義與使命感。

世界與自我凝聚的感覺可能轉瞬即逝，但那份回憶會存活在我們心中，帶給我們力量。桃樂絲分享了類似的經歷，這是她處於「向下的循環」時發生的事：

她已經一陣子沒有去照料份地了，但就在波碧受洗前、在爲儀式做準備時，桃樂絲決定去看看份地的狀況。她驚訝地發現，幾乎整塊地都長滿了盛開的罌粟。「明明去年還不見它們的蹤影，」桃樂絲告訴我，「它們應該是從一開始就躲在地底下。」整片田地都是紫色花朵，以及和波碧（Poppy）同音的罌粟花（poppy），眞是太巧了。「它們好美。」桃樂絲說到熱淚盈眶。在她遭遇困難之時，大自然送了她一份意外的禮物。她最後摘了好幾束罌粟花回家。

在從前，桃樂絲痛苦於生命中所有事物都如此短暫。她告訴我，那種感覺在夏天最嚴重，因爲她時時刻刻都會感覺到時光飛逝。如果把時間視爲一個個流失的瞬間，我們就只能爲它們的逝去而懊悔；但如果把每分每秒看成大故事的一部分，就沒有如此懊悔的必要了。桃樂絲分配到的份地，就是她生命中的大故事。

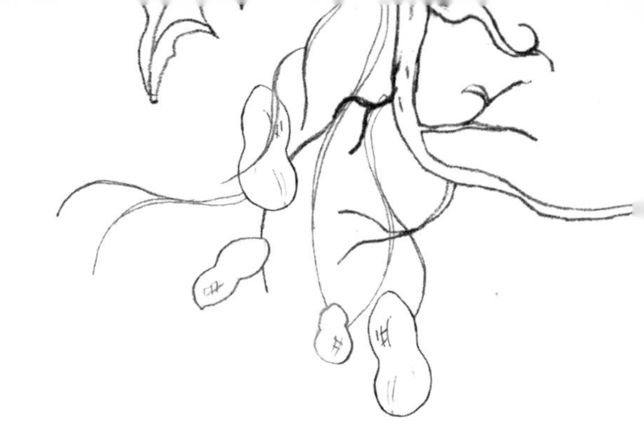

第十二章

醫院窗外

很多時候，
花園與自然的效力比藥物強得多。

——奧利佛・薩克斯

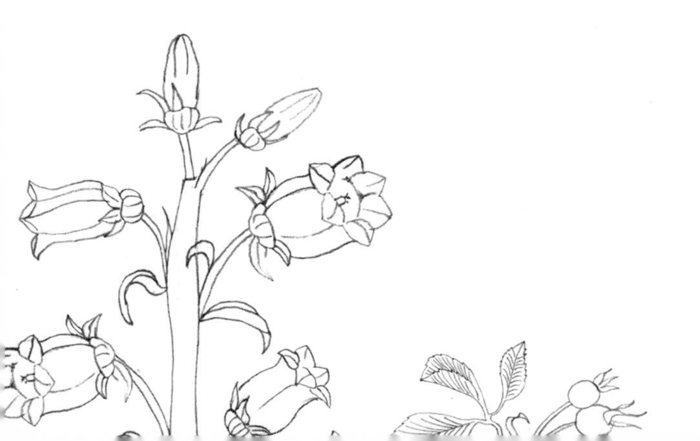

鬱金香天生就適合插在花瓶裡，它們能展現出其他花朵沒有的美感，就連凋亡之時也無比優雅。我們在菜園堆高的花圃裡種鬱金香，種了一排又一排，有紅色、黃色、紫色與橘色──在我們度過缺乏陽光的冬季，跌跌撞撞地走入春季時，它們會像一場熱鬧的遊行，綻放著迎接我們。

我們每年都會嘗試種植新種鬱金香，但沒有任何一種能取代我們多年來的最愛：莊嚴優雅的橙色「芭蕾舞女」（Ballerina）、覆盆子色的重瓣「尼斯嘉年華」（Carnaval de Nice）、帶有異國風情的深色「阿布哈桑」（Abu Hassan），以及最歡樂、最難以抗拒的紅黃條紋「米老鼠」（Mickey Mouse）。

在還可以帶鮮花進國民健保署醫院病房的年代，我曾手握一束花園裡最鮮豔的鬱金香去探望一位摯友。那位朋友不久前被診斷出一種罕見疾病，需要接受大型手術，而且手術結果還是個未知數。她的世界彷彿顛倒了過來。我看到她蒼白又焦慮地困在病床上，但在我拿出那束鬱金香後，她臉上浮現了大大的笑容。我們之間流過一波正面的情感，她的目光聚焦在花朵繽紛的色彩上，像在歡慶似地高呼一聲：「哇！」

從那束鬱金香對我朋友的效果，可以看到花朵的力量。美麗的鮮花總是能讓人露出情不自禁的表情──這是被稱爲「杜鄉的微笑」（Duchenne smile）的眞誠笑容。它和禮貌地微笑不同，能讓人整張臉活起來、表現出發自內心的喜悅。很少有人研究這類現象，但在二〇〇五年新澤西州羅格斯大學的團隊進行了這樣的研究：他們測試了收到鮮花與其他類似禮物的效果，結果顯示，花束的效果遠勝其他禮物。每個收到鮮花的人都露出了「眞正的笑容」，好心情也持續比較久。

不久前，我摔倒後髖骨裂傷，又痛又動彈不得，只能躺著等待手術。我一夕間成了疾病與殘廢之地的難民，被困在白色的病房裡，一個感覺冰冷又不帶感情的地方，其他人卻都在健康之地過著他們忙碌的正常生活。要不是床邊的窗戶有陽光照進來，我被幽禁的感覺可能會更加嚴重。不過窗外是一面髒髒的白瓷磚牆，沒什麼安慰效果。白牆的後方，我可以看見一堵較高的紅磚牆，磚塊縫隙裡長著一些植物。我的目光一再回到那幾簇微小的綠意，彷彿在找尋任何一絲生命跡象或希望。當時我非常害怕，因爲我傷得很重。雖然現代醫學能實現各種奇蹟，我還是得面對許多不確定的因素。

預計接受髖關節置換手術的前一天，一個朋友送了張明信片給我，我把它擺在床邊。上頭是馬諦斯的《紅色的和諧》。這幅優秀的作品，是馬諦斯最棒的作品之一。在醫院裡，四面牆壁都是一片空白，我渴望不同的色彩，而這幅畫成了固定我的錨。畫中輕柔而深沉的紅色房間成了我雙眼的糧食，給了我一個可以投入的異世界；畫中的裝飾物——藍色花朵、一個個滿是樹枝的籃子，對我敘說了美麗與優雅的故事；畫中忙著把水果擺上盤子的女人，做的是令人安心的家常工作。《紅色的和諧》中，還有一項元素給了我力量：面向花園的一扇窗。它彷彿畫中的另一幅畫，窗外鮮豔的綠草、鮮花盛開的數目與黃色花朵，彌補了我病房窗外的枯燥乏味。

讓病人接觸自然

二十世紀後半設計的醫院，大多把重點放在功能、感染控制與科技，以致常見的病房總令多數人非常焦慮。英國大部分的病房現在都不允許人們送花，以免病人遭受細菌感染。建築內本身通常也缺乏日照、綠色景觀與新鮮空氣——少了這些基本元素，病人與家屬會感到壓力特別大，就連工作人員也覺得不自在。

現代設計忽略了住院病人的情緒需求，大自然不是被視爲無關，就是被當成一種威脅。監獄囚犯每天都有權到外頭走動與呼吸新鮮空氣，醫院裡的病人卻沒有這種權力，就連長期住院的病人也沒有。但我們知道，新鮮空氣與陽光對心理健康有益。近期的研究顯示，它們還是「被人遺忘的抗生素」，因爲病房內陽光充足、空氣流通，病人住院的時間往往會比較短，感染率也比較低。

早在十九世紀，南丁格爾就意識到這些對健康有益的元素。她相信，醫院病房裡需要充足的自然光線與充分循環的新鮮空氣；她也觀察到，常被推到戶外的病人康復得比較快。在克里米亞戰爭中擔任護士後，南丁格爾寫道：「發高燒的病人為鮮豔花束歡天喜地的模樣，我永遠忘不了。我記得自己收到一束芳香的野花，從那一刻開始，康復的速度就變快了。」這段文字出自她一八五九年出版的《護理工作紀錄》（*Notes on Nursing*）。她在書中寫得相當清楚，她知道病人身邊的環境有可能影響身體康復的進程。「人們說這只是心理作用，但事實不然，它也會作用在身體上。我們不是很了解形體、色彩與光對我們的影響，但我們知道這一點，知道它們能對身體造成實際的影響。」

南丁格爾目睹了病人的痛苦，這些人在木屋裡接受治療，沒有美景可欣賞，只能終日看著牆上的木紋。她相信鮮花與床邊的窗戶能成為重要的美麗養分，但她也看見其他護士拒絕讓病人擺放一瓶鮮花或種植物，說這樣「不健康」。南丁格爾觀察到，病人渴望色彩與變化，卻被其他護士當成在做「白日夢」。她認為這些渴望只是病人說出了有益於身體康復的請求。

南丁格爾在這方面的想法，近期又漸漸興起了。現在有越來越多的人認知到，不該把環境和治療分開來看待，因為環境其實是治療的基礎要素之一，也需要我們花心思布置。舉例來說，英國醫學會在二〇一一年發布了一套新的指導方針，呼籲人們在設計醫院時多多考慮心理方面的需求，並建議所有新建的醫院附設花園。

許多研究都證實，在不同環境下，包括在心臟加護病房、支氣管鏡檢驗診所，以及燒燙傷病房內，自然景觀是多麼重要。環境心理學先驅羅傑·烏利奇在一九八四年率先進行了第一項這類的研究：窗外景色可能影響術後康復。他在賓州一間小醫院進行，針對兩群動完膽囊手術的病人進行研究，一組窗外有幾棵落葉樹，另一組窗外則是一面棕色磚牆。結果發現，窗外有樹的病人預後較好，壓力比較低、心情比較正面、需要的止痛藥劑量較少，而且平均比磚牆組提早一天出院。研究也顯示，護士在照顧窗外有樹的病人時，筆記中的負面評語少很多，這可能是因爲病人壓力較小，所以比較少對護士提出種種要求。

質疑者可能會心想，也許在醫院看電視或從事其他令人分心的活動，也能達到相同的效果。但近年由堪薩斯大學執行的研究顯示，電視並沒有這種效果。在他們的研究中，總共有九十名去醫院切除闌尾的病人。所有病人都可以看電視，但會被隨機分配到有花或沒有花的病房。在術後康復的那段時期，病房裡有花的病人心情比較好、比較不焦慮，血壓與心率也都比較低。另外，他們服用的止痛藥物量也有顯著減少。研究者從而得到結論：開花植物對術後康復的病人而言，是不貴且有效的良藥。研究者也寫道，參與者把植物的存在詮釋爲一種徵象，表示醫院是個充滿關懷的地方。換句話說，綠色植物與花朵的存在，促進了信任與安慰的感覺。

在醫院裡特別重要的一點是，希望與恐懼等基本情緒，可能會大幅影響病人的體驗，有時甚至會影響治療結果。花園與開花植物是一個受到照顧的地方，造成一種形式的「安慰劑效應」。

「安慰劑」的意思是「使人高興」，在做藥物實驗時，給控制組服用的假藥丸就是一種安慰劑。醫護人員在和病人互動時流露同情，也能讓病人產生正面的期待，達到安慰劑的效果。安慰劑效應雖然完全奠基於感受與信念，還是能對大腦造成眞實的效果，讓腦部釋放內生性腦內啡。而在讓人心情變好、更加鎭定的同時，它也有止痛作用。研究者認爲，建築物改善心情的特質，也能造成類似的效應，這就是爲什麼美國當代著名建築評論家查爾斯·詹克斯（Charles Jencks）在書中討論到「設計安慰劑效應」。他在英國創辦了一間間銘琪癌症關顧中心，是爲了抵銷醫院「工廠」的負面作用。關顧中心是由不同的優秀建築師設計，所以每一間的樣貌都不太一樣，但都運用了光線、美感、溫馨氣氛與花園，把設計安慰劑效應的效果提到最高。

生病時，生命中的假象都被剝除，我們赫然發現自己只擁有最基本的黑白世界。在這個世界裡，事物很快就會被貼上好、壞、安全或危險的標籤。一件事物在健康的人看來無害，但在承受壓力的人眼裡，卻可能有截然不同的樣子。在我們焦慮之際，只要受到一丁點刺激，就會把自己害怕的想法投射在周遭環境之中。

烏利奇研究在醫院裡擺放藝術品的效果，證實我們必須小心翼翼地選擇藝術品：他發現一間瑞典精神病院裡的病人，十五年來只攻擊與損毀抽象畫，卻從不破壞描繪自然景觀的畫作。另一份研究以動完心臟手術的病人爲對象，發現比起自然世界的圖像，抽象藝術比較無法令人鎮定，而且其中一幅繪有直線條的畫更是對病人造成壓力，也許是它給人一種被囚禁或幽閉的感覺。

烏利奇也以一間癌症治療中心爲例說明。中心裝設了半抽象、有稜有角、鳥類形狀的大型金屬雕像。規畫這座「鳥花園」時，沒有人注意到雕像的型態可能有威脅意味，不過裝設好之後，院方很快就發現，超過二〇%的病人表示對那些雕像產生了負面反應，而且不只是簡單的厭惡，有些人甚至認爲它們帶有敵意、令人畏懼。這些雕像觸及了一些人對癌症的恐懼，不久過後，院方不得不將之移除。

放鬆你的大腦

鳥花園的雕像顯示出我們的人生體驗受到想像投射所影響。這種現象在十九世紀被德國哲學家羅伯特．維舍爾（Robert Vischer）稱爲「內在感受」（Einfühlung）。維舍爾想用這個詞表達的是，我們會透過一種「動覺」或內在模擬的方式去感受外在世界。維舍爾的想法領先同時代的其他人，當時人們認爲大腦會被動地記錄我們看見的事物，功能和相機差不多。我們現在知道並非如此。在我們看著動作發生的同時，大腦也會模擬那些言行舉止，而這個複雜的過程源自名爲「鏡像神經元」的專門細胞。鏡像神經元存在大腦皮質負責複雜動作的部分，在我們觀察到別人的動作時，這些細胞會開始放電，彷彿我們自己也在做那些動作，只不過鏡像神經元沒有把指示傳遞給負責做動作的肌肉。維舍爾把「內在感受」想像成「內在模仿」的過程，大致的方向是對的。

鏡像神經元有好幾種，在母親與嬰兒形成親密關係的過程中，它們的角色非常重要，能幫助我們模仿臉部表情。此外，它們也會幫助我們同情他人。目前爲止，關於鏡像神經元的研究主要著重在這些領域，但近期的研究也顯示，鏡像神經元還有許多廣泛的功能，和我們對周遭物理環境的體驗有關。這也不是什麼太驚人的消息，畢竟採集狩獵者必須有辦法感知到周遭環境的細微動態，才能在過去的世界上存活。義大利神經科學家維托里奧．迦列賽（Vittorio Gallese），他所領導的小組，是專門研究鏡像神經元系統的主要團隊之一。他表示，就算是「一顆松果掉到公園的長椅上，或是大雨濺在植物葉片上的水花」，都可能讓鏡像神經元活躍起來。

人腦有內在模擬的功能，表示我們會透過解讀肢體語言來試圖解讀環境。這就是爲什麼我們能對身邊發生的事情擁有感同身受的喜悅，也能對自然世界各種面向寄予同情。看著鳥兒隨著上升氣流翱翔，並對牠的動作深感興趣，是因爲我們心裡有一部分也在隨牠翱翔。我們的大腦會主動模擬鳥類飛翔的感覺，所以能把自己投射到鳥身上，彷彿和牠一起飛在空中。

觀察嬰兒，就會發現他們對汽車或搖晃的樹枝等動態物體深感興趣、百看不膩；在我們生病、虛弱之時，觀看大自然的動態也可能會達到類似嬰兒看世界的效果。這表示，在身體虛弱、肢體動作受限時，大腦負責運動的部分還是能受到刺激、帶來喜悅。

偉大的神經科醫師奧利佛．薩克斯在曼哈頓的貝絲亞伯拉罕醫院工作時，經常帶病人穿越馬路到植物園去散步。對薩克斯來說，在治療慢性神經疾病這方面，有兩種非藥物療法特別重要——音樂與花園。

他認爲，這是因爲這兩者都對我們的大腦有安神與組織的效果。而且他觀察到，患有帕金森氏症與妥瑞症等神經疾病的病人，一旦進入自然環境中，症狀偶爾會有所減緩。在阿茲海默症與注意力不足過動症病人身上，更可以看到大自然讓大腦平靜下來與集中精神的效果。也許在神經系統異於平常時，我們能較清楚看見人類對大自然的神經反應。無論如何，薩克斯相信，在這種經歷下，大腦會直接發生變化。「大自然的特質對健康的影響，」他表示，「不只在於精神層面與情緒層面，對身體與神經系統也會造成影響。這些影響無疑反映了大腦生理上的深度變化，甚至連它的結構都可能改變。」

近期的一些研究證實了薩克斯的部分論述。舉例來說，開花植物與花園能增加大腦的 α 波，改變腦部的放電活動。α 波能促進身體釋放令人鎮靜、有抗憂鬱效果的神經傳導物質——血清素——改善我們的心情。

室內環境往往處於靜態，也沒什麼變動，但神經系統會一直注意差異與變化。我們需要感官上的刺激，讓我們有活著的感覺，不過在過多與過少刺激之間存在著理想的平衡狀態。舉例而言，風吹過樹梢或溫和的流水聲有令人心靜的效果，因爲這些聲音在可預測的範圍內存在無限的變化。

我們在自然界找到的視覺規律，也是對大腦的溫和刺激。自然界的形體中，有一種被稱爲「自相似」的幾何學，表示規律圖案會以大大小小的規模重複，宛如主題與變奏。我們能從樹木的結構，清楚看到所謂的「碎形圖案結構」（fractal patterning）：樹木各個不同的部位——從葉片上的葉脈、枝幹到根部——都有相似的枝狀圖案結構，但每一者都有細微的差異。大腦基本上是個尋找規律的器官，我們對大腦輸入形形色色的感官資訊，它就必須迅速做出預測。碎形圖案結構能簡化大腦的工作，因爲這類圖案很容易預測，我們只要看一眼，大腦的視覺皮層就能塡補空隙，組合出大圖形。

因爲自然景觀存在這類圖形規律，所以有助於所謂的「流暢視覺處理」，也就是我們能輕鬆一眼望去就掃視周遭環境，眼睛不必多次聚焦就能把資訊都輸入大腦。

荷蘭瓦赫寧恩大學的環境心理學家安妮絲·范·登·貝治（Agnes van den Berg）研究了碎形圖案，認爲我們在自然環境能感到如此放鬆，有一大部分都是這些圖案的功勞。她解釋道，人類建造的環境往往充滿了不規律、稜角分明的圖形，而我們在掃視這類圖形時，眼睛必須多次聚焦才有辦法整理視覺資訊。我們並不會意識到眼睛的動作，但不管有沒有意識到，這個時候都必須耗費更多能量處理眼睛看到的東西。自然環境和人造環境相反，眼睛與大腦詮釋起來沒那麼費力。套句貝治的話，「大自然讓大腦很輕鬆」。在身體患病、缺少能量時，我們必須接收恰到好處的感官刺激，不能太多也不能太少。這時，大自然提供的溫和刺激再適合不過。

服用樹木這帖靈丹

無論我們多了解自然刺激對自身神經系統的影響，大自然在能喚醒人類情感生活的這個層面，仍舊是個謎，其效果也取決於我們的心理狀態。有些時候，我們看著東西卻沒有看進去、聽到聲音卻沒有聽進去，富有想像力的藝術家與詩人威廉·布萊克認知到，我們對世界的感受深受大腦的接收能力影響。他寫道：「一棵樹能令一些人感動到熱淚盈眶，在一些人眼裡卻不過是個擋路的綠色東西。」

作家伊芙·恩斯勒曾提到，她自己因爲子宮裡長了一大顆腫瘤住院時，曾和一棵樹擁有不可思議的關係。一開始，就如布萊克所說，恩斯勒只把病房窗外的樹視爲「擋路的綠色東西」。她在《我，在世界的身體之中》（*The Body of the World*）講述自己入院當時身體狀況非常差，只感到疲憊不堪。恩斯勒的病房十分乾淨，布置得也很漂亮，令人安心，但是窗外的風景就沒那麼好看了。她嫌窗外那棵樹遮擋了視線，但虛弱到沒力氣看電影或打電話給朋友的她，只能躺在床上盯著那棵樹，感覺無聊到快發瘋。她解釋道：「我從小在美國長大，重視未來、夢想與生產力，沒有『現在』這種東西。當下存在的東西沒有價值，只有用已經存在的東西製作或開發成別的東西，才能產生價值。」以這種心態看世界，那棵樹就只有砍下來當木材使用時才有價值；換言之，也就是只有在樹木死去時，才具有價值。

剛入院那幾天，日子沒什麼變化地過去了，恩斯勒的眼睛對自然環境毫無反應。但後來，有什麼東西變了——在她眼裡，樹木不再是障礙物，它成了有各種細節的活物：「星期二，我思考了樹皮；星期五，我思考了在午後斜陽下閃爍的綠葉。我迷失在其中好幾個小時，身體與自我的存在都與那棵樹融合在一起。」她從沒和任何事物產生如此親密的關係，更不用說是和一棵樹：「我躺在病床上看到了樹、進入了樹，找到了存在於那棵樹之中的綠色生命，這是我的覺醒。每天早上，我都等不及仔細看樹，讓那棵樹帶我走。它每天都不一樣，看光線、風或雨的情況。那棵樹是靈丹妙藥，是導師，也是教誨。」樹木像是一直陪在她身邊的同伴，她能從樹身上學習，樹也治好了她眼睛對大自然無感的問題。恩斯勒開始接受化療時，她已經沉浸在開始到處綻放的柔和白色五月花之中，感受到狂喜。

恩斯勒從以前就一直感覺自己和身體、和大地很陌生。她在童年與成年後都經歷過虐待，從小到大都沒發覺自己的身體需要照顧。多年來，她一直渴望和母親建立連結，卻找不到「入口」，所以感覺她不是自己人生的「居民」，而是「訪客」。但是，病房窗外的樹改變了這個狀況，它就只存在那裡，沒有對恩斯勒提出任何要求。這很難解釋清楚，不過某方面而言，恩斯勒發現了住進那棵樹的方法，同時感覺自己重新找到了母親。

很少人會選擇每天花好幾個鐘頭看樹，恩斯特當然也不會。但病痛強迫我們停下腳步、放慢步調，重病更會逼我們做大幅度的調適。罹患重病時，我們彷彿走過了分水嶺，生命也不可能回到原本的樣子了。這時候，我們需要的不只是爲了生存的療癒，還需要重新審視自己人生中的重要事物、調整事情的優先順序，並以不同的方式往前走。

獨處但不孤單

恩斯勒在病房裡覺醒，並找到一種新的連結。這些經歷雖然十分震撼，卻並不獨特。一篇近期發表的文獻回顧，檢視了過去的研究證據，發現許多罹癌患者在患病之時，和自然世界形成了全新的關係。此外，花一些時間和大自然相處，有助於病人產生嶄新的人生觀。在面對疾病時，他人支持我們轉變狀態是很重要的，但最終，還是得靠自己做出改變。在自然環境中，我們身邊到處是生命，這能給我們獨處但不孤單的感覺，也爲我們提供一種特別的感受、一種帶來安慰的孤獨。

我採訪英國霍瑞修花園（Horatio's Garden）慈善機構的共同創辦人奧利維亞・夏普爾（Olivia Chapple）時，她對我強調了「獨處但不孤單」在治療方面的重要性。霍瑞修花園在英國各處的脊椎受傷治療中心創建與維護花園，過去八年來，奧利維亞在面對人生遭到改變的殘疾人士身上，見證了美麗花園帶來的安慰。脊椎受傷的病人雖然必須住院六到十二週，在建造花園之前，他們能使用的戶外空間卻只有鋪了柏油的停車場。

設計師克萊夫・韋斯特（Cleve West）在索爾茲伯里區醫院的康瓦耳公爵脊椎治療中心（Duke of Cornwall Spinal Treatment Center），建造了第一座供脊椎受傷病人使用的花園。初次造訪治療中心時，他躺在床上與坐在輪椅上，請人推著他到處逛。他震驚地發現，地上每一個凸起與坑洞都會引發不適，讓在病床與輪椅上的他感到十分無助，也毫無控制力。這次的體驗，讓他從全新的視角看待設計的過程。

和病人初步訪談後，韋斯特發現他們最希望有一個能逃離病房環境的地方，而兩大首要要求是：「美麗」與「無障礙」。脊椎復健計畫主要著重身體需求，而不是病人的情緒或社會需求。在一開始，醫護人員想像中的花園也是個加強物理治療的機會。然而病人的想法和醫護人員不同，他們希望能滿足情緒能量，希望能有個空間，讓他們不必「接受治療」，可以暫時回歸類似「正常」的生活。

病人的兩個優先需求，成了韋斯特設計花園的核心理念，他創造的花園裡種滿了多年生植物，也有許多季節性的變化與繽紛色彩。花園的一邊搭了棚架走道，上方則是蘋果樹牆。到了夏季，病人可以在斑駁陰影下躺著休息，聆聽那條長長小河的溫和流水聲。花園裡雖然有溫室，也有做物理治療的空間，這裡感覺並不是一個必須做事的地方，而是個僅僅邀請人待在這裡的空間。我坐在一堵橫切花園、有弧度的石塊長牆上，凝望花園外的綠色山丘，在這個地方，我能輕易忘記自己其實身在醫院院區內。

霍瑞修花園這個慈善機構，是退休家庭醫師奧利維亞與身為神經外科醫師的丈夫大衛．夏普爾（David Chapple）共同創辦的。要不是因為他們的長子霍瑞修，慈善機構根本不可能出世。十六歲時，霍瑞修到索爾茲伯里市的脊椎受傷治療中心當志工，看到院區少有供病人使用的戶外空間，很是擔憂。他也無法理解，怎麼都沒有人注意到病人有和自然接觸的基本需求。接著，他發起募資行動，希望能在治療中心旁的一塊荒地建造花園。沒想到那年夏天，霍瑞修在校外教學時不幸死於一場意外。兒子過世後，夏普爾夫妻決定實現他的願望，於是兩年後，霍瑞修夢想的花園誕生了。

英國有十一間脊椎受傷治療中心。二〇一二年以前，沒有一間治療中心設有花園。但現在已經有六間中心附有花園了。每一間中心都占地遼闊、位在鄉村地帶，許多病人前去就醫時，就必須遠離親朋好友。脊椎受傷是非常可怕的一件事，它會完全改變一個人的未來，無論是人際關係、工作或興趣都會受到影響，而生活增加了許許多多限制後，病人可能會看不到前進的路。除了身體上大規模的調適以外，病人還必須經歷同樣深切的心理調適，面對恐怖的孤獨感。

奧利維亞告訴我，一些病人在病床上休養多日，結束漫長的第一階段治療後，第一次坐在輪椅上被推去花園。他們經歷了那麼多磨難，終於能看見天空、感受陽光的溫暖，是重大的經驗，大多會潸然淚下。

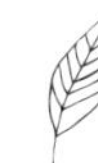

透過植物找回自我

葛瑞格在二十出頭時發生車禍、身受重傷。他表示，自己在室內關了好一陣子，第一次在植物與樹木之間呼吸新鮮空氣時，首次有了重獲自由的感覺。「那時候，我不再是醫院的所有物了。」他告訴我。有了可以提供慰藉的花園，葛瑞格找回了自我。照他的說法，他把自己找回來了。明明是這麼簡單的一句話，卻表達了花園最深刻的效果。事實上，在和大自然形成連結時，我們也會和自己——有時甚至是自己最核心之處——形成連結。

奧利佛．薩克斯在《單腳站立》（*A Leg to Stand On*）中，描述了自己透過大自然找回自我的經歷：他在發生意外、左腿受到創傷之後，被關在醫院裡，缺乏感官刺激。在醫院裡，薩克斯在沒有窗戶、與世隔絕的病房裡住了三週，自我彷彿萎縮了，而最驚人的地方是，這種萎縮的過程發生得非常快。「我們常油腔滑調地談論『病院收容』，」他寫道，「絲毫沒有從個人角度考慮這之中的意義——所有領域的限縮都是如此悄悄加劇、如此普遍……而且它能迅速發生在任何人身上，甚至是發生在我們自己身上。」

住院的最後一天，在轉到復建中心之前，薩克斯已經一個月沒有去到戶外了。那天，有人推著薩克斯的輪椅去到花園，狀況反轉的感覺來得很快，也強而有力：「那是一種純粹而強烈的快樂、一種祝福，陽光灑在我臉上、風吹過我的頭髮，聽到鳥鳴，看見、觸碰與撫摸活生生的植物。在我經歷的恐怖孤獨與疏遠之後，我再次和大自然建立了必要的連結與交流。被帶進花園時，我心中一個不知不覺挨餓、死亡的部分，又活了起來。」薩克斯寫道，患病或遭受重創時，我們需要一個「中介」空間，一個「安靜的空間，一個避風港，一個避難所」，不能直接「被丟回世界裡」。

對葛瑞格來說，以花園做為「中介」空間是非常重要的，能幫助他在住院期間和朋友保持聯繫，在陽光下相處也使一切感覺更加「正常」。他表示：「那是你們雙方都想待的地方。」病人的家屬也需要這樣的感覺，因為嚴重的創傷不只影響病人，還會影響家中每個人。霍瑞修這個慈善機構的每一座花園都不太一樣，但都有和外界隔絕的小角落，讓病人和探病者在相對有隱私的空間共處。花園不僅讓葛瑞格想待下來，也幫助他熬過了無限重複的復健運動，例如撿起釘子、把釘子放入盒子這種動作。除了葛瑞格，還有很多人體驗到花園的益處，宣稱從花園得到了無比重要的支持，更表示大自然之美支持他們撐過了漫長、緩慢的復健過程。

對許多目前在脊椎受傷治療中心的病人而言，病房與外界之間的距離也許感覺像是無法跨越的鴻溝，但花園能把外面的世界帶進來，形成一座橋梁。幫忙除草與照顧植物的志工們也貢獻良多，他們都是熟面孔，所以病人會漸漸認識這些志工，並在一同賞花時，帶給他們發生「正常」對話的機會。此外，病人也可以練習和別人談論自己的傷勢，為離開醫院的時候做準備。有些病人還會回來當志工。看到一個人坐著輪椅在花園裡工作，知道人生仍能持續前進，對近期入院的人來說十分有幫助。

花園會在某種層面上聚集生命，尤其在夏季，人們喜歡聚在花園裡。霍瑞修花園會為病人舉辦音樂會、食物展與植物展，甚至有些病人選擇在花園裡結婚或辦受洗典禮，由此可見花園在他們生命中的重要性。

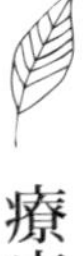

療癒花園

療癒花園是一種健康干預，也因為它是一種治療，我們必須為使用它的人細心客製。脊椎受傷的病人需要平滑的地面，因爲輪椅就算只是微微一震，也可能引起痛苦的肌肉抽搐。除了滿足這個需求以外，花園越美、變化越多就越好，當然，前提是病人有蔭涼的空間可以使用。

伯克郡雷文伍德村的潘梅拉．巴內特中心（Pamela Barnett Center）提供的，則是另一種不同的花園，這座花園同樣也是爲了滿足病人的需求而悉心設計。中心裡住著有嚴重學習障礙的成年人，除了非語言溝通的能力有限以外，還無法言語，所以用任何方式和他們溝通都十分困難。不單是學習障礙，大部分的病人都需要大量的感官刺激。缺乏刺激時，他們會大聲敲打或拍打東西，自己製造刺激。

然而，難以和別人溝通的他們，卻能和大自然交流。植物、鳥類與昆蟲的動態、聲音與觸感，都能爲病人帶來無盡的趣味。專精保健環境的設計事務所綠石設計（Greenstone Design），在設計花園時便強調變化，種下各種有著不同葉片、花朵與可食用果實的植物。結構上，花園被曲線圈住，交織的步道彷彿在邀請人進去探索，而花園裡的不同區塊都有不同的個性：有一小塊沼澤地、一座有禪意的碎石花園、一個養魚的小水塘，還有一個原野般的小角落。病人可以享受花園裡各式各樣的感官刺激，同時體驗在戶外才有的自由。

此外，花園也被用來做「密集互動」治療，治療師和病人坐在一起，試著和病人的情緒狀態同步，並對呼吸、發聲、眼部動作與其他肢體徵象做出反應；這和母親與嬰兒之間的模仿很像，能成爲雙向溝通的基礎，並清楚看到大自然對神經系統的放鬆與組織效果。比起在室內，在大自然的圍繞下和病人溝通會比較容易，他們也比較有辦法回應治療師。

花園高高樹籬的另一邊，是屬於泰格中心（Tager Center）的另一座療癒花園，雖然和潘梅拉．巴內特中心的花園是出自同一位設計師，卻完全大相逕庭。它相對空曠，線條多是直線，也缺乏豐富的感官刺激。住在泰格中心的病人罹患嚴重的自閉症，嚴重到連大自然都無法讓他們鎮靜下來，反而會造成反效果。因爲自然世界的變化，可能會引起他們極端的焦慮。這些自閉症病人需要高度可預測的環境，所以花園裡沒有花朵、沒有莓果、沒有會變色與掉落的葉片，沒有任何可能在一夕間改變的事物。室內環境雖然比較可預測，但讓人平靜下來的效果不見得比較好。病人在室內反而容易產生被囚禁的感覺，造成他們情緒激動地長時間來回踱步。在這種時候，花園裡種植常綠樹的空間最適合他們了，開放的空氣能散去他們的負面能量，在透過鞦韆或蹺蹺板運動過後，病人可以暫時靜下來。

一般情況下，我們會希望療癒花園多一些自然的複雜性，效果會比較好，但泰格中心的花園是個例外。草地與硬質路面的比例也很重要，最好的比例大約是七：三。如果綠色植物太少，花園就沒有讓人放鬆等好處。此外，自然的複雜性有助於野生動物入住花園，增加花園這個小宇宙的療癒效果。

手術結束後，我自己也體驗到花園的好處。我運氣很好，手術順利結束了，我也可以出院回家。能回到熟悉又親愛的家，我深深鬆了口氣，但在暫時行動不便的情況下，我的物理世界大幅縮小了。我以前可以自由自在地走在花園裡，現在只能每天在離屋子很近又有遮蔽物的位置坐著休息，花園顯得像另一塊大陸。我訝異地發現，植物雖然讓我心情好了些，主要讓我感到快樂的，卻是園子裡的鳥類。

我坐著享受晚秋的陽光時，小鳥——主要是藍山雀與煤山雀——會漸漸開始無視我。牠們越是無視我，我就越是專心觀察牠們。鳥兒會小心翼翼地接近我們的餵鳥器，先是停在附近的樹枝上觀察環境，我可以看到牠們的眼睛左顧右盼、確認環境狀況，然後才會離開安全的樹梢，飛向我們提供的食物。牠們做決定的過程相當神祕，也令我著迷。每隻鳥的表現都微微不同，有幾隻似乎比別的鳥猶疑，但牠們其實全都很小心。我在牠們的世界裡流連了一小段時間，暫時忘卻了自我。

過沒多久，我的行動力進步了，漸漸能探索花園其他角落——但還是需要拐杖的輔助，所以我走路時和鳥兒一樣小心翼翼。有一天我去到溫室，打開門的瞬間，意料之外的景象映入眼簾：架上那一排番紅花盛開了。那一刻，我馬上想到自己在發生意外的短短幾週前買下它們的鱗莖——那時我在逛植物展，突然心血來潮想種番紅花，於是當場買了這些鱗莖。在那之後發生了太多事，我都完全忘了它們的存在，沒想到它們會送我一份美好的驚喜！番紅花淡紫色與紫色的花瓣美不勝收，綻放到了極致，但真正令我移不開視線的，是它們緞帶般、長長的鮮紅色柱頭。幾天後，我回到溫室，開始採收那些珍貴的鮮紅色細絲，有條不紊的工作令我安心。從發生意外以來，我首次感覺自己在做有意義的事。那天晚上，我用幾絲柱頭做了美味的番紅花燉飯，讓這一切工作真的值得了！

能回到家、和朋友家人團聚，雖然讓我既興奮又開心，也不得不談到自己摔倒時的細節——但在那時候，我自己才剛開始處理那段回憶。相反地，在溫室裡，沒有人要我說故事，我也不必應付記憶或情緒的擾亂。我找到能幫助我康復的寂寥——獨處卻不孤單的感覺——溫室裡就只有我和花朵，沒有旁人。發現盛開的番紅花與採收柱頭，帶給我喜悅。那是最純粹、最簡單的喜悅。

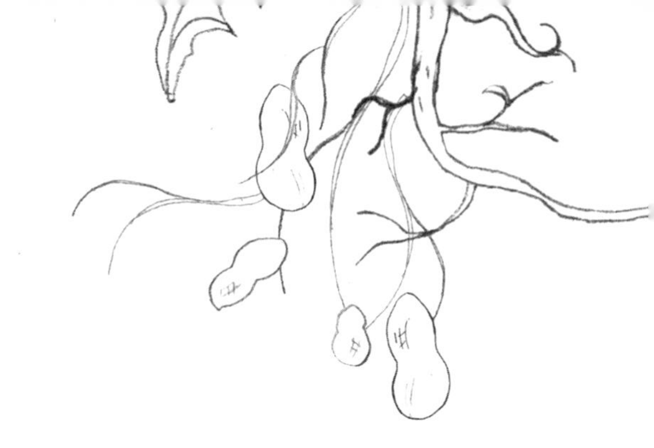

第十三章

綠色導火線

通過綠色導體驅逐著花的力
驅逐我綠色的年紀。

——狄蘭・湯瑪斯

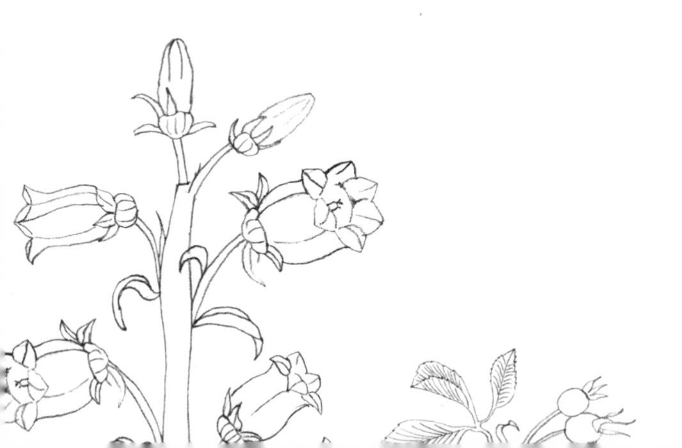

在我們的花園裡，五月總是最綠意盎然的月分，生命的脈搏似乎從土壤上湧，透過每一棵樹、每一株草散發出來。我到肯亞北部某個偏遠地區採訪當地的慈善計畫，回到家時，花園的綠意深深觸動了我，感覺自己確確實實活著。

我和湯姆花了兩週走訪肯亞的圖爾卡納郡，在名為「沙漠之田」（Furrows in the Desert）的計畫進行採訪。這項計畫是西班牙與肯亞傳教社群、以色列農業土壤學家協辦的。以色列的團隊之前還提出創新的技巧，幫助人們在乾旱地區從事可永續發展的農業。在圖爾卡納的那兩週，我們在當地稱為「尚巴園」（shamba gardens）的蔬果園幫忙。

認識圖爾卡納人的歷史後，會發現他們是非常堅強的民族。他們很高、長相很有特色，女性會穿著由許多彩色小珠做成的寬大高領衣。圖爾卡納的歌曲與舞蹈傳承了無數代，其游牧耕作生活也有悠久的歷史。這種傳統生活方式從以前就一直處在社會邊緣，但由於土地受氣候變遷影響，他們越來越沒辦法維持傳統的生活習慣。當地的天氣變了，季節性降雨不再依循過去的規律，牛羊可以啃食的植物也越來越少了。在我們抵達圖爾卡納郡時，當地已經將近一年沒下雨，在村子裡遇到孩子，很多都明顯營養不良，路邊更躺著一頭頭死去的山羊。

衣索比亞邊界、奧莫河附近的區域，是一些最古老人類遺骸出土的位置，人們有時更把這個地區稱為人類的搖籃。看到這些景象，我們實在很難想像東非大裂谷的這一部分，一度是我們人類遠祖的理想居住環境。

既然游牧生活越來越難過了，圖爾卡納人漸漸在聚落定居下來，繼續住在傳統的柴枝木屋裡。不過某種程度上，他們仍須仰賴食物等救濟。這片土地雖然古老，卻從沒被人開墾耕作過，因為從遠古時代，這裡的人們就是以放牧與採集的方式過活。然而在新創建的尙巴園裡，男人與女人開始接受訓練，栽種可食用的植物。

現在，這裡有了一百五十座花園，三十個不同的群落都建了小農場，人們也計畫蓋更多花園與農場，而灌溉所須的水都是用太陽能或風力泵從地底抽到地表，然後用滴灌的方式節省地分配給各處田地。這片土地位處山區，有許多岩石，氣溫高達四〇℃，還有強勁的風，不是很適合栽種食物。所以計畫的成功與否，取決於以色列團隊在沙漠耕作方面的專業、水源的基礎建設，以及在當地工作超過二十五年的傳教社群對這個地區的了解。

花園裡，羽衣甘藍、菠菜、豆子、番茄與西瓜等作物茂盛生長，和花園外遼闊的焦土有著天壤之別。看著人們在如此險惡的環境下工作，我受到了啓發、看見了人生的意義。兩週採訪快要結束時，天上逐漸累積雲朵，所有人心中都萌生了希望……然而，他們迫切需要的雨水並沒有降下。我雖然很期待回家，離開這個地方時心裡還是很難受。

我回到家、走進自己的花園裡，有種還在旅途中的感覺。我們的花園用高高的角樹籬圍著，即使在烏雲密布的日子也顯得像平和的綠色房間，而在那天早上，角樹的葉片在陽光下晶瑩閃耀。我沿著步道繞過花圃與菜圃，像是被催眠似地，雙眼努力收下園子裡的美麗綠意。

我不禁好奇，古時的游牧者穿過沙漠，看到長著棕櫚樹、有著樂土花園的綠洲時，是不是也有這樣的感覺？看到一片土地傲然宣示大地的綠色生命力，他們不知做何感想？目睹了乾渴、龜裂的土地之後，我現在終於明白赫德嘉爲什麼一再強調「乾旱」與生命相抗的特質了。這是我第一次明白，眞眞正正地明白，她所說的綠色導火線——「綠色生命力」——是什麼樣的力量，也明白缺乏這力量是什麼意思。幾天後，人們渴望的甘霖終於降在圖爾卡納，躲藏在乾渴土地下的生命已經蓄勢待發，不到一週的時間，原本荒蕪的土地從褐色變成了綠色。話雖這麼說，那片土地還是需要好幾個月的康復時間，圖爾卡納人依舊得面對長時間的乾旱問題。

讓自然永續存在

在這個氣候危機越來越嚴重、人們和大自然漸行漸遠的時代，我們不能再逃避人性與綠色自然、人類健康與地球健康之間的連結了。我們之前怎麼會忘了這些關係呢？過去，人們花了不少時間思索這些眞相，一再反思生命之謎，而且很多時候是在花園裡思考的。

最古老的花園誕生在古波斯，在那個有著酷熱沙漠與風沙的地區，花園成了暫時休息的地方，人們爲了在身體與精神上滋養生命而設計花園。它和嚴酷、乾燥的沙漠環境形成鮮明對比，人們坐在花園寧靜的樹蔭下傾聽流水聲、欣賞豔麗的綠色植物，能體驗到寧靜的充實感，而這種感覺必然會讓人對大地孕育生命的力量感激不已，部分達到滋養生命的效果。

從古代開始，花園就成了人類的橋梁，連接「行動」與「存在」。在現代，我們似乎無法找到這兩種狀態之間的健康平衡點。除此之外，園藝師身爲迷你世界的創造者與塑造者，可能會忽視花園擁有生命這件事。我剛開始栽種植物時，滿腦子想提高生產力，每次走到屋外，眼睛就會自動開始檢視花圃，看看有什麼工作得做，同時在腦中列出清單。我漸漸意識到自己掉進不停「做事」的陷阱，但之後我開始學會重視純粹地「存在」於花園裡，或者與花園同在的時光。

我家花園的邊緣完全就是一片原野。在這些地方，我們用的是一種不同的耕作策略：退一步，讓大自然自己展開行動。英格蘭鄉村地區的一大悲劇，就是野花原的消失——過去七十年來，九七%的野花原都消失了。培養原野的重點，是製造適合永續再生的條件。除了每年做一次乾草以外，從三十年前播種至今，我們唯一的干預手段就是在原野地區種植佛甲草。它俗稱農人之敵，會吸走強韌的青草力量，如果少了佛甲草，野草會淹沒野花、減少原野裡的植物多樣性。仙翁花、矢車菊、山蘿蔔、錦葵與繁縷花都不過是原野多樣性的一小部分，不過原野眞正迷人之處，是它做爲棲息地的吸引力。

隨著時間過去，一片沒有樹木、枯燥乏味且產量不高的麥田，成了野生生物的樂土。

在夏季，原野的昆蟲數量會暴增，吸引大量的加勒白眼蝶成群在空中飛舞。還有長著鮮明紅斑、引人注目的六星燈蛾，以及色彩鮮豔、美麗無雙的普藍眼灰蝶。啄木鳥經常來訪，品嘗附近的好幾窩螞蟻，松雞與雉雞也在安全的原野築巢。

這種園藝工作，是一種比較不著重「做事」，而是讓大自然「存在」的農事。當然，從事園藝不一定等同保護資源或對環境友善。從花園的歷史，我們可以看到人類關於主宰大自然等想法的發展與演變。過去，我們於不同時代下在花園裡馴服並克制了自然，或者改善並使自然理想化。而在會撒水、噴滿了除草劑的綠色草坪誕生後，我們更在花園裡呑噬了自然。近年來，自然界的危機在我們眼前展開，花園的修復能力開始受到重視，野化運動也造成了影響，園藝工作的重點不再是掌控，而成了拯救與重建。

與此同時，人們理解與描繪自然的方式變了。到目前爲止，「腥牙血爪」「適者生存」與「自私基因」等想法形塑了我們對自然世界的想法。那些說法也許符合以往的時代風氣，所以人們比較沒注意到其他促進共存的力量。可是現在，過去被認爲「不符合時代潮流」的想法漸漸成爲主流。舉例來說，近年來出現嶄新的植物學領域，以研究植物溝通爲目的，發現樹木其實會形成社群，並透過地下的眞菌網路互相「合作」；有昆蟲與其他害蟲等威脅來臨時，植物會警告其他植物要保護自己；向日葵還會遷就鄰居的根系生長。從各方面而言，植物世界爲了增進整體存活而組織了自己，而在我們這個時代，整體存活正是我們必須面對的大問題。

氣候危機和生物多樣性危機息息相關，全球媒體都報導了鳥類、蝴蝶與蜜蜂數量的減少，但這只反映了大自然所損耗的一小部分。氣溫上升、動植物失去棲息地、人類過度使用農業化學產品，再加上其他汙染造成的傷害，加總起來重創了鞏固地球健康的生命網路。近年來，生態學家開始監測家庭花園裡的生物，發現花園可以成為許多物種的棲息地，扮演生態多樣性熱點的角色，花園裡的物種豐富程度甚至遠超過周圍的鄉村地帶。但與此同時，英國住家的前院花園卻逐漸被停車位取而代之。現在每三座前院花園當中，就有一座根本沒有栽種植物。

就算是小花園也有許多不同的棲息地，可以供各種野生動物使用。花園基本上就是大自然的避難所，在資源匱乏的郊外或環境險惡的城鎮裡，動物都能到花園尋求庇護。研究顯示，都市花園的鳥類密集度，是英國全國平均鳥類密集度的六倍，而且花園裡多樣的開花植物，能吸引許多不同種類的授粉動物。花園無人關心的小角落裡，樹枝堆、落葉堆與枯木，都是螞蟻、潮蟲與甲蟲等昆蟲的樂土。

許多花園的土壤裡，都養了多樣的微生物、蚯蚓，以及其他居住在地下的生物。相反地，農業用地的土壤反而往往相當貧瘠。人們在土地上使用了數十年的工業農耕技術，結果從二戰時期到現在，世界上超過三%的表土都流失了。表土是一種珍貴的資源，少了它，植物就長不好，而且一旦流失，可能得過五百到一千年才能產生新的表土層。蘇美人就是沒能妥善照顧土地，所以土壤品質才會變得低劣：古羅馬人同樣忽視了土地的需求，結果作物產量下滑，間接導致羅馬帝國衰亡；到了較接近現代的時期，北美洲原野在一九三〇年代的黑色風暴災難中慘遭破壞。現在，我們和前人犯下了相同的錯誤，只不過規模更大，涉及了全球。

地球遇到的問題很大，而且它的狀態每況愈下，這必然會讓人產生無助的感覺，導致所謂的「氣候悲痛」或「環境憂鬱」。面對這種情況，我們一方面會盡量大事化小、想著船到橋頭自然直，另一方面則會陷入絕望與無力，無論往哪一個極端都不對。可是我們一旦不再把大地視為基本的養分來源，就可能因此無法享受自然之美，或感激它的繁盛。娜歐蜜．克萊恩寫道，英國石油公司在墨西哥灣的漏油事件過後，她失去了從大自然獲取快樂的能力。「感受越是美麗、越是讓人印象深刻，我就越是為它無可避免的逝去而哀悼——像個不停想像無可避免的心碎，無法完全墜入愛河的人。」在她心中，大自然已經沒救了。她寫道，「在英屬哥倫比亞的陽光海岸眺望海灣，在那個生機蓬勃的地方，我卻會突然想像它了無生氣的模樣。」她彷彿時時生活在「失去之前」的狀態，顯示出在真正進入憂鬱狀態時，她無法觸及能幫助自己恢復力量的唯一一件東西。

走入自然，過更真確的生活

就如地球目前的狀態不可能持久，我們的生活模式也變得難以在心理層面上長久維持。全球造成身體不健康與殘疾的首要因素，近來已經從呼吸系統疾病變成了憂鬱症。或許這個心理問題的惡化和氣候悲痛沒有直接相連，但並非毫不相關。人類因為心態的問題，沒能幫助大自然繁榮成長，也讓我們忽視了人們繁盛生長所須的事物。我們可以從這個議題，直接切入耕作與栽培的核心意義。

伏爾泰用他永恆的訓諭「我們必須栽培花園」，做為短篇小說《憨第德》的總結。這部故事在兩百五十多年前出版，寫於所謂第一場現代災難——一七五五年里斯本大地震之後，那場悲劇震碎了當時人們廣為接受的文化設想，卻和我們現在的時代息息相關。

在當時，里斯本是全世界最富裕、人口最多的城市之一，卻在一七五五年被史上最致命的地震之一完全摧毀了。震波引起了海嘯，里斯本附近的鄉村之後更飽受火災暴風摧殘。見證如此大規模的災難之後，人們開始質疑宇宙規律運行的信念。

時鐘般規律的宇宙模型是從牛頓物理學而生，也是十八世紀思想的基礎。對我們現代人來說，這樣的信念也許很是荒謬，但這恰巧體現了西方思想以機器比喻各種事物的普遍性。我們現在也會把大腦比喻成電腦。然而，就和過去的人們一樣，我們現在也發現到機器與自然終究有差距。比喻有一種力量，能加深我們的思想，也能將其限制或扭曲。生物圈之所以會面臨危機，就是因爲人類沒把大自然看成活生生的系統，也沒有尊重它，而從這個角度來說，我們如今正是在見證時鐘般規律的宇宙觀其影響深遠的後果。

伏爾泰強烈反對與平穩運行宇宙相關的哲學與宗教信念，也透過憨第德的故事諷刺這種思想。他暗中出版了這本書，結果《憨第德》先是立刻被列爲禁書，接著卻成了暢銷書。在故事中，主要諷刺的是一種盲目的樂觀態度。抱持這種態度的人會堅定地假設最好的狀況，並低估最壞的狀況，結果就是逃避令人不自在的現實。內容以迅速發展的事件與不可思議的劇情轉折，反映了這種現象，結果讓它讀起來像是魔幻現實主義的先驅。

我們跟著憨第德經歷一場場冒險，發現自己越來越不能無視事實：這種樂觀心態會讓人在面對世界上的恐怖事物時，感受不到驚懼。憨第德最後也理解到這件事——他遇到來自甘蔗田的奴隸，看見其身上可怖的傷痕，終於震驚地意識到生產蔗糖時人類付出的代價。他也首次承認，樂觀主義是「在一切完全不好之時，堅稱一切都好的瘋狂」。問題是，少了盲目樂觀主義的保護，憨第德相信邪惡力量必定會獲勝。被這種悲觀想法吞噬的他，最後陷入無助的憂鬱狀態。難道人們不瘋狂地否定現實，就只能轉而投入悲觀主義的懷抱？陷入悲觀思想的人會感到憂鬱，覺得嘗試改變世界、改變自己都沒有意義，因爲問題都太過龐大，也困難到無法處理。

在故事的結尾，憨第德搭船到馬摩拉海岸——我外公被俘虜的地點——在那裡登陸，這個巧合讓我想到泰德在一戰期間的經歷，也讓這本書繞回到起點，不過伏爾泰的讀者對馬摩拉海岸的想法應該和我大不相同。在那個年代，歐洲人把土耳其視爲奇特的異國，想到土耳其，人們就聯想到蘇丹王華美的花園與隨處可見的傳統小菜園。

在君士坦丁堡附近的鄉村地區，憨第德遇到一位和子女住在一座小農場裡、值得尊敬的老男人，歡迎憨第德與他的同伴到家中作客，請他們吃從花園採下的水果。衆人一起大快朵頤，吃了橘子、鳳梨與開心果，以及自製的果子露與香料奶油。憨第德驚奇地發現，原來這座簡單的小農場也能有如此豐富的作物。他和朋友們之前都花時間進行冗長的哲學討論，結果越談越感到無聊、坐立難安與焦慮。憨第德現在發現，他們必須栽培自己的花園。

如今，伏爾泰的樂觀主義與悲觀主義換上了不同的衣裝，主宰著現代人的生活。我們四周都可以看到悲觀主義，其中最顯而易見的就是大流行的憂鬱症與焦慮症，以及人們對世界狀態、氣候危機、戰爭與暴力，還有對大自然與人類無盡剝削等狀況所引發的被動感與無助感。如同憨第德，我們彷彿生活在非常兩極化的世界裡，不是爲未來感到無比憂鬱，就是過著否定現實的生活，不停認定「一切都好」，並一直盯著能帶我們去到異界的螢幕。

花園也許是我們對生命最好的比喻，但它也遠不只是比喻，對伏爾泰而言也是如此。出版《憨第德》之後，伏爾泰在人生最後二十年遵循自己的理念，花費很多時間與精力從事農耕。他住進了法國東部費爾梅鎮一座被棄置的莊園，拒絕跟隨當時法國流行的正式設計，創建了自己的蔬果園。他養了蜜蜂，種了數千棵樹，其中不少棵還是他親手種下的。伏爾泰曾寫道：「我此生只做過一件明智的事——那就是在土地上耕作。比起全歐洲的書寫者，耕作田園者對人類的貢獻好得多。」伏爾泰心目中的花園指的是，接受生命必須得到滋養的事實，以及我們能透過形塑自己生活、社會與周遭環境的方式，達到這個目標。伏爾泰透過故事告訴我們的寓意則是，別再追求過於理想的生活，別再無視現在這個生活中的問題，我們該最有效地利用身邊的事物，過眞實、眞確的生活。

在這個虛擬世界與假消息充斥的時代，花園能讓我們回歸現實——感官與物理上的現實，能夠刺激我們情緒、精神與認知的現實。在這方面，園藝同時是古老又現代的一項工作：之所以古老，是因爲大腦與大自然之間的演化關係，而且它是介於採集與農耕之間的生活方式，表現出我們內心深處依附一個地點的需求；之所以現代，是因爲花園本質上具有前瞻性，園藝師也總是以更好的未來爲目標。

耕作有兩種功用，它能在影響外在世界的同時影響內在世界，而照顧花園也能成爲一種生活態度。在一個越來越受科技與消費主義宰制的世界裡，園藝活動能讓我們直接認知到生命是從何而來、如何維護生命，以及生命的脆弱與短暫。

現在，我們亟需提醒自己，無論如何，我們都是生活在這片大地上的生物。

Eurasian Publishing Group
圓神出版事業機構
用心與你對話・網野無限寬廣
究竟出版社
Athena Press

www.booklife.com.tw reader@mail.eurasian.com.tw

心理 064

你的心，就讓植物來療癒：劍橋出身的心理師帶你以自然與園藝，穩定內在、修復創傷

The Well Gardened Mind: The Restorative Power of Nature

作　　者／蘇・史都華－史密斯（Sue Stuart-Smith）
譯　　者／朱崇旻
發 行 人／簡志忠
出 版 者／究竟出版社股份有限公司
地　　址／臺北市南京東路四段50號6樓之1
電　　話／（02）2579-6600・2579-8800・2570-3939
傳　　真／（02）2579-0338・2577-3220・2570-3636
總 編 輯／陳秋月
副總編輯／賴良珠
責任編輯／蔡緯蓉
校　　對／蔡緯蓉・林雅萩
封面插畫、設計／種籽設計
美術編輯／林雅錚
行銷企畫／陳禹伶・朱智琳
印務統籌／劉鳳剛・高榮祥
監　　印／高榮祥
排　　版／杜易蓉
經 銷 商／叩應股份有限公司
郵撥帳號／18707239
法律顧問／圓神出版事業機構法律顧問　蕭雄淋律師
印　　刷／祥峯印刷廠
2021年4月　初版
2022年10月　5刷

定價430元　ISBN 978-986-137-318-8